全国高等中医药院校名师讲稿精要系列

中医基础理论

严灿　吴丽丽　编著

中国中医药出版社
·北　京·

图书在版编目（CIP）数据

中医基础理论 / 严灿，吴丽丽编著 . —北京：中国中医药出版社，2019.8

全国高等中医药院校名师讲稿精要系列

ISBN 978-7-5132-5667-4

Ⅰ . ①中…　Ⅱ . ①严… ②吴…　Ⅲ . ①中医医学基础－中医学院－教材　Ⅳ . ① R22

中国版本图书馆 CIP 数据核字（2019）第 167478 号

中国中医药出版社出版

北京经济技术开发区科创十三街 31 号院二区 8 号楼

邮政编码　100176

传真　010-64405750

赵县文教彩印厂印刷

各地新华书店经销

开本 787×1092　1/16　印张 12　字数 270 千字

2019 年 8 月第 1 版　2019 年 8 月第 1 次印刷

书号　ISBN 978-7-5132-5667-4

定价　49.00 元

网址　www.cptcm.com

社 长 热 线　010-64405720

购 书 热 线　010-89535836

维 权 打 假　010-64405753

微信服务号　zgzyycbs

微商城网址　https://kdt.im/LIdUGr

官 方 微 博　http://e.weibo.com/cptcm

天猫旗舰店网址　https://zgzyycbs.tmall.com

如有印装质量问题请与本社出版部联系（010-64405510）

编写说明

秉持“激发学生学习兴趣、拓宽学生知识层面、启迪学生科研思路、塑造学生中医素质”的教学理念，以学生为本，以学习为中心，本讲稿从高等中医药院校的教学实际出发，结合《中医基础理论》教学中的重点、难点，以及学生学习过程中存在的问题，提取和细化重要知识点；对重要知识点深入阐述，力求讲明讲透。此外，对重要知识点的讲解注重其科学性及其对临床实践的指导意义，以培养学生中医临床思维和提高理论运用能力为导向，将基础理论与临床实践有机结合。

为了明晰《中医基础理论》课程学习中的重点和难点，提高学习效率，本讲稿主要是对中医学的哲学基础、藏象、气血津液、病因与发病、病机和防治原则、经络学说、体质等内容中的有关重要知识点进行讲解，对其他有关内容则采用图、表的形式进行归纳总结，执简驭繁。此外，本讲稿也是《精讲精学·中医基础理论》在线开放课程的配套教材。由于编者专业水平和写作能力有限，不足之处希望广大师生在使用过程中不吝指正，以便再版时修订提高。

严灿　吴丽丽

2019 年 6 月于广州中医药大学

目 录

导 论

一、课程简介

中医基础理论是一门研究和阐释中医学基本理念、基本思维方法和基本理论的知识体系，是中医学课程体系中的主干课程和学习中医学其他课程必备的专业基础课。

二、中医学相关概念与学科属性

中医学是以中医药理论与实践经验为主体，研究人体的生理、病理、疾病诊断和防治，以及养生康复等的一门传统医学科学。

中医学理论体系是以中国古代哲学中的气一元论、阴阳五行学说为科学方法论，以整体观念为指导思想，以人体脏腑经络的生理、病理为核心，以治未病和进行个体化辨证论治为诊疗特点的中国传统的医学理论体系。

中医学具有明确的医学科学特性，属于自然科学的范畴。同时，由于受到中国传统文化与古代哲学思想的影响，中医学尤其重视人的社会属性，以及由此引起的一系列有关健康和疾病的医学问题，因此中医学又具有人文社会科学的属性。

三、中医学理论体系的基本特点

中医学理论体系有两个基本特点：一是整体观念，二是辨证论治。

（一）整体观念

中医学的整体观念包括三个方面的内容：①人体自身的整体性。②人与自然的统一性。③人与社会环境的统一性。

人与自然、社会的关系不仅是个重要的哲学问题，更是一个深刻的科学问题。大自然为人类的生存提供了一切必需之品，作为农业民族，华夏先民靠天吃饭，对大自然的灾害无法预测和掌控，因此，以生存为前提，加之对自然的仰赖和敬畏，古人逐渐形成了“天人合一”的思想观念。

天人关系实质上包括了人与自然和社会的关系。“天人合一”思想的内涵包括三个方面：一是天人一致。天地是个大宇宙，人体是个小宇宙。二是天人相应。也就是说，人和自然具有相似的方面或相似的变化。三是天人和谐，共持一道。

“天人合一”观念是中国传统文化的基质，是中国思想史的一个基本信念，也是中国哲学的基本精神，它集中反映了中华民族传统的世界观和人生观。秉持着“天人合一”的观念，中医将人与天地联系起来，从人体本身以及人与自然和社会的关系去考察生命的运动规律，从而形成了自身独特的生命观、健康观、疾病观和防治观。这一思想观念就是中医学所特有的“天、地、人三才一体”的整体医学观。整体观念是中国古代唯物论和辩证法思想在中医学中的体现，并且贯穿于中医学的生理、病理、诊法、辨证及防治等各个方面。

1. 人体自身的整体性 人体是由若干脏器和组织器官组成，各个脏器、组织或器官都有其各自不同的功能，但这些不同的功能又都是整体活动的重要组成部分，从而决定了机体的整体统一性。其表现在生理活动上的相互联系和协调平衡，表现在病理上的相互影响和传变。此外，人体外在可以把握的现象只有两类：生理的和心理的，所以人体自身的整体性还表现在“形与神俱”“形神合一”。形主要是指躯体的、生理的，神则主要是指精神的、心理的。人的生命历程是由形与神相互作用、相互协调而成的。健康的人体应当表现为心理和生理的完美结合，这也是健康概念的基本内涵。

机体整体统一性的形成是以五脏为中心，配以六腑，通过经络系统“内属于脏腑，外络于肢节”的联络作用（包括运行气血和传导信息）而实现的。五脏把人体划分为五大系统，人体所有的器官都包括在这五个系统之中。人体以五脏为中心，通过经络系统，把六腑、形体、官窍、情志活动等联结成一个有机的整体，并通过精、气、血、津、液的作用来完成人体统一协调的功能活动。这种五脏一体观，反映出人体各个组成部分和功能活动是相互关联的，而不是孤立的（图 0–1）。

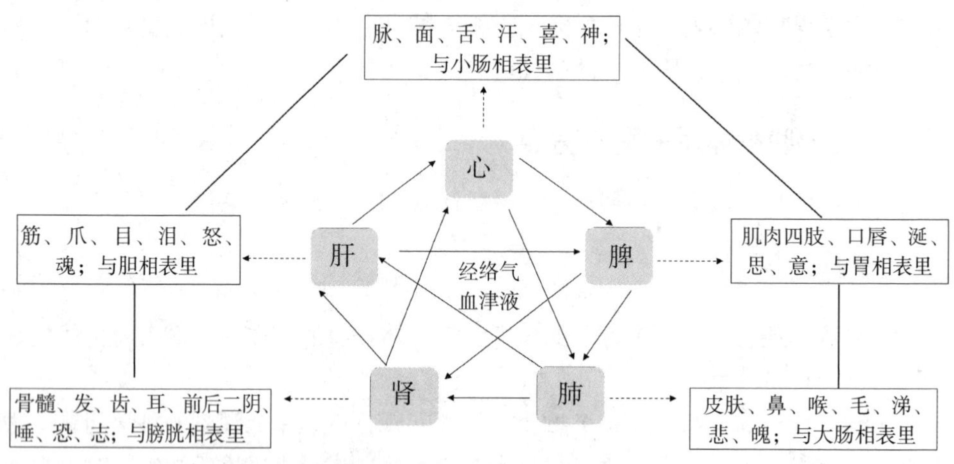

图 0–1 人体自身的整体性

（1）生理功能与病理变化的整体性：各种脏腑组织器官虽然有着不同的生理功能，但就整个生命活动而言，它们之间又是相互影响、相互依存、相互制约和相互为用的。人体的某一个功能看似由一个脏或一个腑完成，但实际上是多个脏腑共同协调作用的结果。比如，呼吸主要依靠肺主气的功能，但要使人体的呼吸真正做到顺畅平稳、节律正常，中医学认为还必须要有肝肾功能的配合。再比如，对一件事情的处理要发挥的决策功能，中医理论认为“肝主谋虑”“胆主决断”，所以，正确英明的决策必须依靠肝胆的密切配合，正如《类经·藏象类》中所说的："胆附于肝，相为表里。肝气虽强，非胆不断。肝胆相济，勇敢乃成。"

某一脏腑的功能能否正常发挥，也必须依赖其他脏腑的配合。比如，人体的消化吸收主要依靠脾胃功能，但脾胃功能的正常发挥又必须依赖于肝对气机的调节作用。如果脏腑间的协调关系遭到破坏，各种病症就会产生。某一脏腑出现病变势必会影响到其他脏腑，可谓"牵一发而动全身"。比如，脾虚引起气血不足进而会导致肺虚，机体免疫力下降，容易感冒；脾虚日久又会导致肾精不足而引起肾虚等。所以中医理论认为，如果一脏之病不及时治疗，久之就会导致五脏皆病。

（2）诊断防治的整体性：由于人体的内外上下都是一个整体，所以五脏的生理功能可以通过外在的形体官窍等表现出来；病理变化也同样可以通过外在的组织器官反映出来。比如，肝血不足，可出现视力下降、视物昏花等症状；肾虚则可出现腰酸、耳鸣、牙齿松动等症状。

人体的局部和整体也是辩证的统一。一片树叶的外形与全株植物的外形是极其相似的，那么观察一片树叶的生长状况就会给提供整个树木的生长信息。即为所谓的生物全息原理。所以，人体的每一个局部都是整体的缩影，当然这个"局部"必须是一个相对独立的系统。

比如，中医学中虽然有"肝开窍于目"的理论，但又将目的不同部位分属到五脏，后世医家将其归纳为"五轮学说"，用于指导中医眼科临床的诊疗（图 0–2）。

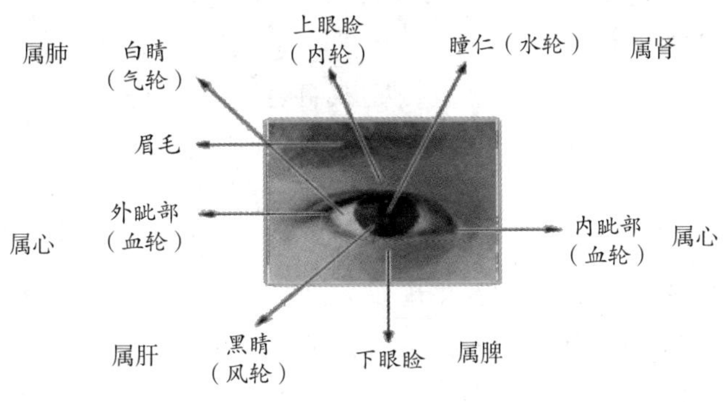

图 0–2 目与五脏

由于各脏腑、经络、形体、官窍等的生理和病理是相互联系，相互影响的，所以中医在诊察疾病时，可通过观察形体、官窍、舌脉等外在的病理表现，来分析推测内在脏腑的病理变化，从而进行诊断。即为《灵枢·本脏》所说的："视其外应，以知其内脏，则知所病矣。"比如，舌就是全身脏腑的一个缩影。舌尖部的变化可以反映心肺的功能，舌根部的变化可以反映肾的功能，舌中部的变化可以反映脾胃的功能，而舌体两侧的变化则可以反映肝胆的功能（图 0–3）。脉象也是全身脏腑、气血、阴阳的综合反映。脉象不仅反映心的功能，也同样反映肺、脾、肝、肾等脏腑的功能。不同部位的脉象变化可以反映不同脏腑的气血阴阳状况。具体而言，部位与脏腑的对应关系是：左手：寸部对应心和小肠，关部对应肝和胆，尺部对应肾；右手：寸部对应肺和大肠，关部对应脾和胃，尺部对应肾。

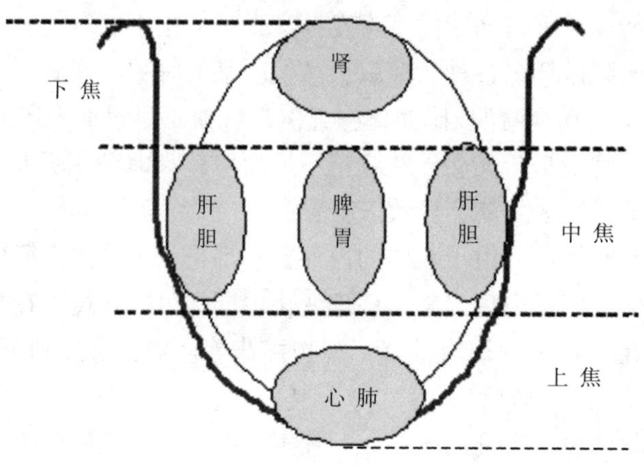

图 0–3　舌与脏腑

中医对疾病的治疗也同样立足于整体观念，强调在整体层次上对局部病变的治疗。比如，心开窍于舌，心与小肠相表里，所以可采用清心泻小肠火的方法治疗口舌糜烂。《黄帝内经》中提出的“以右治左，以左治右”“病在上者下取之，病在下者高取之”等，都是立足于整体观念所提出的治疗原则和治疗方法。

2. 人与自然界的统一性

（1）自然环境对人体生理的影响：人类生活在自然界之中，自然界存在着人类赖以生存的必要条件。自然界的变化必然会直接或间接地影响人体。所以人体内在的生理活动与自然环境之间存在着既对立又统一的辩证关系。中医学非常重视人与自然环境之间的关系，认为“人与天地相应也”“人与天地相参也，与日月相应也”。人类要维持正常的生理活动，就必须顺应自然界的变化规律，《黄帝内经》中指出“故阴阳四时者，万物之终始也，死生之本也。逆之则灾害生，从之则苛疾不起”。人类的生理活动，必须随着外界环境的变迁而进行不断地调节，即为生理功能上的一种能动的自我调节机制，以适应自然规律来维持人体生理功能的协调平衡。

经常会提到“生物钟”这个词，什么是生物钟呢？简单地说，生物钟是指生物、生命对外界周期性影响的一种节律性的应答反应，包括日钟、月钟和年钟。“生物钟”是生物、生命体的一种适应现象，其机制主要是适应天体的运动变化。比如，日钟就是生物对日节律的一种适应性反应，它的特点是以阴阳的盛衰消长为规律的。正如《黄帝内经》中所说的：“夜半为阴陇，夜半后而为阴衰，平旦阴尽而阳受气矣。日中为阳陇，日西而阳衰，日入阳尽而阴受气矣。”一年之中，春夏秋冬四时更替，产生具有风寒暑湿燥火不同性质的气候，形成万物生长化收藏的不同程序。人与自然相应，脏腑经脉气血津液的功能活动可以产生与四时同步更替的相应变动（图 0–4）。在春夏季节，人与自然相应，阳气舒发，气血就容易趋向于体表，皮肤表现为松弛，容易出汗；同样，到了秋冬季，气血趋向于里，皮肤表现为致密，人体少汗而多尿。人体四时的脉象随着气候的变化，也会发生适应性的变化。李时珍在《濒湖脉学》中记载道："春弦夏洪，秋毛冬石，四季和缓，是谓平脉。"即为说春夏季人体的脉象多见浮大，秋冬季脉象则多见沉小，但这些都是因季节变化而出现的正常改变。

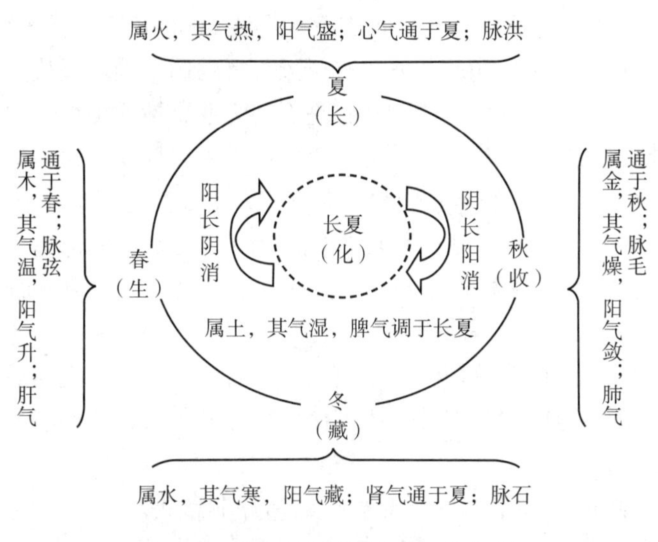

图 0-4 四时五脏阴阳相互收受通应

（2）自然环境对人体病理的影响：四时寒暑的更迭、昼夜晨昏的变化对人类疾病的发生具有重要的影响。中医温病学中提出的"四时温病"，实际上就是指出了不同季节可以发生不同的温热病。许多传染病的流行，有着一定的季节性；而像中风、痹证、哮喘等诸多慢性病的加剧和发作，也多与气候的急剧变化和季节转换有关。

除了季节气候和昼夜晨昏的影响外，地域环境的不同，比如地域性气候、人文地理、饮食习惯、民风民俗等，都会在一定程度上影响所处人群的生理和病理。不同的地理环境因其阴阳二气变动的不同，可对人的体质、疾病、寿命等产生直接的影响。不同地域的人群，体质有所不同。西北地处高原，阴气相对较盛，冬长夏短，气候以寒燥为主，所以西北之人的腠理较为致密；而东南则地势低下，阳气相对较盛，夏长冬短，气候以湿热为主，所以东南之人的腠理较为疏松。这即为常说的"一方水土养一方人"。南北方人易地而居，一些人会莫名其妙地出现头晕呕吐或腹泻不止，女性还会出现月经紊乱，甚至闭经的情况，即所谓的"水土不服"。水土不服其实就是由于气候、地域、环境等的突然改变，机体出现不适应的现象。不过，一般而言，人体会通过自身的调节机制，逐步适应这些改变的。虽说"一方水土养一方人"，但"一方水土也生一方病"，在现代医学中有所谓的"地方病"，地方病是指具有严格的地方性区域特点的一类疾病，如地方性甲状腺肿、地方性氟中毒、大骨节病、克山病等，这些疾病与特定地区的化学元素的含量有关，有的是因为元素缺乏，有的是因为元素中毒。此外，一些地区之所以成为恶性肿瘤的高发区，与当地的土壤、水质以及人群的饮食习惯等有着密切的关系。

（3）自然环境与疾病的防治：中医学不仅充分认识到季节气候、昼夜晨昏以及地域环境对人体的影响，而且将这种观念带入到对疾病的预测、治疗以及养生防病当中。

昼夜晨昏的变化对疾病的病情具有一定的影响。《灵枢·顺气一日分为四时》中曰："夫百病者，多以旦慧、昼安、夕加、夜甚。"说明人体的阳气随着昼夜变化会出现生、长、收、藏的相应变化，进而影响着病情的轻重程度。

"七日节律"是生物节律的一种。古埃及人早在6000多年前就曾有过"七日神力"之说，认为生命过程（包括疾病的征兆）有7天重复的周期性。现代医学充分证实了这一规律。一种疾病首次急性发作，要判断它是否转为亚急性或慢性，常以7天为限，超过7天，预示急性期已过，疾病可能转为亚急性或进入慢性期。张仲景在《伤寒论》中对风寒感冒的发展转归有过这样的预测："太阳病，头痛至七日以上自愈者，以行其经尽故也。"即说，外感风寒，出现头痛如果不治疗，只要不发生合病或并病，一般7天就可以自愈，即为"七日节律"。张仲景不仅预测感冒会7天自愈，而且还精确地预测痊愈的具体时间。比如"太阳病欲解时，从巳至未上"，即痊愈是在上午9点到下午3点这段时间。为什么呢？因为这段时间正值正午前后，是一天中光照最强、阳气最旺的时候，此时人体的阳气也随着自然界的阳气而变得旺盛起来，抗邪能力增强，是驱邪外出的最佳时机。

在整体观念思想的指导下，中医对病症的治疗非常讲求"因时制宜"和"因地制宜"。《素问·六元正纪大论》曰："用寒远寒，用凉远凉，用温远温，用热远热，食宜同法。"这句话是基于年节律对治疗的影响而提出的，充分体现了中医"因时制宜"的思想。也就是说，季节不同，气候也不同，即使是同一种病症，治疗上也有着不同的顾忌。比如春夏季节，气候由温渐热，阳气生发，人体腠理变得疏松开泄；那么，即使是外感风寒，也不宜过用辛温发散的药物，以免肌肤开泄太过，耗伤气阴；在秋冬季节，气候由凉变寒，阴盛阳衰，人体腠理变得致密，阳气内敛；此时，若非大热之证，当慎用寒凉药物，以防伤阳。此外，夏天自然界阳气旺盛，人体的阳气也达到鼎盛，那么在这个时期治疗阳虚阴盛的病症或一些在冬季寒冷之时容易发作和加重的疾病，往往会取得良好的疗效，即为中医所谓的"冬病夏治"。

"因时制宜"在中医治疗中还有一个重要体现就是"择时服药"，它实际上是现代时间治疗学的发端。在中医名著《证治准绳》中有一首名方叫"鸡鸣散"，主要用来治疗风寒湿流注引起的足腿肿痛、麻木重着无力、行走困难等症。《神农本草经·序录》一书中说："病在四肢血脉者，宜空腹而在旦。"所以，鸡鸣散的最佳服用时间是在五更鸡鸣时，也就是天明前，这也是"鸡鸣散"方名的由来。

"因地制宜"就是根据地理环境（包括地域性气候、人文地理、饮食习惯、民风民俗等）的不同来考虑治疗用药。1954年夏天，河北石家庄地区久晴无雨，当地出现了流行性乙型脑炎，患者众多，西药治疗均不奏效。后经中医辨证为暑温，用《伤寒论》中的白虎汤治疗取得了很好的疗效。到了1956年，北京地区又开始流行乙型脑炎，死亡率很高。许多医生仿效石家庄的经验，沿用白虎汤，但却没有取得明显疗效。中医名家蒲辅周通过客观仔细全面分析，认为北京地区发病不同于石家庄，是因为久雨少晴，天暑地湿，湿热交蒸。人得病虽是暑温，但应偏湿。所以蒲辅周改用宣解湿热和芳香透窍的药物，取得了显著的疗效。

季节气候和地理环境的不同对养生保健也具有重要的指导意义。比如，一天之中，阴阳二气的强弱盛衰随着时辰的变化而变化。子时即晚上 11 点至次日凌晨 1 点，此时阴气最盛，阳气最弱；午时即上午 11 点至下午 1 点，此时阳气最盛，阴气最弱。子时和午时都是自然界阴阳交替之时，也是人体之气“合阴”“合阳”之时，最有利于养阴和养阳。因此，在这两个时段入睡或静养，最有利于生发阳气和养护阴气。

3. 人与社会环境的统一性　社会环境主要包括经济和政治地位、文化、宗教、习俗、人际等。人不仅具有自然属性，还具有社会属性。在人类社会中，任何一个人都具有一定的政治和经济地位，生活在一定的群体和习俗之中。社会环境是人类精神文明和物质文明发展的象征。远在帝尧时代人们已经开始凿井汲水而饮，到了春秋战国时期，人们已经制订出清洁饮水的公约。所以，社会环境的改变必然影响到人类的健康和疾病。

生物—心理—社会医学模式最早是由美国恩格尔博士于 1977 年提出的。恩格尔博士认为：“为了理解疾病的决定要素以及达到合理的治疗和卫生保健模式，医学模式必须考虑到病人、病人生活的环境和社会因素来对付疾病的破坏作用。”其实，相比之下，几千年前中医在“天人合一”思想指导下所倡导的“自然（环境）– 社会（心理）– 生物 – 个体”的医学模式更为全面和更加科学。

医学对社会的关注实际上是体现了对“人事”的重视，它所侧重的对象是社会人群。所谓“人事”，反映的就是人与社会的关系。社会因素可以直接或间接地影响自然因素而导致疾病的发生，也可以通过心理因素而致病。

《黄帝内经》中强调医生在诊疗疾病的过程中应该重视社会环境对病人的影响，要“上合于天，下合于地，中合于人事”。《素问 · 疏五过论》中有这样的论述：“凡未诊病者，必问尝贵后贱，虽不中邪，病从内生，名曰脱营。尝富后贫，名曰失精，五气留连，病有所并。”这段话是什么意思呢？意思是说：在诊断疾病之前必须先询问病人有关的生活情况，如果病人以前地位高贵而后来失势变得卑贱了，这种病人往往有屈辱感，情绪抑郁，即使没有遭受外界邪气的侵袭，疾病也会从身体内部产生，这种病叫“脱营”；如果病人以前富有而后来贫困了，这种病人往往在饮食和情绪上受到影响而产生疾病，这种疾病叫“失精”。这些疾病都是由于情绪不舒畅，五脏之气郁结而形成的。

《疏五过论》中又说：“故贵脱势，虽不中邪，精神内伤，身必败亡。始富后贫，虽不伤邪，皮焦筋屈，痿躄为挛。”这是说，因为原来地位高贵，失势以后，其情志必然抑郁不伸，这种人，虽然未中外邪，但由于精神已经内伤，身体必然败亡。先富后贫的人，虽然未伤于邪气，也会出现皮毛憔枯，筋脉拘屈，足痿拘挛不能行走。

《疏五过论》中还说道：“凡欲诊病者，必问饮食居处，暴乐后苦，始乐后苦，皆伤精气，精气竭绝，形体毁沮”。即为告诫医生，诊治疾病时，一定要问病人的饮食和居住环境，以及是否有精神上的突然欢乐，突然忧苦，或先乐后苦等情况，因为突然苦乐的变化都会损伤精气，使精气耗竭，形体败坏。

以上《黄帝内经》中的三段论述讲的就是社会地位和生活条件的变化对人体健康的

影响。人的社会属性是客观存在的，人能影响社会，社会同样也能影响人。

对中医学的整体观念思想做一个小结。中医学的整体观念坚持“以人为本”，不仅认为人是生物人，注重自身整体的完整性；而且认为人还是自然人、社会人，强调人与自然、社会环境的统一性。中医理论体系以人为中心，以自然环境和社会环境为背景，揭示生命、健康、疾病等重大医学问题，阐述了人与自然、社会、精神与形体以及形体内部的整体性联系。因此，中医学在讨论生命、健康、疾病等重大医学问题时，不仅着眼于人体自身，而且重视自然环境和社会环境对人体的各种影响。在医学模式的构建中，中医学提出了“自然（环境）–社会（心理）–生物–个体”医学模式；在维护健康和防治疾病的过程中则要求医生“上知天文，下知地理，中知人事”。

（二）辨证论治

1. 辨证论治的概念 辨证就是将四诊（望、闻、问、切）所收集的资料、症状和体征，通过分析、综合，辨清疾病的原因、性质、部位，以及邪正之间的关系，从而概括、判断为某种性质证候的过程。论治又称施治，是根据辨证分析的结果，来确定相应的治疗原则和治疗方法。

辨证和论治，是诊治疾病过程中相互联系、不可分割的两个方面，是理论和实践相结合的体现。辨证是决定治疗的前提和依据，论治则是治疗疾病的手段和方法，也是对辨证是否正确的实际检验。所以，辨证论治的过程，实质上就是中医学认识疾病和解决疾病的过程。

辨证论治是中医临床上的专有术语，“辨证”一词，最早见于张仲景撰写的《伤寒杂病论·序》。但《伤寒杂病论》全书并未出现“辨证论治”一词，经过后人撰次后，各篇目如“辨太阳病脉证并治”“中风历节病脉证并治”等，其实已经具有了辨证论治的最初含义。“论治”一词，最早见于宋代严用和撰写的《济生方·自序》中。而首次以一个完整词组方式提出“辨证论治”的则是清代医家章虚谷，但他的书中还有辨证论方、审病用药、随证而治、详辨施治、辨别论治、论证立法等诸多提法，而且辨证论治一词也只出现一次。那么，“辨证论治”作为一个固定术语，是由中医学家任应秋、方药中、秦伯未等人在20世纪50年代正式提出，在1974年出版的中医高等院校第四版统一教材《中医学基础》中，首次将“辨证论治”作为中医学的特点之一写入教科书。

2. 证（证候）、疾病、症状、体征 证或证候是中医学中最基本、最常用的概念之一，中医历代文献中有关证候的含义主要涉及以下几方面：①指疾病的现象或临床表现。如《难经》中说的：“是其病，有内外证。”“病证”一词首见于《伤寒论》，张仲景是首先使用病证一词的医家，用来指疾病及其相关形证。“证”与“候”联用，则首见于晋代王叔和撰写的《伤寒例》，是指临床表现。②证候是指某种具体的病。如“痹证”“喘证”“痿证”“厥证”等。

有关证与候的概念，在《中华大字典》和《辞海》中已有详细的阐释。《中华大字典》释“证，候也”，《辞海》曰：“症，证俗字，病征也。”“证候，谓病状也，亦作症候。”在古代文献中，证与候常合用，即证候，证就是证候的简称，其含义是指疾病的临床表现。因此，从临床实际而言，证与候在概念上没有细分的必要。

几乎各版《中医基础理论》教材中，对证的概念基本表述为："证是机体在疾病发展过程中的某一阶段的病理概括。由于它包括了病变的部位、原因、性质，以及邪正关系，反映出疾病过程中某一阶段的病理变化的本质，因而它比症状更全面、更深刻、更正确地揭示了疾病的本质。"其实，有关证的概念，在中医学界一直存在着分歧和争议。认为，在定义证之前，有必要对与证相关的如疾病、症状（包括体征），以及它们和证之间的区别进行阐释。

一般而言，疾病是指有特定病因、发病形式、病理机制、病变部位、临床表现，以及发展规律和转归的一种完整的过程。症状是指疾病过程中机体内的一系列机能、代谢和形态结构异常变化所引起的病人主观上的异常感觉，如疼痛、畏寒等。体征是指医生在检查病人时所发现的异常变化。体征与症状是有区别的，症状是病人自己向医生陈述（或是别人代述）的异常感觉，而体征是医生给病人检查时发现的具有诊断意义的征候。

与中医不同的是，西医对每个疾病的定义相对严谨，能表达一个独立完整、内涵确切的概念，而且对概念的外延给出恰当的限定。而中医对疾病的定义往往缺乏完整性，或以病因为病名、或以证候为病名、或以症状为病名、或以部位为病名等，如咳嗽、头痛、眩晕、胃痛、腹泻等，内涵不够确切，外延缺乏限定，因而有时不能全面、准确地反映疾病的本质、严重程度和预后，这可能与中医理论建构的方法有关。很显然，中医学中"疾病"的内涵不同于西医中"疾病"的内涵，所以中医对疾病的诊断也不同于西医，中医临床诊断的对象落实在证候。

疾病、证候、症状、体征是四个独立不同的概念，各有各的内涵。它们之间相互联系，密不可分。症状和体征是疾病和证候的外在表现或组成部分，是认识疾病和证候的向导，并能为最终诊断提供重要的线索，但不是诊断的根本依据，也不能决定疾病和证候的性质。只有一些特异性的症状（群）和体征才可以直接反映疾病或证候的本质。此外，现代临床对疾病的诊断不仅限于对症状和体征的辨识，还借助于生化、超声以及影像学等检查，因此，即使临床上没有症状和体征的信息，也同样可以建立起对疾病的诊断。

应当清晰认识到，疾病和证候是两个平行的概念，疾病和证候各自具有不同的诊断标准。证候可以独立存在，不只限于疾病的范畴。换而言之，有证未必有病。在疾病发生发展的过程中，可以出现证，但证也只能在一定程度上或部分地反映出疾病的本质。

3. 证候概念的内涵 也许会有"疾病过程中会不会不出现证？或者说临床上中医无证可辨？"之类的问题，此涉及非常重要的问题，中医证候概念的内涵是什么。

"证候"是中医学中特有的一个概念，它的主要内涵是中医通过望、闻、问、切四诊所获知的疾病过程中表现在整体层次上的机体反应状态及其运动变化。

"整体层次"包括"人身整体"与"天人相应"两方面。"天人相应"的内容在前面的课程中已有讲述，而"人身整体"则主要包含了个体体质特征，以及脏腑经络、精神情志、气血阴阳等的功能失衡及其相互间关系的紊乱等。

"机体反应状态"是机体在生物、心理、自然（社会）因素作用下的总结果，是疾病自然流露于外的表现的总和，包括病人主观讲述与医生客观诊察两方面的临床表现。

由于时间空间和病理机制是不断变化的，因此，证候具有时相性和动态性。从以上对证候内涵的剖析来看，证候是经验和理念相结合的产物，它既有生物学基础，也有丰富的社会人文内涵。

无证可辨是不存在的。无“症”可辨不等于无“证”可辨。凡是关于个体的信息，不论是内在或外源的、遗传或非遗传的、生理或病理的，还是个体的体质、性别、年龄、居住环境，包括气候、地理以及饮食习惯等，都属于中医的“证”的范畴，是中医辨证的依据。事实上，没有“证”的疾病是不存在的。

总体而言，证候是病理学中的概念，属于现象范畴。依据中医理论，在临床上证候所提供的信息是极其丰富的，包括：症状、体征（舌象、脉象等）、禀赋（遗传背景）、体质、精神状态、机体抗邪能力、病因、病位（如表里、脏腑、经络、形体官窍等）、病机（如寒热虚实等）、病性（如外感、内伤等，病性的内涵还包括了病机、邪正关系及其斗争发展趋势）等。病因、病位和病机是证候最为核心的信息，也是中医临床诊断和治疗的主要依据和靶向。

辨证就是对证候进行辨识或形成诊断。基于对中医证候概念内涵的理解，辨证所需的基本信息主要包括两类：一类是症状体征等信息；一类是非症状体征信息，包括年龄、性别、精神状态、一般情况（身高、体重等）、饮食嗜好、居处和工作的地域环境、时令气候、职业、就诊和发病时间、发病诱因、既往病史、家族史等。

4. 辨证与辨病　病的概念先于证而出现。我国早在3000年前的殷商时期，就已经有了关于疾病的记载。从中医学术发展史看，辨病早于辨证，辨病论治的临床应用可以追溯到《黄帝内经》。东汉张仲景继承和发展了《黄帝内经》确立的辨病论治原则以及蕴含的辨证论治思想，奠定了在辨病论治体系下辨证论治的基础。中医历代医家都力求先“辨病”，并主张针对“病”的各个阶段进行“辨证论治”。自宋代以后，到金元明清时期，虽然辨病仍受重视，但由于社会文化思想的影响以及医学模式的转变，也就是从共性医学开始走向个体医学，中医临床开始更加重视辨证论治，辨证论治的临床核心地位由此也得到了确立。

“病”往往带有普遍性，而“证”则具有特殊性。辨病是对疾病整个发展过程的一种纵向的宏观认识，有利于抓住疾病的基本病理变化；而辨证则是对疾病发生发展过程中某一阶段的一种横断面式的微观认识，有助于掌握疾病在特定时期的内在病机和主要症状。中医辨证与西医辨病相结合，在辨病的基础上进一步辨证，既有全局观念和整体认识，又能形成阶段性、现实性和灵活性的认识，从而可以极大地提高诊疗效果。辨病与辨证相结合的诊断模式是现代中医学的显著特点之一。比如，患者出现鼻塞流涕、打喷嚏、咳嗽、头痛、发热、恶寒、全身不适等症状，临床上可初步诊断为感冒，此为辨病。但如何进行治疗，站在中医的角度必须进行辨证，明确是风寒证，风热证，或是暑湿证，从而采用相应的辛温解表法，或辛凉解表法，或清暑祛湿解表法进行治疗。

在具体治疗中，“同病异治”和“异病同治”是辨病与辨证结合的具体运用方式。所谓“同病异治”，是指同一种疾病，由于发病的时间、地区及患者机体的反应性不同，或处于不同的发展阶段，所表现的证不同，因而治法也不同。所谓“异病同治”，则是指不同的疾病，在其发展过程中，由于出现了相同的病机，因而也就可以采用同一种方法来治疗。比如同为黄疸病，有的表现为湿热证，有的表现为寒湿证，对前者治疗应清热利湿，对后者则应治以温化寒湿，此为同病异治。再如，慢性肠炎、哮喘、冠心病在它们的病理发展过程中，都会进入到以肾阳虚为本质特点的阶段，可以用温补肾阳的方法进行治疗，此为异病同治。

此外，临床上中医对老年性前列腺增生的治疗除了以补益通利治法为主外，还常加用软坚散结、活血消癥的中药；对慢性肾小球肾炎除了辨证论治外，还可在各证型治疗中加用五倍子、玉米须等有助于消除尿蛋白的中药。这些都是在疾病治疗中辨证与辨病相结合具体运用的方式。

辨证论治是中医学特色的集中体现，是中医临床医学的精髓，是中医认识疾病和治疗疾病的基本原则，是中医学对疾病的一种特殊的研究和处理方法，主要是根据病人个体的差异进行治疗，以个体化治疗为临床操作的最高层次。

第一章 气一元论

第一节 气一元论构建概述

宇宙世界的本原是什么？或者说，宇宙世界是由什么构成的？这是古今中外哲学家们无法回避，但又不断思索与争论的问题。宇宙是什么？在《淮南子》一书中的定义为："往古来今谓之宙，四方上下谓之宇。"由此，宇指的是空间，而宙指的是时间。所以，宇宙就是时空的概念。

宇宙是如何形成的呢？在西方，有关于此的最有影响力的论断是1946年美国物理学家伽莫夫正式提出的宇宙大爆炸理论。可如今，西方科学家们却陷入了困惑和尴尬之中，比如"什么导致了大爆炸？在大爆炸之前又究竟发生了什么？宇宙真的有一个开端还是永恒存在？"等问题，至今还都悬而未决。

那么，东方哲学家是如何探索宇宙本原和构成的呢？中国古代哲学家们显示出了极高的智慧，运用哲学的思辨对宇宙的生成进行探讨。从先秦开始，中国古代哲学家们就建立了一系列有关宇宙本原的，并且明显带有东方思维和认知特征烙印的学说，比如"太素""水地""道""太极""精气""阴阳""五行""元气"等。

先秦两汉时期的哲学家们秉持宇宙进化论的观点，主要构建了四种宇宙发生模式：一是"道→气→物"模式；二是"太易→太初→太始→太素→万物"模式；三是"太极→万物"模式；四是"元气→万物"模式。"太易"和"太极"是古代哲学家对宇宙混沌状态时的一种描述，而"太初""太始""太素"则可能是古人对宇宙演变过程中不同阶段或某一状态的一种想象和虚拟。但值得肯定的是古代哲学家均认为宇宙生成是一个生生不息的变化过程。

西汉董仲舒的《春秋繁露》首次提出了"元"的哲学论点："元者，始也，为万物之本。"随后，东汉时期的王充在《论衡》中发展了董仲舒的思想，正式确立了"元气本原论"。"元气本原论"明确提出，元气是天地万物、人类形体和道德精神的唯一生成本原。"气"是哲学逻辑的最高范畴，"元气"之上不再有"道"或"太易"的存在。可以说，两汉以前有关宇宙本原的各种思想，各种学说大多被"元气本原论"所同化。至宋代，张载又创立了"气本体论"，认为气是宇宙的最初本原，是宇宙的本体，宇宙中的一切事物和现象，不论是有形还是无形，都是气的存在形式。所以，中国古代哲学家们尽管对宇宙的生成产生过多种观点，但最终又趋于统一。在此过程中，中国古代哲学家们创造了一个非常重要的哲学概念——气。

古人创立气这一概念并非凭空想象，而是基于真实的感知！气的含义虽然很庞杂，但本义却很简单。《说文解字》中说："气，云气也。"古人在日常生活中对自然现象进行观察和体验，发现天空中的白云在风的吹动下，或升或降，或聚或散，变幻无穷，即为云气。其实，风的形成就是由于气的流动。气的概念源于云气，这是古人运用观物取象思维所得到的结果。

除了云气，古人还从其他很多方面感知到了气。比如，人呼吸时可以感知气的存在，出汗时可以见到蒸蒸热气，打嗝嗳气时能感觉到有气上冲，宰杀动物时也会见到热气与血一起喷发的现象。练气功的人，他们对人体内的气的感知则更为真实，在入静的状态下，如果将自己的注意力集中于身体某个部位时，就会逐渐感觉到这个部位会被一股暖流包围，这股暖流实际上就是气。有些人甚至可以清晰地感觉到有气在体内上下左右地运行。在观察和体验到这些现象的同时，古人发现：如果气没有了（呼吸停止），生命就会终止；气丢失的太多，人体的能量也会随之大量消耗，出现疲乏或虚弱无力。古人通过对现实的观察和切身的体验，产生了诸多联想和推理，认为天地间的自然变化和人的生命活动都是在有形无形的气的升降聚散运动中衍生变动，生生不息。由此，在气本义的基础上，古代哲学家们引申提炼出富有哲学意义并具有抽象性的概念——气，气是客观存在的精微物质，是宇宙万物的本原，是万物发生发展变化的动力。这一思想就形成了中国古代哲学中的"气一元论"。

第二节　气和精的基本概念

先讲气的哲学含义。中国古代哲学的气具有三层含义：第一，气是指一种极细微的、连续的、无间断状态的物质实体，如云气、水气、呼吸之气、水谷之气等；第二，气是中国古代哲学表示现代汉语中所谓物质存在的基本概念，是不依赖人的意识的，一切客观的具有运动性的存在，相当于西方哲学的所谓物质，属抽象的概念；第三，泛指任何现象，包括物质现象和精神现象。

总之，一切可以表述的或感知的现象、事物以及状态等都是气。比如，可以用气来表述人的道德修养、精神境界和气质面貌，如平时常说到的"浩然正气""士气""勇气""骨气"等。从古至今，说到气，其含义是非常宽泛的，可能还会进一步引申和拓展。所以，气不仅是不同层次概念的集合体，更是涵盖了从天地到人生，从自然到社会，从实体到精神的哲学范畴。

那么，气的医学含义又是什么呢？中医学以气一元论为宇宙观和方法论，用气解释天、地、人的构成和运动变化，特别是人体的结构、功能和代谢规律，疾病的原因、病理机制、诊断和防治、药物的性能以及养生康复等。形成了以生理之气为核心的医学科学的气一元论。中医学将气分为自然之气、生理之气、病邪之气和药物之气等。中医学从人体复杂的生命运动和疾病现象，广泛而深入地分析了气的具体表现形态，同时强调不仅人的精神产生于气，而且人的精神对气的运动变化具有很大的反作用。

中医学中气的概念虽源于中国古代哲学中的气范畴，但又从医学角度发展了哲学中气范畴。在探讨生命本原和形体结构时，认为气是构成人体和维持人体生命活动的最基本物质；在探讨生命运动规律时，认为生命过程就是气的升降出入的运动过程，是形与气的相互转化的气化过程，着重从气的升降出入运动状态来考察五脏系统的生理活动和病理变化。中国古代哲学气一元论强调气的运动性，强调气既是物质存在，又具有功能的意义，是物质与功能的统一。因此，中医学中的气是生命物质与生理功能的统一。

在中国古代哲学中，对构成宇宙本原的精微物质，古人还有一种称谓为“精气”，精气又称为“精”。精也是古人对宇宙本原的一种朴素的认识，东西方的古代哲学都认为水是自然界万物的本原。水生万物，中国古代哲学家们以此引申出“精”的概念，认为精是土中之水，故“精生万物”。此外，古人通过对人类自身生殖繁衍过程的观察和体验，认为“精”是生命之源，中医学称之为“生殖之精”。

其实，精或精气的概念是在气的概念基础上发展而来的，因此，精从属于气。在某些情况下，精气则专指气中的精粹部分。虽然精和气的概念来源有所不同，在内涵上也存在着细微的差别，但在古代哲学中，精和气都被认为是存在于宇宙之中，无形而运行不息的精微物质，因此，精或精气以及气的概念内涵是基本一致的，精、精气和气所指实为一物。

在古代哲学中，“精”与“气”的内涵是同一的。但在中医学中，相对于气而言，“精”更着重于表述事物和现象的物质性的一面，精的所指更为具体化，主要有两方面的含义：一是泛指构成人体和维持生命活动的精微物质，包括气、先天之精、后天之精、血、津液、髓等；二是指生殖之精，也就是禀受于父母的先天之精。在某种程度上可以理解为：精作为物质化生了气，气是精的功能体现。

第三节　气一元论的基本内容概述

一、气是构成万物的本原

气一元论的基本内容包括三个方面：一为气是构成万物的本原，二为气的运动和产生的变化是推动宇宙万物发生发展的动力，三为气是天地万物相互联系的中介。

关于宇宙万物的最初本原，形而上者谓之“道”；形而下者，是指气只是“道生万物”或“太极生万物”的中间环节，是构成宇宙万物的直接质料或元素。到了两汉时期，元气说被提出。西汉哲学家董仲舒在《春秋繁露》中认为“元者，始也”“元者，为万物之本”，并产生于天地之前。东汉哲学家王充在《论衡》中认为，元气自然存在，产生天地万物和人的道德精神。气为万物之本原，故称为“元气”。元气是构成宇宙万物和人类形体与道德精神的唯一本原，因而是中国古代哲学逻辑结构的最高范畴，并以气来构建哲学思想体系。到了宋代，理学创始人张载又创立了“气本体论”，认为气是宇宙的最初本原，是宇宙的本体，宇宙中的一切事物和现象，无论是有形物体还是运动于有形物体之间的无形的极其细微物质，都是气的存在形式。即为古代哲学中的“元气一元论”或“气一元论”或“气本原论”。

“人从何处来”是迄今仍在被广泛探讨的具有终极意义的课题。其实，不管是在哲学领域还是在自然科学领域，人们困惑不解和万般纠结的不仅仅是“人从何处来”的问题，更是“生命从哪儿来”的问题。中国古人对生命起源的思索和探讨立足于哲学思辨，在确立了气是宇宙本原的同时，也就回答了“人从何处来”的问题。

“人以天地之气生”“天地合气，命之曰人”（《素问·宝命全形论》）。人是天地二气相互感应交合的产物。由此，人的脏腑、经络、形体官窍、精、血、津液、髓等都是由气所构成的。《管子·枢言》曰：“有气则生，无气则死，生者以其气。”同样表述了气对生命的重要意义。

“人以天地之气生，四时之法成”（《素问·宝命全形论》），人和万物一样，都是天地自然之气合乎规律的产物。但人和万物不同，《淮南子·精神训》曰：“精气为人。”人能“应四时”“知万物”，是天地万物中最为宝贵的。所以“天覆地载，万物悉备，莫贵于人”（《素问·宝命全形论》）。

《脾胃论·卷下》曾记载“气者，精神之根蒂也”，精神是人类存在的作用和价值，不仅人的形体由气构成，人的精神意识思维活动也是气的活动。因此，气构成了人类的精神世界。“清气上升，浊气下降”，自然就会神清气爽，心底清灵，境界高尚。孟子曾曰“我善养吾浩然之气”，即可成为“威武不能屈，富贵不能淫，贫贱不能移”的大丈夫。

人既然是由天地之气凝聚而成的，那么人的生死过程，就是气的聚散过程。所以庄子说：“人之生，气之聚也。聚则为生，散则为死。”

二、气的运动和产生的变化是推动宇宙万物发生发展的动力

（一）气的运动

气的运动和产生的变化是推动宇宙万物发生发展的动力。气的运行不息，使得气构成的宇宙处于不停的运动变化之中。自然界一切事物的纷繁复杂的变化，都是气运动的结果。

运动是物质的存在形式及固有属性，气是构成天地万物的本原物质，所以运动也是气的存在形式和固有属性。气一元论认为，气本身自然而然地就分出了阴阳，成就了天地。天气为阳，地气为阴。气之所以是运动不息的，这主要取决于气自身内在的矛盾，也就是阴阳的对立制约，这是不以人的意志为转移的。宇宙中所发生的一切变化和过程，都是气运动的结果。自然界一切事物的变化，无论是动植物的生育繁衍，还是无生命物体的生化聚散，天地万物的生成、发展以及变更、凋亡等，无不根源于气的运动；气的运动和产生的变化是推动宇宙万物发生发展的动力。正如《素问·五常政大论》所云：“气始而生化，气散而有形，气布而蕃育，气终而象变，其致一也。”

气的运动，称为气机。气的运动形式是多种多样的，但主要表现为升、降、出、入、聚、散六种形式，这其实是三对既矛盾又统一的形式。气的运动是否正常，就取决于升与降、出与入、聚与散之间的协调平衡。《素问·六微旨大论》曰：“是以升降出

入，无器不有。”“出入废则神机化灭，升降息则气立孤危。故非出入，则无以生长壮老已；非升降，则无以生长化收藏”。人的生命活动就是气的升、降、出、入运动，气是生命活动的原动力。

升、降、出、入较易理解，比如呼吸运动，吸入自然界中的清气，呼出体内的浊气，体现的就是气的升降出入运动。至于聚散，相对而言比较抽象。古人认为，气聚则物生，气散则物消。聚散虽然是气的两种运动形式，但也可理解为气的两种存在状态：气聚时，气是有形的万物；气散时，则气就表现为虚无。聚散还蕴含着深刻的哲理。在哲学中谈聚散，大多在谈生与死。庄子曰：“人之生，气之聚也。聚则为生，散则为死。”其认为生死一体，气聚为形，有形则为生；气散形亡，形亡则死。但气是周流不息的，所以生死与共，生之时即走向死亡，这是无法改变的自然规律。

那么，气的运动是如何化生了万物呢？古代哲学家实际上是构筑了一种宇宙生成模式，即为“气—阴阳—五行—万物”模式。《素问·天元纪大论》曰：“神在天为风，在地为木；在天为热，在地为火；在天为湿，在地为土；在天为燥，在地为金；在天为寒，在地为水。故在天为气，在地成形，形气相感而化生万物矣。”所谓神，即指阴阳，因为阴阳的变化神奇而莫测，所以谓其神。气的自身运动变化，化生了阴阳二气，成就了天地。天气为阳，地气为阴。阴阳二气又通过天气下降、地气上升或者说阴升阳降，实现了交合感应，产生了在天的风、热、湿、燥、寒五气和在地的木、火、土、金、水五行，进而化生了万物（图 1–1）。当然阴阳二气交感，氤氲交错而化生万物，必须在“和”的状态下进行。所谓和是指阴阳之间要达到一种和谐共济、平衡稳定的状态。总结一句话为：气自身的运动变化，化生阴阳五行之气，阴阳二气的升降交感，五行之气的掺杂和合，生成了宇宙万物和人类（图 1–2）。

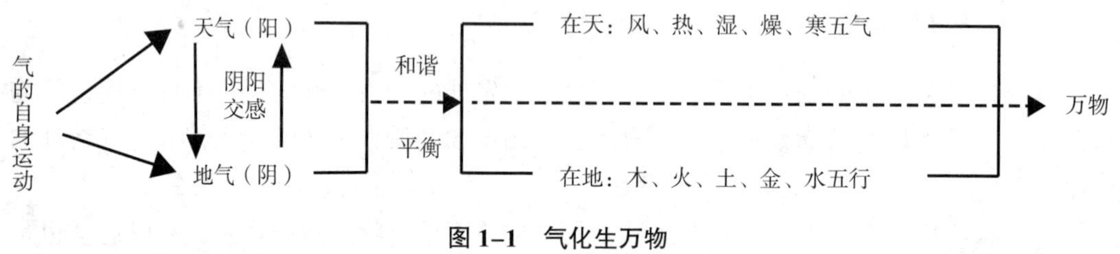

图 1–1　气化生万物

（二）气化

在气的运动基础上，又产生了一个非常重要的概念，即为气化。气化是指气的运动所产生的各种变化。可以说，宇宙万物在形态、性能以及表现形式上所出现的各种变化，都是气化的结果。

气化是一种自然过程，一般有两种类型：一是化，“气有阴阳，推行有渐为化”，属于量变。二是变，“化而裁之谓之变，以著显微也”，此属于质变。《黄帝内经》中也说“物生谓之化，物极谓之变”。气化的表现形式有气化形、形化气、形化形、气化气。人体内物质与能量的产生、转化和代谢过程，就是气化。气化是生命的基本特征。

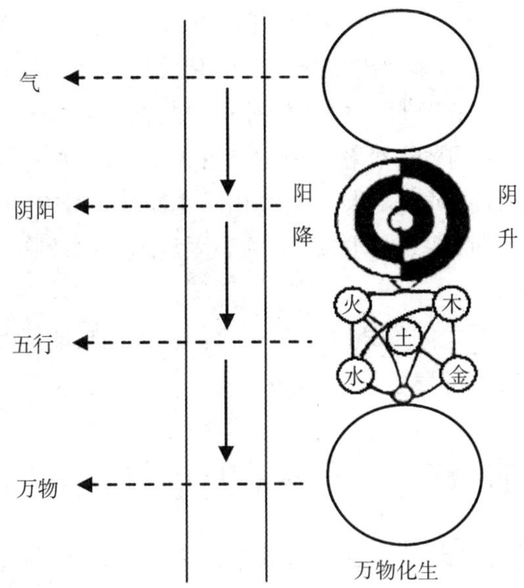

图 1–2 "气—阴阳—五行—万物"宇宙生成模式

比如在《黄帝内经》中相关论述，通过解析可加深对气化的理解。《素问·阴阳应象大论》曰："味归形，形归气；气归精，精归化；精食气，形食味；化生精，气生形。""味归形，形归气"是指摄入的饮食五味能滋养形体，形体得到这些滋养后还要产生具有活力的气。"气归精，精归化"是指气的运动变化可以产生精微物质，精微物质是生命的能源储备，有了这种储备，人体又可以进行新的气化。"精食气，形食味"是指精微物质的产生依赖气化，形体的充养需要依靠饮食五味。"化生精，气生形"是指气化生成了精微物质，精微物质又产生了气。所以，也可以说，气生成了形体。

从饮食五味的摄入到产生精微物质，是一个由外而内的过程；从精微物质化生气，气又生成形体，则是一个由内而外的过程。由外而内和由内而外形成一个圆圈，周而复始，即为生命过程中物质与能量生成转化的基本规律。因此，一切生命活动都叫气化。

三、气是天地万物相互联系的中介

天地间的万物虽然是一个个相对独立的个体，但它们之间必然是相互联系、相互作用的。中介是指不同事物或同一事物内部不同要素之间的交接联系，是客观事物转化和发展的中间环节，也是对立双方统一的环节。因为气是宇宙万物的共同本原，而且是不断运动着的，所以说，气是天地万物相互联系的中介。

《易传·乾·文言》曰："同声相应，同气相求，水流湿，火就燥……"《吕氏春秋·召类》曰："类同则召，气同则合，声比则应。"说明，宇宙万物之间的相互联系和相互作用，是以气为中介，通过相互感应而实现的。那么，事物之间是如何感应的呢？

感应的形式主要有两种：一种叫同气相感，另一种叫异气相感。

同气相感是指性质相同的事物间的相互感应，又叫"同气相求"。"同气相求"用来比喻志趣相同或气质相类似者互相吸引和聚合。平时经常讲到的"人以类聚，物以群分""意气相投""水往低处流"等都属于"同气相求"。一天内人体的阳气和阴气也会随着自然界温热寒凉的变化而呈现出规律性的盛衰变化，即因为同气相求。此外，像夏天多热病，秋天多燥病；湿多伤脾，燥多伤肺；中药色青入肝、色黑入肾等，还有"以形补形，以脏补脏"，用黄狗肾、鹿鞭治疗肾虚阳痿，用猪血、羊肝治疗血虚，用猪骨髓补脑益智等，其原理都是同气相求。同气相求也是中医学中非常重要的一种思维方法，对构建中医五行-五脏体系、阐释病证的病因病理，以及临床诊断和治疗用药都具有深刻的影响。

异气相感是指异性事物之间的相互感应。比如，天气与地气的交感，磁石吸铁，琥珀拾芥以及男女间的感应等都属于异气相感。

第四节　气一元论在中医学中的运用

气一元论在中医学中的运用主要包括以下几个方面：①确立三才一体的整体医学观。②说明人体的生理功能。③说明人体的病理变化。④指导疾病的诊断与防治。

一、三才一体整体医学观的确立

气是宇宙万物构成的共同本原，是万物之间相互感应的中介物质，中医学继承了这一思想，同样认为气是构成人体和维持人体生命活动的最基本物质，又以气为中介，将人与天地联系起来，从人体本身以及人与自然和社会的关系去考察生命的运动规律，从而形成了自身的健康观、疾病观和防治观。这一思想观念就是中医学所特有的"天、地、人三才一体"的整体医学观。

二、阐释人体生理现象和功能

气是生命的本始物质，也就是《黄帝内经》中所说的"天地合气，命之曰人""人以天地之气生，四时之法成"。人体内物质与能量的产生、转化和代谢过程，现代医学称为"新陈代谢"，而中医则称作"气化"。气化是指气的运动所产生的变化，具体而言，是指气的运动具有促进精、气、血、津液各自的新陈代谢及其相互转化的功能。

新陈代谢是生命的基本特征，也同样可以说，生命的基本特征就是气化。诸如心的搏动、肺的呼吸、气血的运行、饮食物如何转化成为人体所需的营养物质，最后代谢为尿和粪便等而被排出体外等，都是气化的体现。正如《难经·八难》所曰："气者，人之根本也。"

气是不断运动着的，气的运动叫"气机"，主要有升、降、出、入四种形式。人体之气和天地之气具有相同的运动规律：在下之气上升，在上之气下降，也就是阴升阳降。比如，心火下降，肺气肃降，犹如天气下降；肾水上升，肝气升发，犹如地气上升。脾气主升，胃气主降，斡旋人体诸气，犹如气升降的枢纽。人体内气的运动正常，升降协调有序，称之为"气机调畅"，这是生命活动正常稳定的标志。总之，人体之气遍布全身，脏腑经络、四肢百骸，无处不到，维持着人体正常的生命活动，所以说"人之生死由乎气”（《医门法律·先哲格言》）。

三、维持生命活动

中医学常以气的充沛与否、运动是否正常协调来阐释诸多病症的形成原因和病理过程，如气虚、气机失调等。气的升降出入运动失常，就是“气机失调”，包括气滞、气逆、气陷、气闭、气脱等表现形式，具体内容会在后面章节的学习中进行讲述。明代医家张景岳在《类经·疾病类》中精辟地指出“气之在人，和则为正气，不和则为邪气。凡表里、虚实、逆顺、缓急，无不因气而致”，因此，一切疾病的发生发展都与气的生成和运行失常有关。

四、指导疾病的诊断与防治

《景岳全书·杂证谟·诸气》中指出：“盖气有不调之处，即病本所在之处也。”根据气一元论的思想，中医临床将“调气”作为一种基本的治疗方法，也就是《黄帝内经》中所说的“调其气，使其平也”。此外，中医学的养生理论也非常强调人要顺应自然规律以保养生命。人以气为本，所以养生之道重在调气。所谓调气就是保养元气和调畅气机。

中医学中将精、气、神三者视为人身三宝，积气以成精，积精以全神。精、气、神是不能分开谈的。在中医理论中，精主要是指人体的精华物质，而气是精的功能体现，精又是神产生的物质基础。

中医学中“神”的概念有广义和狭义两个方面。广义的神是指人体一切生命活动的外在表现。一个人有神，即会表现出神志清楚，语言清晰，面色红润，表情丰富自然；目光明亮，精彩内含；反应灵敏，动作灵活，体态自如；呼吸平稳，肌肉丰满充实等，中医谓之“得神”。狭义的神是指人的精神、意识、思维、情感等高级神经精神活动，包括魂、魄、意、志。广义的神，其内涵可以等同于气；而狭义的神则可以理解为是精和气的一种具体体现。当然，狭义的神，或者说的精神、意识、思维、情感等会对精和气产生正反两方面的作用，所以中医始终强调“形与神俱”与“形神一体”。

第二章 阴阳学说

第一节 阴阳的哲学含义和医学含义

“阴阳”一词，最早出现在中国历史上的殷周时期。阴阳最初的含义是极其朴素的，来源于古人对自然现象的直接观察。日、月是古人常见的两个天体，古人观察到了日月的昼夜运行规律，早晨太阳升起，大地一片光明；到了傍晚，日落西山，月亮升起，大地变成了寂静的黑夜。那么，人们也顺应这个规律，日出而作，日落而息。这是古人建立阴阳这个相对概念的思想本源。

《诗经》和《说文解字》对阴阳字义的解释是：山的南边和水的北边为阳，而山的北边和水的南边为阴。概而言之，可以把阳光照到的地方或有阳光照射的时段，称为阳；把阳光照不到的地方或没有阳光照射的时段，称为阴。即为阴阳最初的、极其朴素的概念，但这个概念是没有哲学意义的。

随着对周围事物观察度的不断拓宽以及认识的不断加深，古人发现，宇宙间各种自然现象和事物，比如天地日月、昼夜寒暑、动物的雌雄、人类性别的男女等，都存在着相对立的两个方面。于是，阴阳的概念由此得到了引申，并形成以下共识：

1. 自然界的一切事物和现象，都存在着阴阳对立的两个方面或含有阴阳两方面的属性。用阴阳表述事物的现象无处不在，比如，天气方面有阴雨天和艳阳天，历法中有阴历和阳历，物理学中的电极有阴极和阳极，化学中的离子有阴离子和阳离子，医学体格检查会分出阴性体征和阳性体征，抽血化验的报告结果也有阴性和阳性的区别。万事万物都是由气构成的，而气也有阴阳之分。气本身就分阴阳，天气为阳，地气为阴。如宋代哲学家张载所说“气有阴阳，一物两体”，阴阳将气一分为二，分别为阳气、阴气，此即为构成宇宙的物质本原。

2. 自然界所有相对立的事物和现象的属性，都可归于阴、阳两方面。比如，白天属阳，黑夜属阴；春暖夏热属阳，秋凉冬寒属阴；火温热上升属阳，水寒凉向下属阴；男子刚强属阳，女子阴柔属阴等。

阴阳概念发展至此，已变得较为抽象，具有哲学意义的概念已经形成。

那阴阳的哲学含义是什么呢？阴阳是对自然界相互关联的事物或现象及其相互对立的属性，或同一事物或现象内部矛盾双方相对属性的概括，并且含有对立统一的内涵。

中医学中阴阳的概念又是怎样的呢？

中医学中阴阳是气、实体、属性的三位一体，并且结合日常观念或常识概念、哲学概念以及医学概念的三位一体的概念。阴阳是标示事物两种对立的特定属性和性态特征的范畴。阴阳既标示两种对立特定的属性，比如明与暗、表与里、寒与热等，同时，又标示两种对立的特定的运动趋向或状态，比如动与静、上与下、内与外、迟与数等。

第二节 阴阳的特性与属性划分

阴阳的普遍性是指凡用一分为二规定的概念，无论是实体还是属性，均可归属阴阳概念。阴阳对立统一法则是宇宙的总规律，《易传》中说："一阴一阳之谓道。"《素问・阴阳应象大论》中则指出："阴阳者，天地之道也，万物之纲纪，变化之父母，生杀之本始，神明之府也。"

但阴阳并不等于矛盾，所以，阴阳的相对性是指事物和现象的阴阳属性既是绝对的又是相对的。所谓绝对是指阴阳属性的不变性，如水与火、动与静、明与暗、寒与热、升与降等，此类阴阳的属性就是绝对的。水不论冷热，均属阴，火不管强弱，均属阳。所谓相对，是指阴阳属性在一定条件下可以相互转换。具体又可分为三种情况。

1. 事物和现象的总体属性发生变化，它的阴阳属性也随之改变，即为平时经常会提到的"物极必反"。比如，寒极生热、热极生寒。

2. 阴阳之中可以再分阴阳，从而淡化了其原有的阴阳属性。或者说阴阳的属性具有无限可分性。比如，以昼夜分阴阳，昼为阳，夜为阴。昼又可分为上午和下午，上午就是阳中之阳，下午就是阳中之阴。以此定义阴阳是因上午是自然界阳气由少到多的时段，而下午则是自然界阴气逐渐增多的时段。夜又可分为前半夜和后半夜，前半夜是阴中之阴，后半夜则是阴中之阳，划分的道理相同（图 2–1）。

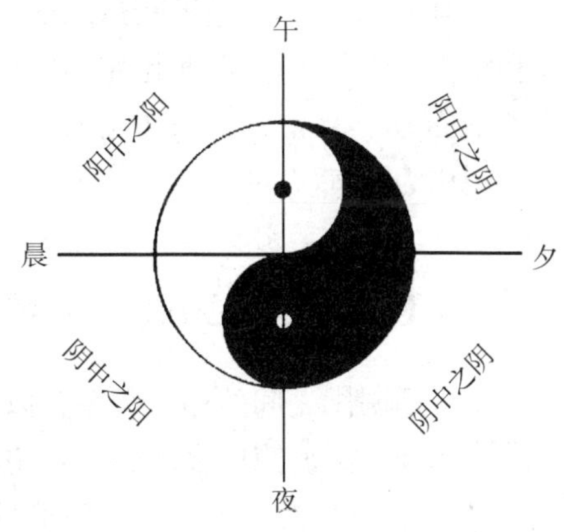

图 2–1 阴阳之中有阴阳

3. 阴阳属性由于比较对象的改变而改变。比如，春夏秋冬四季，春夏属阳，秋冬属阴。但如果将春季单另出来判别其阴阳的属性，就显得稍微复杂一些了。相对于冬季而言，春季因为气温高而属阳；但相对于夏季而言呢，春季则因为其气温低而又属阴。同样的道理，秋季相对于夏季而言，属阴；但相对于冬季而言，则又属阳。

总之，事物和现象的阴阳属性既可以因为其总体属性的改变而改变，又可因为阴阳的可分性而淡化，还可因为其比较对象和内容的改变而改变，即为阴阳属性的相对性。

阴阳的关联性是指用阴阳所分析的事物或现象，应处于同一范畴或同一层次，两种事物或现象之间必须具有关联性，并且处在一个统一体当中。

比如，春夏为阳，秋冬为阴，统一于一年的四季变化之中；昼为阳，夜为阴，统一于一天的明暗变化之中；寒为阴，热为阳，统一于温度的变化之中；升为阳，降为阴，统一于运动形式的变化之中；男为阳，女为阴，而统一于人群之中。但因不同系统之间需考虑之间的关联性，所以不可一概混杂定义阴阳，如男与降、女与升均不可定义为一对阴阳。

在自然界中，相互关联的事物或现象中对立的两个方面，具有截然相反的两种属性，并且可以用阴阳来概括，即为事物或现象的阴阳属性。但事物或现象的阴阳属性不是任意规定的，而是有一定的规律。一般而言，基于以下标准：

凡是运动的、外向的、上升的、温热的、明亮的、刚强的、兴奋的一方都属阳；而相对静止的、内守的、下降的、寒凉的、晦暗的、柔弱的、抑制的一方都属阴（表 2–1）。

表 2–1　事物和现象的阴阳属性归类

属性	空间	时间	季节	性别	温度	湿度	亮度	状态
阳	天、上、外、左	昼	春夏	男、雄	温热	干燥	明亮	动、升、刚、兴奋、开放、扩散
阴	地、下、内、右	夜	秋冬	女、雌	寒凉	湿润	晦暗	静、降、柔、抑制、闭合、凝聚

气血是中医中最常见的一对阴阳概念。气是不断运动的，具有推动和激发的作用，属阳；血的主要功能是滋润和濡养，且靠气的推动作用得以运行，属阴。但是就气本身而言，又可分阴阳。具有温煦、推动、兴奋、上升作用的气，称为阳气；而具有寒凉、固摄、抑制、沉降作用的气，则称为阴气。

第三节　阴阳学说的基本内容

阴阳学说的基本内容，主要包括阴阳之间的相互关系，以及这种关系在自然界对于万物的生长、发展和变化中的作用和意义。阴阳之间的关系主要表现在六个方面：①阴阳交感互藏，②阴阳对立制约，③阴阳互根互用，④阴阳消长平衡，⑤阴阳相互转化，⑥阴阳自和。

一、阴阳交感互藏

交感，即交互感应。所谓阴阳交感，是指阴阳二气在运动中相互感应而交合，发生相摩、相错、相荡的相互作用。阴阳交感是万物化生和变化的根本条件。宋代哲学家周敦颐在《太极图说》一书中指出："（阴阳）二气交感，化生万物。"自然界万事万物的产生都是阴阳二气交感的结果，《淮南子》一书中说："阴阳合而万物生。"人也不例外，"天地合气，命之曰人"（《素问·宝命全形论》）。《易传·系辞下》曰："天地氤氲，万物化醇。男女构精，万物化生。"所以，阴阳交感又是生命活动产生的根本条件。

但是，阴阳二气在运动中必须要达到"和"的状态时，才能相互感应进而交合。也就是说，阴阳二气和则交感，不和则不交感。《管子·内业》中指出"和乃生，不和不生"。阴阳和谐是发生交感作用的条件。《老子·四十二章》曰："道生一,一生二,二生三,三生万物，万物负阴而抱阳，冲气以为和。""冲气以为和"就是说，阴阳二气相互激荡，相互冲突交和，达到一种和谐状态时，就会发生交感作用，从而产生万物。而运动中的阴阳和谐之气，也就是老子所说的"冲气"。

阴阳互藏，是指相互对立的阴阳双方中的任何一方都包含着另一方，也就是阴中有阳，阳中有阴（图 2–2）。

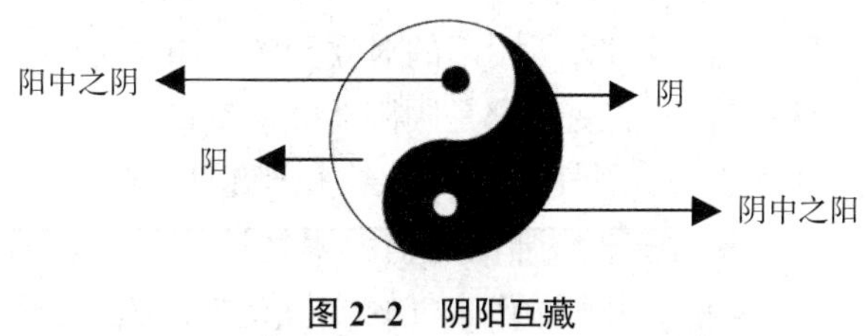

图 2–2　阴阳互藏

宇宙中的任何事物都含有阴和阳两种属性不同的成分，属阳的事物含有阴性成分，属阴的事物也同样含有属阳的成分，即老子所云"万物负阴而抱阳"。

事物或现象的阴阳属性是依据其所含属阴或属阳成分的比例的大小而定的。属阳的事物或现象中虽然寓含有阴的成分，但其整体属性仍属阳。阳中所藏的阴，被称为"阴根"或"真阴"。属阴的事物或现象中虽然寓含有阳的成分，但其整体属性仍然属阴。阴中所藏的阳，又被称为"阳根"或"真阳"。

虽然真阴和真阳所占的比例较小，但却具有非常重要的调控作用。正是由于阴中有阳根的鼓动，而阳中又有阴根的静谧，阴阳之间的关系才能表现出协调和稳定。清代著名医家黄元御精辟地论述到"阴中有阳则水温而精盈，阳中有阴则气清而神旺"（《四圣心源·天人解》）。

此外，阴阳互藏还是事物或现象阴阳属性发生转化的内在依据。阴中有阳，阴才有向阳转化的可能性；而阳中有阴，阳才有向阴转化的可能性。

而阴阳交感是通过何种方式得以实现的呢？《周易》在论述卦象时说："天地交，泰；天地不交，否。"天地交的卦象表现为坤（地，阴）上乾（天，阳）下，这是泰，也就是顺利。天地相交，万事万物才能生机勃勃，顺利发展。天地不交的卦象表现为乾上坤下，这是否，即为不顺利。天地不交，万事万物的生机被遏制，不能顺利发展。乾为阳，坤为阴，所以，从《周易》的泰卦卦象上可以发现，阴阳交感是通过"阴升阳降"来实现的。换句话说，只有阴升阳降，阴阳才能交感，万事万物才能不断地正常化生和发展。《素问・阴阳应象大论》曰："地气上为云，天气下为雨；雨出地气，云出天气。"地气（指的是水）蒸腾上升而生云（也就是天气），天气（指的是云）冷凝下降而成雨（也就是地气），此不过是一个很简单的自然现象，但却说明了阴阳交感是通过阴升阳降而实现的。

那为什么阴能升而阳又能够降呢？古代思想家认为，阴阳二气升降的动力存在于阴阳二气的自身之中。阴阳互藏，阴中有阳，所以阴能在其所涵的阳气的推动下而上升；阳中有阴，所以阳能在其所涵的阴气的牵掣下而下降。因此，对于阴升阳降更为准确的理解应该是：阴随阳升，阳随阴降。

二、阴阳对立制约

阴阳对立制约是指属性相反的阴阳双方在一个统一体中的相互斗争、相互制约和相互排斥。

对立制约是阴阳之间最根本、最显著的一种作用。比如水与火、动与静、兴奋与抑制、寒与热、升与降等。正是因为有了阴阳的对立制约，事物才会发展变化。

四季寒暑更替以及昼夜长短的变化都是阴阳对立制约的结果。《素问・脉要精微论》曰："冬至四十五日，阳气微上，阴气微下；夏至四十五日，阴气微上，阳气微下。"也就是说，从冬至到立春，阳气逐渐增强而北上，阴气被抑制而趋弱北撤，所以气温逐渐升高；到了夏至，阳气最盛，阴气潜伏，气候变得炎热；从夏至到立秋，阴气逐渐增强占据上风，阳气被抑制而趋弱南撤，所以气温逐渐降低；到了冬至，阴气最盛，阳气潜伏，气候变得寒冷。如此循环，年复一年。人体之所以能进行正常的生命活动，维持正常的生物节律，也是阴阳对立制约的结果。依据"天人相应"的观点，自然界白天阳气充沛，人体阳气也充足，兴奋占主导地位，因而白天是工作学习的主要时段；自然界黑夜阴气充盛，人体阴气也增多，抑制占据了主导地位，因而黑夜是休息睡眠的主要时段。

需特别指出的是，阴阳之间的对立制约始终处在一种动态变化之中，即阴阳之间的互动是绝对的，只有阴阳之间的对立制约取得了统一，达到一种动态的、相对的平衡，阴阳之间才能和谐，即《素问・调经论》所云"阴阳匀平"。

三、阴阳互根互用

阴阳的互根，是指阴阳的相互依存，阴和阳任何一方都不能脱离对方而单独存在，并且每一方都以另一方作为自己存在的条件或前提。唐代医家王冰在注解《素问・生气通天论》时说"阳气根于阴，阴气根于阳，无阴则阳无以生，无阳则阴无以化"。明代医家张景岳指出"阳生于阴，阴生于阳"。阴阳互藏即为阴阳互根的一种表现形式。

阴阳互用是指阴阳在相互依存的基础上相互资生、相互促进。《素问・阴阳应象大论》曰："阴在内，阳之守也；阳在外，阴之使也。"《素问・生气通天论》曰："阴者，藏精而起亟也；阳者，卫外而为固也。"比如，夏天虽炎热，但阴从阳生，所以雨水相对较多；冬天虽然严寒，但阳从阴生，所以干燥少雨。这样才能维持一年四季气候的相对稳定。再如，气血是中医中最常见的一对关系。气属阳，血属阴，气能生血、行血，所以气的正常运动有助于血的运行；而血则是气的载体，能养气，所以血的充足能促进气的功能发挥。因此，气血之间的关系也充分体现了阴阳之间的相互资生和相互为用的关系。

如果由于某些原因，阴阳之间的互根互用关系被破坏，双方失去互为存在的条件或基础，会导致“孤阴不生，独阳不长”。人体内的阴阳不能分离，一分离就意味着生命的结束，即中医学所谓的“阴阳离决，精气乃绝”。

四、阴阳消长平衡

“消”指的是减少、消耗；“长”指的是增多、增长。消长是阴阳对立双方的增减、盛衰、进退等的运动。阴阳的相互作用始终处于一种动态的变化之中，“一阴一阳，互为进退，故消长无穷，终而复始”（《类经·阴阳类》）。

比如四时气候的变化。《素问·厥论》曰：“春夏则阳气多而阴气少，秋冬则阴气盛而阳气衰。”从冬到春再到夏，气候由寒冷逐渐转暖变热；由夏到秋再到冬，气候由炎热逐渐转凉变寒。正是由于四季的阴阳消长，才有了寒热温凉的气候变化，万物才能生长化收藏。

阴阳消长，是指阴阳在数量或比例上的变化。有两种表现形式：一种是阴消阳长或阴长阳消；另一种是阴阳皆消或阴阳皆长。前者是基于阴阳之间的对立制约的关系，后者则是基于阴阳之间的互根互用的关系。

举例说明，依据天人相应的原理，从子夜到中午，阳气渐盛，人体的生理功能也逐渐由抑制转向兴奋，即为阴消阳长；从中午到子夜，阳气渐衰，阴气渐盛，人体的生理功能逐渐由兴奋转为抑制，即为阳消阴长。再以气血为例，气为阳，血为阴。气能生血，血能载气，气虚导致血虚或气随血脱最终出现气血两虚的过程，即为“阴阳皆消”。如果补气或养血，促使气旺生血或血充化气，使气血有所恢复，反映的就是“阴阳皆长”的过程。

阴阳之间的消长运动虽然是绝对的、无休止的，但还是在一定范围、一定限度和一定时间内进行的，所以事物在总体上呈现出相对的稳定。

阴阳平衡，是指阴阳消长运动总是在一定的调节限度内、一定的阈值范围或一定的时限内维持着此消彼长、此长彼消的动态平衡状态（图 2–3）。

白色柱表示阳，黑色柱表示阴，下图同。

中医学认为，在正常生理状态下，人体阴阳的消长是处于一种相对的动态平衡之中，正如《素问·调经论》所云：“阴阳匀平……命曰平人。”阴阳双方在一定的正常范围内的消长，正是体现了人体动态平衡的生命活动过程。

如果由于某些原因，阴阳消长超出了一定的限度或正常范围，那么，阴阳之间的相对平衡就会被破坏，出现阴阳某一方面的偏盛或偏衰（图 2–4），在自然界中会出现季节气候的异常，在人体中会出现一些病理改变。比如，夏天出现过度炎热和干旱，是阳长阴消太过；冬天出现过度寒冷和冰雪灾害，则是阴长阳消太过；春天当暖而反寒，是阳长阴消不及；秋日应凉而反热，则是阴长阳消不及。就人体的病理变化而言，阴过于亢盛，就会过度制约阳或损伤阳而出现寒冷；阳过于亢盛，就会过度制约阴或损伤阴而出现燥热等。

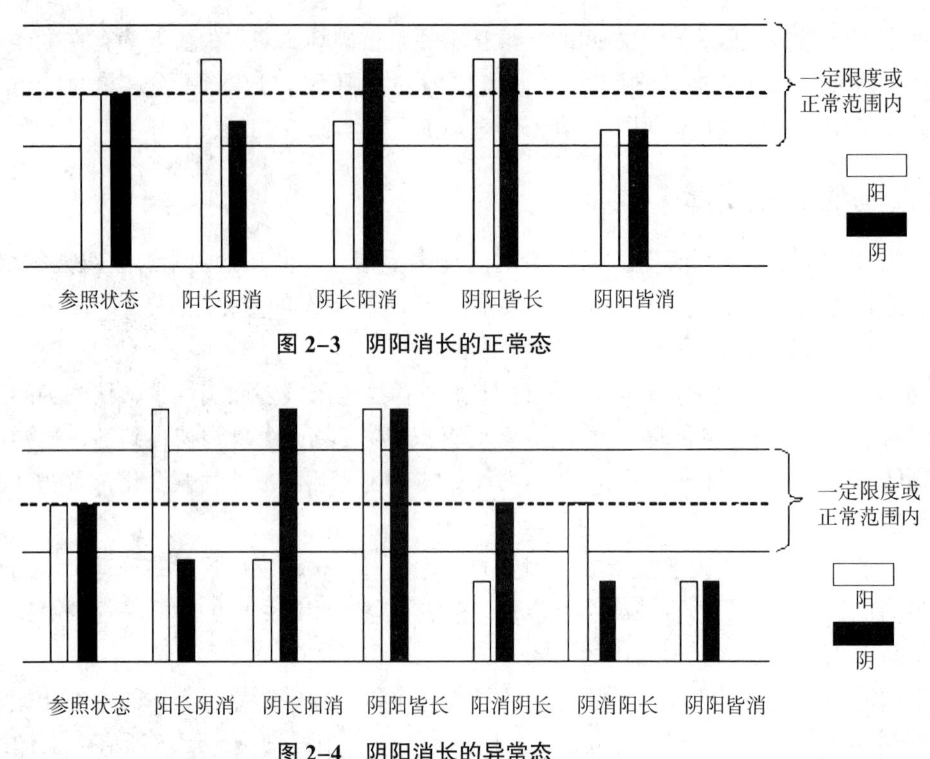

图 2-3　阴阳消长的正常态

图 2-4　阴阳消长的异常态

五、阴阳相互转化

阴阳的转化是通过阴阳的消长运动来完成的。阴阳消长是量变的过程，而阴阳转化则是一种质变，即所谓的“物极必反”。“寒极生热”“热极生寒”等都是阴阳转化的表现形式。阴阳的转化既可以表现为渐变的形式，又可以表现为突变的形式。渐变是从量变到质变的一个积累的变化过程。突变则是一种骤然的转变，比如气候的骤热骤寒等。

阴阳发生转化，必须具备一定的条件，即要达到一个极点，即为寒极生热的“极”，不达到极点则无法发生质变，极则必反。

六、阴阳自和

阴阳自和是指阴阳双方自动维持或恢复相对平衡状态的能力和趋势。阴阳自和一词最早见于东汉王充的哲学著作《论衡》当中，阴阳自和概念的提出是源于中国古代哲学中“阴阳贵和”的思想。

阴阳自和强调的是“自”和“和”。所谓“自”是指自我的、自发的、内在的，或者说是一种本能，没有外力的干预。所谓“和”是指合和、和谐、整体的协调。

在中医学中，最早提出阴阳自和思想的是被后世誉为医圣的张仲景。张仲景的“阴阳自和”思想有两层含义：一是说明人体阴阳具有“自和”的能力，二是说明阴阳自和是疾病好转或自愈的内在依据。

阴阳自和的结果就是阴阳之间达到了一种相对的、动态的平衡。由于阴阳交感和互藏，所以阴阳之间具有自和的条件；同时，由于阴阳的对立制约和不断的消长，所以阴阳之间又能够达到自和。阴阳自和是阴阳双方在运动过程中所产生的必然结果，不需要外力的作用和支配，这是阴阳自和的内在机制。

阴阳自和能力是人体自身抗病康复能力的一种体现，不同个体有着不同的阴阳自和能力。有些人虽然感受了病邪，但其自身阴阳自和能力强，所以可以不借助于外力（比如服药、针灸、推拿等）而能够自我痊愈和康复。当然，人体的阴阳自和能力不是无限与万能的。一旦病邪对人体的影响超过了阴阳自和的极限，那么疾病就会随之产生。解决的办法仅靠自我的调节是不够的，必须借助于其他的手段和方法，比如药物、针灸、推拿等促进阴阳恢复相对平衡。

“阴阳自和”是一种本能的体现，当病邪侵袭机体时，体内的阴阳就自然而然地开始启动调整和修复的机制，表现出自愈的趋向。所以，阴阳自和是机体自我组织、自我调节和自我稳定的过程。对于疾病是否发生以及病后能否及时的康复均具有重要意义。

阴阳的对立制约、交感互藏、互根互用、消长平衡、相互转化等关系是相互联系的，是从不同方面和角度阐述了阴阳的运动规律和变化形式，从而表达了阴阳之间的对立统一关系。阴阳的交感是阴阳相互联系、相互作用，导致事物发生、发展和变化的前提；阴阳互藏是阴阳交感运动的动力根源，是阴阳消长转化运动的内在根据。阴阳对立、互根和制约是阴阳之间相互依存、相互联系的基本关系。正是由于阴阳的对立制约、交感互藏和互根互用，才使阴阳的消长变化维持在一定的限度和调控内进行，从而保证了阴阳的平衡协调。阴阳的消长与转化是事物运动的基本形式。阴阳消长是在对立制约、互根互用基础上表现出的量变过程；阴阳转化是在消长运动量变基础上的质变过程。

第四节　阴阳学说在中医学中的运用

阴阳学说作为一种宇宙观和方法论，以普遍联系、运动变化的辩证观点，论述医学科学的具体问题、基本概念、基本原理和基本理论，揭示人体正常和异常的生命活动规律，并以指导对疾病的诊断、防治和养生康复等，主要表现在说明人体组织结构、生理功能、病理变化，指导临床诊断和疾病防治等方面。

一、说明人体的组织结构

《素问・宝命全形论》曰：“人生有形，不离阴阳。”人体的上下、内外、表里、组织结构之间，以及每一组织器官本身，无不包含着阴阳的对立统一（表 2–2）。

表 2–2 人体脏腑经络组织结构阴阳属性的划分

	阴阳属性的划分
人体部位	外为阳，内为阴；背为阳，腹为阴；头部为阳，足部为阴；体表为阳，内脏为阴体表中之皮肤为阳，肌肉筋骨为阴
脏腑	六腑为阳，五脏为阴；五脏之中心、肺为阳，肝、脾、肾为阴 心、肺在上，属阳，心为阳中之阳脏，肺为阳中之阴脏；肝、脾、肾在下属阴，肝为阴中之阳脏，肾为阴中之阴脏，脾亦为阴中之阴脏（又称“至阴”，脾属太阴，太阴为三阴之始，故脾为至阴） 每一个脏腑，又有阴阳可分，如心有心阳、心阴；肾有肾阳、肾阴；胃有胃阳、胃阴等。这些阴阳属性的划分，主要是由脏腑组织所在的位置、生理功能特点等所决定的
经络系统	循行于人体四肢外侧及背部者属阳（如手、足三阳经），而循行于人体四肢内侧及腹部者则多属阴（如手、足三阴经），只有足阳明胃经循行于腹部

二、说明人体的生理功能

人体生理活动的基本规律可以概括为阴阳之间的矛盾运动，就是阴阳相互制约、资生、不断消长转化的过程。阴阳是人体整个生命的根本和基础。《素问·生气通天论》曰：“生之本，本于阴阳。”生命的产生，本源于阴阳二气的运动和变化。人体正常的生命活动是机体内部以及机体与环境之间阴阳协调平衡的结果，即“阴平阳秘，精神乃治”（《素问·生气通天论》）。中医学用阴阳二气的分离来说明生命的结束，即《素问·生气通天论》所说“阴阳离决，精气乃绝”。

附：中医学中“阳气”“阴气”概念解析

阴阳是古代哲学中的概念，是对自然界相互关联的事物或现象，相互对立的属性或同一事物或现象内部矛盾双方相对属性的概括。依据“气一元论”，气与阴阳的关系是“气有阴阳”“一物两体”。阴阳学说进入到中医学领域后，其概念就会具体化。但对于阳（阳气）、阴（阴气）的概念，中医学界迄今尚无统一定论。一般而言，中医学所谓的阳气和阴气与物质、能量、功能等有关。所谓物质，是指客观存在的实体物质；能量是物质的微观，是物质运动作用的结果，它以非实体的形式存在，不受空间实体的约束。由于中医学理论并不是建构在实验医学的基础之上，因此，阳气、阴气的具体物质或实体概念是模糊而抽象的。中医学中阳气、阴气概念的基本内涵包括以下几个方面：①总体而言，阳气指生命功能活动和动力，阴气是指生命的物质基础。②阳气可以是指人体内携带温煦、推动、兴奋、升腾、发散等能量的物质；阴气可以是指人体内携带寒凉、滋润濡养、宁静、抑制、沉降、敛聚等能量的物质。③阳气可以是指某一类的能量，这种能量的作用特征是温煦、推动、兴奋、升腾、发散等。阴气可以是指某一类的能量，这种能量的作用特征是寒凉、滋润濡养、宁静、抑制、沉降、敛聚等。应当明确，正常的生命活动是建立在阳气和阴气对立互根、相互制约、相互促进，协调平衡的基础之上的。

此外，中医学中诸如“阴精”“阴血”“阴液”的概念，都属于“阴气”的范畴。依据“气一元论”“血”“津液”都属于气的范畴，但其性质属阴，故可归于“阴气”。需要指出和强调的是，以临床实践为基础，在中医病机学理论中，“气虚”“阳虚”“阴虚”“血虚”“津液亏虚”等却有各自具体的病理学概念，不能混淆、笼统而言，但其本质都是物质与功能的整体异常。精在中医学中虽然主要是以物质的概念出现，但无论是指先天生殖之精，还是泛指一切精微物质，精始终是阴阳的统一体，没有必要去讨论精的具体的阴阳属性。

三、说明人体的病理变化

中医学认为，疾病的发生是由于病邪作用于人体，导致机体阴阳失调的结果。而病邪可以分为阴阳两大类：一般而言，六淫属阳邪，饮食居处、情志失调等属阴邪。阴阳之中又有阴阳，故在六淫之中，风、暑、燥、火热之邪属阳邪，而寒、湿之邪属阴邪。疾病的发生发展过程就是邪正斗争的过程，邪正斗争导致阴阳失调，从而出现各种各样的病理变化。阴阳失调的主要表现形式是阴阳的偏盛、偏衰以及阴阳互损。

（一）阴阳偏盛

阴阳偏盛，包括阳偏盛和阴偏盛。阳偏盛和阴偏盛都是属于阳或阴任何一方高于正常水平的病理状态。《素问·阴阳应象大论》概括为“阴胜则阳病，阳胜则阴病。阳胜则热，阴胜则寒”。

阳偏盛一般是指阳邪侵袭人体，引起体内阳气的绝对亢盛。什么是阳邪？比如，风邪、火热之邪、暑邪等都属阳邪。阳邪侵袭人体，加之人体本身的阳气，就形成了所谓的阳偏盛（图 2–5、表 2–3）。

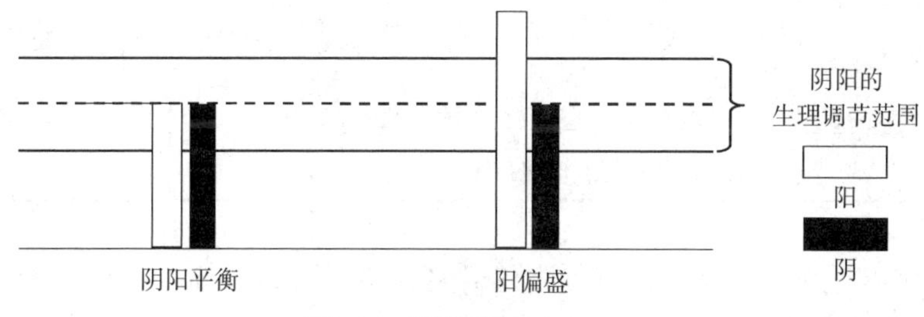

图 2–5 阳偏盛

表 2–3 阳偏盛

阳偏盛	
概念	指阳邪侵袭人体，引起体内阳气的绝对亢盛
病理特点	机体表现为一种机能亢奋，反应性增强，热量过剩的病理状态（实热证）
常见症状	高热、口渴欲饮冷水、面红、小便黄、大便干、舌红、苔黄、脉数等
病机	“阳胜则热”→实热证；“阳胜则阴病”

属阳主动、主升、主热，所以阳偏盛时，人体表现为一种机能亢奋，反应性增强，热量过剩的病理状态。比如，人体多出现高热、口渴欲饮冷水、面红、小便黄、大便干、舌红、苔黄、脉数等症状。这种症状的特点可以概括为两个字：实和热。所谓实，是相对于虚而言的，也就是说机体没有出现虚性（也就是不足或衰退）的病理表现。因此，中医将阳偏盛所形成的证候称为实热证。

阴阳是对立制约的，所以，阳偏盛必然会损耗阴液，故而机体会出现口干欲饮、便干、尿少等症状。《黄帝内经》将阳偏盛的病理状态概括为“阳胜则热”和“阳胜则阴病”。

阴偏盛一般是指阴邪侵袭人体，引起体内阴气的绝对亢盛。那么什么是阴邪呢？比如，寒邪、湿邪等都属于阴邪。阴邪侵袭人体，加之人体本身的阴气，就造成阴偏盛（图 2–6、表 2–4）。

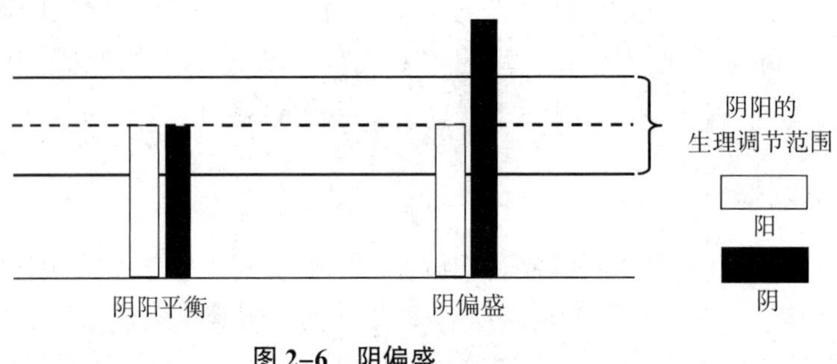

图 2–6　阴偏盛

表 2–4　阴偏盛

	阴偏盛
概念	指阴邪侵袭人体，引起体内阴气的绝对亢盛
病理特点	机体多表现为一种机能障碍，产热不足，以及病理性代谢产物积聚（水肿、痰湿、瘀血等）等的病理状态（实寒证）
常见症状	恶寒、四肢冷、腹冷痛、大便稀溏、水肿、痰液清稀色白、舌淡苔白、脉迟等
病机	“阴胜则寒”→实寒证；“阴胜则阳病”

属阴主寒、主静、主凝聚，所以阴偏盛时，机体多表现为一种机能障碍，产热不足，以及病理性代谢产物积聚等的一种病理状态。什么是病理性代谢产物的积聚呢？主要是指在体内形成了水肿、痰湿、瘀血等病理产物。

阴偏盛时人体多出现恶寒、四肢冷、腹冷痛、大便稀溏、水肿、痰液清稀色白、舌淡苔白、脉迟等症状。这种症状的特点可以概括为两个字：实和寒。因此，中医将阴偏盛时所形成的证候又称为实寒证。同样的道理，阴偏盛必然会损伤阳气，所以人体会出现恶寒喜暖、冷痛、腹泻、水肿等症状。《黄帝内经》将阴偏盛的病理状态概括为“阴胜则寒”和“阴胜则阳病”。

（二）阴阳偏衰

阴阳偏衰包括阳偏衰和阴偏衰。阳偏衰和阴偏衰都属于阳或阴任何一方低于正常水平的病理状态。《素问·调经论》概括为“阳虚则外寒，阴虚则内热”。

阳偏衰也就是阳虚。人体为什么会出现虚证呢？一般而言，主要有四个方面的原因：一是先天禀赋不足，二是后天缺乏营养，三是过度操劳，四是久病或大病耗伤。

阳偏衰是指机体阳气虚损，失于温煦，机能减退或衰弱，代谢减缓，产热不足的病理变化（图 2–7、表 2–5）。

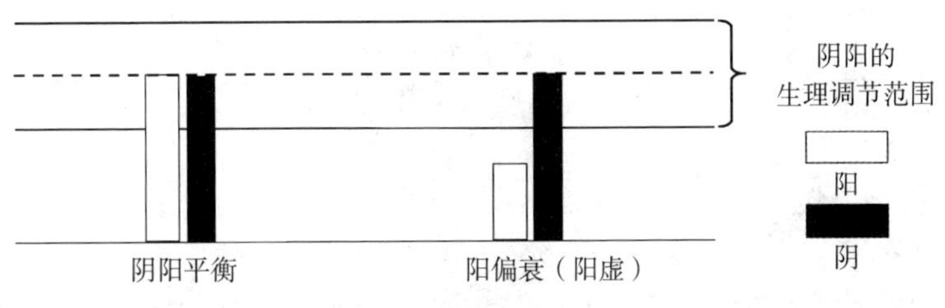

图 2–7　阳偏衰

表 2–5　阳偏衰

	阳偏衰
概念	机体阳气虚损，失于温煦，机能减退或衰弱，代谢减缓，产热不足的病理变化
形成原因	先天禀赋不足，或后天失养，或劳倦内伤，或久病损伤阳气
症状表现	多表现为机体阳气不足，阳不制阴，阴寒相对偏盛的虚寒证。其临床表现可见面色㿠白、畏寒肢冷、舌淡、脉迟等寒象，尚有喜静蜷卧、小便清长、下利清谷等虚寒之象
病机	阳虚则寒→虚寒证；“阳损及阴”→阴阳两虚

人体阳虚时，会表现出哪些症状呢？属阳的主动、主热，主兴奋，一旦体内阳气不足，就会呈现出一种机能减弱或衰退，代谢活动减弱，反应性降低以及产热不足的病理状态。

阳偏衰的临床表现可见有面色㿠白、畏寒肢冷、舌淡、脉迟等一系列寒象，同时还会出现喜静蜷卧、小便清长、下利清谷等虚寒之象。此外，由于阳气不足，对津液和血的推动力减弱，还会导致瘀血和水湿的产生。

阳虚证候有什么特点呢？可以概括为两个字：虚和寒。是以虚为主，兼有寒象。这是阴阳对立制约关系的一种体现。因为阳气不足，无法制约阴气，导致阴气显得相对亢盛起来。也正因为此，阳虚所产生的寒，被称为虚寒；而前面所讲的阴偏盛所产生的寒，则是实寒。因此，中医学将阳偏衰时所形成的证候又称为虚寒证。

阴阳是互根互用的，所以，阳偏衰进一步发展，就会导致阴的不足，最后形成阴阳两虚。

阴偏衰即为阴虚，是指机体精、血、津液等阴精物质不足，阴不制阳，导致阳气相对偏盛，机能虚性亢奋的病理变化（图 2-8、表 2-6）。

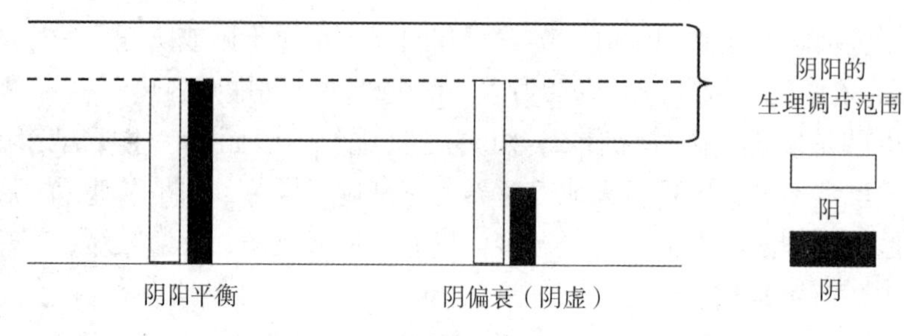

图 2-8　阴偏衰

表 2-6　阴偏衰

	阴偏衰
概念	机体精、血、津液等阴精物质不足，阴不制阳，导致阳气相对偏盛，机能虚性亢奋的病理变化
形成原因	阳邪伤阴，或因五志过极，化火伤阴，或因过服温燥之品耗伤阴液，或久病伤阴
病机特点	多表现为阴液不足、阳气相对偏盛的虚热证。其临床表现可见形体消瘦、五心烦热、潮热盗汗、心烦失眠、口干咽燥、两颧潮红、大便干硬、小便短少、性欲亢奋、舌红、苔少甚至无苔等
病机	阴虚则热→虚热证；“阴损及阳”→阴阳两虚

阴偏衰的临床表现可见有形体消瘦、五心烦热、潮热盗汗、心烦失眠、口干咽燥、两颧发红发热、大便干硬、小便短少、性欲亢奋、舌红、苔少甚至无苔等症状。

阴虚证候有什么特点呢？可以概括为：虚和热。以虚为主，兼有热象。热象也是阴阳对立制约关系的一种体现。因为阴气不足，无法制约阳气，导致阳气显得相对亢盛起来。也正因为此，阴虚所产生的热，被称为虚热；而前面所讲的阳偏盛所产生的热，则是实热。因此，中医学将阴偏衰时所形成的证候又称为虚热证。

同样的道理，因为阴阳是互根互用的，所以阴偏衰进一步发展，就会导致阳的不足，最后也会形成所谓的阴阳两虚。

（三）阴阳互损

阴阳是互根互用的，所以在阴阳偏衰发展到一定程度时，就会出现阳损及阴和阴损及阳的阴阳互损的情况，最后导致阴阳两虚，这也是慢性虚性病证常见的病理发展过程。

四、指导疾病的诊断

根据证候的反映，可以将证候概括为阴证和阳证两大类。《素问·阴阳应象大论》曰：“善诊者，察色按脉，先别阴阳。”如望诊中，面色光滑润泽者为阳，面色沉浊晦暗者为阴；凡见青色、白色、黑色，其证多属阴；而见黄色、赤色，其证则多属阳。切诊中，浮、大、滑、数等脉象属阳脉；沉、涩、细、迟等脉象属阴脉。

中医诊断学以阴阳作为辨证纲领，用以分辨和判断疾病的表里、寒热或虚实。凡表证、实证、热证都属阳证；而里证、虚证、寒证则属阴证。临床病证虽千变万化，但总不出阴阳两纲的范围。正如清代医家刘鸿恩在《医门八法》一书中指出的“阴阳为医道之纲领”。

五、确定治疗原则

由于阴阳失调是疾病发生、发展的基本病机，因此，调理阴阳，补其不足，损其有余，恢复阴阳的协调平衡，是中医临床治疗疾病的基本原则之一。

阴阳偏盛形成的是实证，所以总的治疗原则是“实则泻之”，也就是损其有余。分而言之，阳偏盛而导致的实热证，则用“热者寒之”的治疗方法；而阴偏盛所导致的实寒证，则用“寒者热之”的治疗方法。如果在阳盛或阴盛的同时，由于“阳胜则阴病”或者“阴胜则阳病”而出现阴虚或阳虚时，就应当兼顾其不足，加用滋阴或助阳之品。

阴阳偏衰形成的是虚证，所以总的治疗原则是虚则补之，也就是补其不足。分而言之，阴偏衰出现的是“阴虚则热”的虚热证，所以应当采用滋阴制阳的方法，也就是《黄帝内经》中所说的“壮水之主，以制阳光”和“阳病治阴”。“阳病”是指所表现症状的阴阳属性，“治阴”说明阴存在问题。阳偏衰产生的是“阳虚则寒”的虚寒证，所以应当采用扶阳抑阴的方法，也就是《黄帝内经》中所说的“益火之源，以消阴翳”和“阴病治阳”。

对于阳虚证和阴虚证的治疗，明代中医学家张景岳有一句名言值得细细品读：“善补阳者，必于阴中求阳，则阳得阴助而生化无穷；善补阴者，必于阳中求阴，则阴得阳升而泉源不竭。”即为，当治疗阳虚证或阴虚证时，不要一味地补阳或滋阴，而是在补阳时，适当加入滋阴药；在滋阴时，适当加入补阳药，这样治疗的效果更好。张景岳所依据的原理就是阴阳的互根互用。比如大家熟知的六味地黄丸，其为补阴类方剂，具有滋补肝肾之阴的功效。但是在六味地黄丸的基础上，加上肉桂、附子这两味药，就成了另外一个中医名方——桂附地黄丸，其功效则是温补肾阳。单纯加了两味药，整个方子的功效就由补阴变成了补阳，这种组方的原理，就是阴阳的互根互用。桂附地黄丸的组方思路说明：补阳不一定单纯用大量补阳药，补阳可以“阴中求阳”，也就是在补阴的基础上，加入一两味补阳药，就可以取得微微之火可以燎原的效果。

针对阴阳互损的情况，则应采用阴阳双补的治疗原则，对阳损及阴导致的以阳虚为主的阴阳两虚证，应当以补阳为主，兼顾补阴；而对于阴损及阳导致的以阴虚为主的阴阳两虚证，则应当以补阴为主，兼顾补阳。这样阴阳双方才能相互资生，相互为用。

六、归纳药物的性能

药物性能的阴阳病性，见表 2–7。

表 2-7　药物性能的阴阳属性

药性	阴	阳
四气	寒、凉	温、热
五味	酸、苦、咸	辛、甘、淡
升、降、浮、沉	下降、镇敛（泻下、清热、利尿、重镇安神、潜阳息风、消导积滞、降逆止呕、敛阴收气等）	上升、发散（升阳、发表、祛风、散寒、涌吐、开窍等）

七、指导养生防病

中医学以阴阳学说来阐发养生理论，强调“法于阴阳，和于术数”。什么是术数呢？其实，术数从产生之初就包含着两方面内容：一是天文和历算，二是命相和占卜。《中医大辞典》对术数的解释有两个方面：一是指道家修身养性的一种方法，包括导引、吐纳等调摄精神、锻炼身体的一些措施。二是指方术气数，是以阴阳五行生克制化之理，附会各种迷信之说，以制定人事和国家的气数。

根据术数的原旨，术数在中医学理论构建和实践中应当包括以下几方面内容：①是运用阴阳五行、河洛数理、易学象数、太极序列、五运六气等法则和规律，以“天、地、人三才一体”的思维模式，探讨人体生命现象和活动的本质、规律及其与自然的关系，并且预测疾病的发生发展和转归。②是指气功、各种体育锻炼等养生祛病延年的方术。

“法于阴阳”就是指按照自然界的变化规律而起居生活；“和于术数”就是指根据正确的养生保健方法进行调养和锻炼。

《素问·四气调神大论》曰：“夫四时阴阳者，万物之根本也。所以圣人春夏养阳，秋冬养阴，以从其根。”对“春夏养阳，秋冬养阴”这一句名言的理解历来存有争议。中医学特别重视“以人为本”，无论是对疾病的诊断防治还是日常的养生保健，都非常强调个体化原则。对“春夏养阳，秋冬养阴”一般有三种解读：一是说明人应顺应自然界阴阳二气的消长，直接从自然界中或采用培补的方法获得机体所需的阴阳。二是指不同体质的人群可以采用不同的养生方法。也就说，阳虚者春夏养阳，阴虚者秋冬养阴。三是指阳虚患病人群在春夏之际预培其阳，则入冬病减，也就是“冬病夏治”；阴虚患病人群在秋冬之际预培其阴，则入夏病减，也就是“夏病冬治”。

第三章　五行学说

第一节　五行的哲学含义和医学含义

五行一词最早出自《尚书·洪范》，但《洪范》中的五行的概念是极其朴素的，就是指自然界中木、火、土、金、水五种最基本的物质材料。而且，这五种物质是最基本的，最不可或缺的。汉代《尚书大传》中说“水火者，百姓之所饮食也；金木者，百姓之所兴作也；土者，万物之所资生也，是为人用”。

那么古人为什么会有这样一种认识呢？目前学界也说法不一。只能大概推测分析一下。

作为农业民族，华夏祖先首先是将土地作为生存的基本场所，所谓安身立命之本。有了土地，才能孕育万物，休养生息。祖先们对于土地有着深厚的感情，土被奉为万物之母。树木是大地上万物生长的一种标志。原始农业社会中，挖土、种地、耕田的工具离不开木；建棚、盖屋也离不开木；此外，树木的根、茎、花、叶、果还是古人的衣食之源。总而言之，衣、食、住、行都离不开木。火，代表了温暖和光明。据古书记载，三皇五帝时期，燧人氏敲击燧石、钻木取火；包牺氏教民火食，脱离腥臊；炎帝用火烧荒、刀耕火种，火事成为了祖先们重要的生活方式。有了火，祖先们不再忍受寒冷、黑暗和恐惧，不再茹毛饮血，因此，生活质量和生命质量都得到了很大提高。火对于祖先们来说是必需的，对于火的使用也是人类文明进步的标志。水是所有生命生存的重要资源，也是生物体最重要的组成部分。对于农业民族而言，没有水，就意味着没有粮食，意味着死亡，所以，水也是不可或缺的。祖先们对金（这里泛指金属）的认知可能没有像对木、火、土、水的认知如此直接。金属的出现是人类文明的象征，意义非凡。比如，青铜器，祖先们在原始社会末期就开始人工冶铜了，虽然祖先们制作青铜器是为了拿来装东西和摆设的，但实际上它还有一个重要的作用——象物，也就是祖先们在青铜器的外表刻画“物”的图像，所谓“物”就是人们所崇拜的神灵。这时的青铜器也就有了神圣的意义，成为了人们顶礼膜拜的对象。还有，青铜制成的鼎由最初烧煮食物的炊具也逐步演变为一种礼器，成为权利和财富的象征。鼎的多少，反映了地位的高低；鼎的轻重，标志着权力的大小。此外，有了金属，祖先们的生活工具也开始更新换代，生产力得到了很大提高。

那么，木、火、土、金、水五种物质有什么样的基本属性呢？《尚书·洪范》中说：“五行：一曰水，二曰火，三曰木，四曰金，五曰土。水曰润下，火曰炎上，木曰曲直，金曰从革，土爰稼穑。”

木的基本属性是曲直，也就是树木从弯弯曲曲的幼芽逐渐向上长直；火的基本属性是炎上，也就是炎热、向上燃烧升腾；土的基本属性是稼穑，也就是说土地可以用于农作物的播种和收割；金的基本属性是从革，也就是说金属类可以制作刀具等用来宰杀动物、剥取动物的皮革；水的基本属性是润下，也就是说水能滋润和向下运动。

这种理解最为浅显、直接，仅限于表象。比如，看火燃烧的时候，既能感受到热，又能发现火苗就是向上蹿腾的。有了对这五种物质的崇拜，在“天人合一”的思想指导下，古代哲学家们试图对这五种物质的基本属性进行提炼和抽象，用来解释整个宇宙世界。

对五种物质基本属性进行提炼和抽象的结果是五种物质变成了五类特性。也就是说，“五行”中的“五”代表的不再是木、火、土、金、水这五种基本物质，而是代表着宇宙中万事万物所具备的五大类特性。木类的特性是升发、生长、舒畅、条达等，火类的特性是炎热、升腾、光明、繁盛等，土类的特性是承载、受纳、化生、敦厚等，金类的特性是收敛、肃杀、清静、变革等，而水类的特性是寒冷、滋润、向下、静藏等。

“五”的内涵发生了改变，那么“行”又是什么意思呢？《说文解字》曰“行”是“人之步趋也”，也就是迈步行走的意思，可以引申为行动、运行和运动。汉代《白虎通》曰“言行者，欲言为天行气之义也”，所以“行”是用来表述宇宙自然之中气的运动和运行方式的。“行”代表的是一种自然的运行，一种固有的、有规则的持续运动。

综合而言，五行的哲学一般是指木、火、土、金、水五种基本物质要素及其所构成的五大类属性事物之间的相互联系和运动变化；由于气是构成宇宙的本原，五行由气的运动变化而生，因此，五行又指自然界五类不同运行方式的气的运动。

对五行的哲学含义还要深入解读一下。第一，五行是对宇宙间万事万物的一种分类方法，所有事物都体现了五大类特性，任何事物都与五行存在配属关系。第二，五行是一种说理工具，通过事物的不断运动、事物内部的相互联系以及不同特性事物间的相互作用，揭示宇宙中万事万物的生成、相互关系和发展变化及其所必须遵循的内在规律或自然法则。

中医学对五行概念赋予了阴阳的含义，认为木、火、土、金、水乃至自然界的各种事物都是阴阳之间的运动所产生的。阴阳的运动变化可以通过在天之风、热、湿、燥、寒、暑气和在地的木、火、土、金、水五行反映出来。中医学的五行不仅仅是指五类事物及其属性，更重要的是它包含了五类事物内部阴阳之间的运动。

实际上，中医学中的五行主要是用来说明人体的结构系统以及人体与外界环境是一个有机整体的概念。

第二节　五行属性的概念

在前面的内容中，已经提到过五行的属性。这里再做一个归纳总结。五行的特性是古人在长期生活和生产实践中，在对木、火、土、金、水五种物质的直接观察和朴素认识的基础上，进行抽象而逐渐形成的理性概念，用以表征自然界存在的五类不同特性的气，归类分析万事万物的五行属性，研究和把握事物之间的相互关系。

木曰曲直：曲，屈也；直，伸也。曲直是指树木的枝条具有生长、向上、柔和、舒展，能屈能伸的特性。引申为事物和现象的生长、升发、条达、舒畅等性质或作用。凡具有这类特性的事物或现象，都可归属于木。

火曰炎上：炎是焚烧、炎热之义；上是上升。火具有炎热、上升、明亮的特性。引申为事物或现象凡具有温热、明亮、升腾、向上等性质或作用，均可归属于火。

土爰稼穑：稼指播种，穑指收获。稼穑泛指人类种植和收获谷物的农事活动。引申为事物或现象具有生化、承载、受纳等性质和作用，故有“土载四行”“万物土中生”“土为万物之母”之说。凡具有这类特性的事物或现象，皆归属于土。

金曰从革：从，顺从；革，变革、更改。引申为事物或现象肃杀、沉降、收敛等性质和作用。凡具有这类特性的事物或现象，均可归属于金。

水曰润下：润，滋润、濡润；下，下行。润下是指水具有滋润、下行的特性。引申为事物或现象凡具有滋润、下行、寒凉、闭藏等性质或作用，都可归属于水。

总之，五行的属性皆源于木、火、土、金、水五种具体物质的性能和状态特点，但通过抽象、概括和引申演绎，又超出了原有的特性和状态，成为自然界五大类事物和现象的共同属性，是对五种物质不同属性的抽象概括。

第三节　事物属性的五行分类

五行学说依据五行各自的属性，对自然界的各种事物和现象进行五行归类，从而构建了五行系统（图 3-1）。这不仅使自然界的事物和现象实现了系统化、层次化，而且为建立同类事物间的相互联系奠定了基础。事物和现象五行属性的归类方法，主要有取象比类和推演络绎两种方法。

五行	自然界								人体								
	五方	五季	五气	生化	五味	五嗅	五色	五音	五脏	五腑	形体	五窍	五华	五液	五志	五神	五声
木	东	春	风	生	酸	臊	青	角	肝	胆	筋	目	爪	泪	怒	魂	呼
火	南	夏	暑	长	苦	焦	赤	徵	心	小肠	脉	舌	面	汗	喜	神	笑
土	中	长夏	湿	化	甘	香	黄	宫	脾	胃	肉	口	唇	涎	思	意	歌
金	西	秋	燥	收	辛	腥	白	商	肺	大肠	皮	鼻	毛	涕	悲忧	魄	哭
水	北	冬	寒	藏	咸	腐	黑	羽	肾	膀胱	骨	耳	发	唾	惊恐	志	呻

外五行　　内五行

图 3-1　事物属性的五行归类

所谓“取象比类法”是指运用形象思维，根据被研究对象与已知对象在某些方面的相似或类同（即取象），从而认为两者在其他方面也有可能的类似或类同（即比类）的可能，并由此推导出被研究对象的某些性状特点的逻辑方法（类比推理）。如春季草木萌发，生机盎然，与木类特性相似，所以春季归属木。

推演络绎法是指根据已知某事物的特性，推演与此事物相关的其他事物特性的方法（如逻辑推理的“三段论”）。比如，秋季属金，燥是秋季的主气，所以燥的特性也属金。再如，已知脾属土，由于脾合胃，主四肢肌肉，其华在唇，开窍于口，因此可推演络绎胃、肌肉、唇、口均属于土。根据图 3–1 所显示的事物的五行归类，可以从四个方面进行深入解读。

1. 虽然宇宙间的事物纷繁复杂，但呈现多样性的同时，又具有统一性 这是因为所有的事物都可以归于五行。比如，春季、东方、肝等都属木，夏季、南方、心等都属火。

2. 五行中的每一行在不同场合有着不同的含义，可以代表不同的事物 比如，金在人体代表肝，在方位代表西，在季节代表秋；再如，木在人体代表肝，在化学中代表酸味，在音律学中则代表五音之一的角。

3. 五行不是具体数字和物质，而是一种抽象的、表意的逻辑符号 五行分类中经常会出现说“水”不是“水”、言“火”不是“火”的现象（比如猪属水、汗属火），字形和语音不变，而语义却不断变化，这正是抽象符号语言的典型特征。

4.“天人合一”思想具体体现与实践 古人通过五行将万事万物纳入至一个整体中，说明宇宙世界是一个有序的统一整体。

附：时空配五行

为什么要重点谈一下时空与五行相配属的问题呢？因为只有弄懂了这个问题，才能明白中医五行体系构建的原理。希望讲解对大家能有所启发。先说五时配五行。

时指的是春、夏、长夏、秋、冬五季，空指的是东、南、中、西、北五个空间方位。

冬夏季气候相反，一寒一热，与水火相似，自然就形成了冬属水、夏属火的配属关系。春秋季的寒热并非冬夏定义绝对，而为气候由寒转暖和由暖转寒的过程。木类的特性是升发、生长、舒畅和条达，而金类的特性是收敛、肃杀、清静，如此即可理解为春属木、秋属金的配属关系。

什么是长夏？稍后再说。接下来，五方与五行又是如何配属的呢？这当中有一个“中介”，这个中介也就是东、南、中、西、北五方与春、夏、长夏、秋、冬五季的相配。

古人对宇宙万物的认知，奉行的是“仰观天文，俯察地理和中知人事”。古人观测天象的时间一般是在晚上的 7 点到 11 点左右，或者固定在黄昏。在长期的观察中，人们发现，某些恒星（比如说终年可见的北斗星）在天空中出现的不同时间、不同方位以及不同形态，与气候的季节性变化规律具有高度的一致性。

北斗星由七颗亮星组成，形似斗勺，很容易辨认。地球的公转和自转使生活在北半球的祖先们，在傍晚仰望星空时，很容易观察到北斗七星的周年视运动和周日视运动。

什么是周年视运动和周日视运动呢？可以形象一点来说明：A 绕着定点 B 做顺时针圆周运动，从定点 B 看上去，A 的运行轨迹是一个圆。如果以 A 为参照，则定点 B 的运动特征与 A 是完全相同的，也就是说，B 的运动轨迹也是个圆，运动方向也是顺时针。但是，A 绕 B 的运动是一种真运动，而 B 绕 A 的运动则是一种视运动，是 A 绕 B 运动的一种直观反映。就地球和太阳而言，地球绕太阳做椭圆转动（也就是地球的公转），但是作为地球上的观测者，感受到的只是太阳在绕地球做椭圆运动，即为所谓的太阳的周年视运动。由于地球每天自西向东自转一周（也就是地球的自转），造成了太阳每天早上从东方升起，晚上又从西方落下的自然现象。但这种现象是地球自转造成的人的视觉效果，又称为太阳的周日视运动。

众所周知，地球的公转造就了四季的变换，地球的自转则导致了昼夜的更替。季节的轮替并不取决于北斗七星斗柄的指向。但古人是通过黄昏时观测北斗七星斗柄的指向来确定季节变换的，也就是说，古人是将北斗七星斗柄的指向作为观察天象的参照物。《鹖冠子》曰：“斗柄东指，天下皆春。斗柄南指，天下皆夏。斗柄西指，天下皆秋。斗柄北指，天下皆冬。”即为北斗七星的周年视运动。由于地球的自转，北斗星每天围绕着北极星做圆周运动，即为北斗星的周日视运动。

当北斗七星的斗柄在黄昏时分指向东方时，地面上出现的是春季；指向南方时，出现的是夏季；指向西方时，出现的是秋季；指向北方时，出现的是冬季，即为东、南、西、北四方与春、夏、秋、冬四季相配的基本原理，由此，四方与五行有了配属。

那么方位“中”对应什么呢？就五行而言，只能是土；就季节而言，只能是长夏。那么原理又是什么呢？先弄清楚什么是“长夏”。

前面讲了四季和五行，古人为了完成五行配五季，于是就想出用“季夏”来弥补，这样，春夏秋冬加上“季夏”，就达到了五五相配。《春秋繁露》一书中记载道：“天有五行，木、火、土、金、水是也。水为冬，金为秋，土为季夏，火为夏，木为春。春主生，夏主长，季夏主养，秋主收，冬主藏。”

“长夏”一词最早出现于《黄帝内经》，是由“季夏”一词演变而来的。对“长夏”有两种解释：①长夏是指夏季最后一个月份，按照太阳高度计算，即 7 月 7 日至 8 月 6 日，为夏秋之交，这是历法中的概念。②长夏是指春、夏、秋、冬换季的最后 18 天，即为中医学中的概念。从春到夏，由夏到秋，从秋到冬，再由冬到春，每一季节的转换都必须有一个平稳过渡期，这个平稳过渡期就是在四季的最后 18 天。在这 18 天中，自然界中气的升降、收放均处于动态的平衡中，非常符合五行中土的平稳敦厚的特性，所以长夏属土。

在这 18 天中，自然界中气的平稳运动占据了主导地位，所以《黄帝内经》中说“土旺四季”。古人一直将五行中的“土”和五方中的“中央”，视为尊贵，如此两者自然联系到了一起。至此，五时、五方与五行的配属关系最终被确立了下来。

第四节　五行学说的基本内容

五行学说的基本内容主要包括五行相生与相克、五行制化、五行相乘与相侮和五行母子相及四个方面。其中五行相生相克是指五行间存在着动态有序的资生和制约的关系；五行制化是指五行系统的自我调节机制。五行之间的相生相克和制化，维持着五行系统的平衡与稳定。五行相乘相侮和母子相及是五行之间异常的生克变化，用于阐释自然界事物或现象之间的平衡关系失调的异常现象。

一、五行的生克制化

生是指资生、促进和助长等作用；克是指克制、制约和约束等作用。五行相生的次序为：木生火，火生土，土生金，金生水，水生木。五行相克的次序为：木克土，土克水，水克火，火克金，金克木。相生关系在《难经》中称为“母子”关系，比如，因水生木，所以木之母是水；因木生火，所以木之子是火。相克关系在《黄帝内经》中称为“所胜”和“所不胜”关系。比如，因木克土，所以木所胜的是土；因金克木，所以木所不胜的是金。

五行之间的相生相克关系到底是怎么建立的？为什么说木克土，土克水？木也可以克水，植树造林不是可以防止水土流失吗？还有，金如何能生水？关于这个问题，答案是五花八门的，但从古至今没有一种解释能够得到学术界的普遍认同。五行间有些生克关系是比较好理解的，比如，木生火、土克水、水克火等，但有些生克关系确实比较费解。不过，没有必要把问题搞得太复杂，因为古人建立五行间的相生相克关系，一定是直接而朴素的，就是来源于对生活的体验和对周围事物现象的观察。举个例子，古人观察到，在寒冷的天气，铜器由室外被拿到室内，其表面会有凝结的水珠，即为金生水的来源；再比如，木犁翻土，就是木克土。五行的相生相克，揭示的是宇宙万事万物间的关系以及相互作用的方式，是一个用来说理的模型，不能局限于用木、火、土、金、水五种具体物质的属性来解释五行的生克关系，否则会出现“木生火是因为钻木取火，而火可烧木，岂不是得出火克木”之类的逻辑矛盾。

西汉思想家董仲舒在《春秋繁露》中说五行是：“比相生而间相胜也。”其中，比是指相邻；间是指间隔；胜是指相克。也就是说，五行中相邻的两行是相生关系，相隔的两行是相克关系。比如，木与火是相生，而木与土则相克。五行的这种依次相生、依次相克，构成了一个循环往复的圆运动。

循环往复，周而复始是古人对自然法则的一种理解和认识。宇宙中四时昼夜的更替、日月星辰的运行转换、动植物的生长，都呈现出周期性的演化，直观形式上即为一个头尾相接的圆。

五行的相生相克恰恰是构建了这样一种圆运动，这种圆运动具有整体性和恒动性，万事万物在其中，是对整个宇宙秩序的动态把握（图 3–2）。

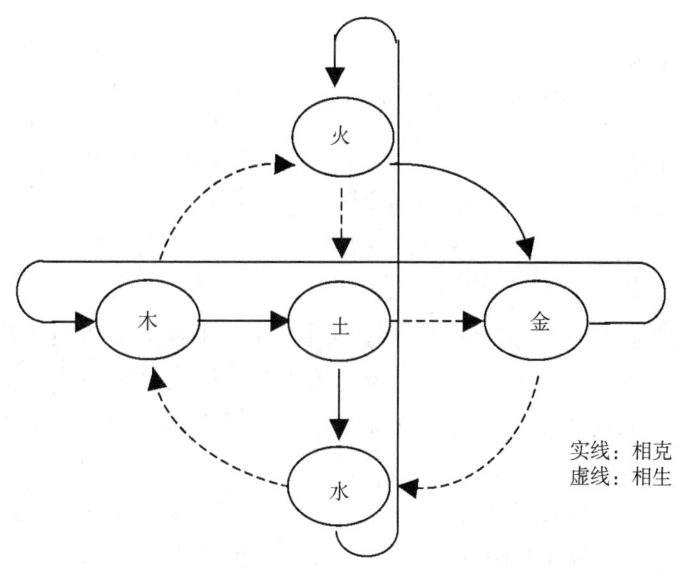

图 3–2　五行制化规律

相生和相克是绝对不可分割的。相生，促进了事物的发生和成长；相克，维持了事物在正常协调关系下的变化和发展。五行中的任何一行，都会与其他四行发生生或克的关系；任何一行都会同时受到相生和相克的双重作用，既不会过分资生，亦不会被过分克制，从而处在一种相对稳定、平衡的状态。比如，木生火、火生土，此过程木促进了土的资生，是一个正作用；木克土，这一过程木又制约和克制了土的资生，是一个反作用。对土而言，木的作用既有相生，又有相克，看似矛盾，但正是关键所在。只有相生和相克的共同作用，土才能处在平衡稳定的状态。木对土的这种作用又叫相反相成（图 3–3）。

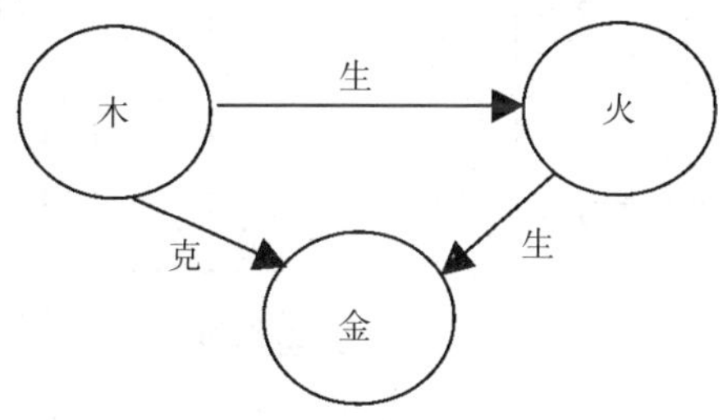

图 3–3　相生相克作用下土的稳态

生克的共同作用使宇宙万事万物的运行变得恒动而有序、和谐而稳定，即为五行制化。制是指克制，化是指化生。制化的结果是稳定、协调、平衡。制化是五行中非常重要的概念，有了制化，才会有事物间的平衡和稳定发展。

二、五行的乘侮

如果五行的生克平衡被打破，制化的内在调节机制失灵，会出现什么样的异常情况呢？第一类的异常情况与相克有关：形成了所谓的相乘和相侮；第二类的异常情况与相生有关：即出现母病及子和子病及母的情况。

（一）相乘、相侮

乘，指乘虚侵袭；侮，指欺侮，有恃强凌弱之意。相乘是指五行中某一行对其所胜一行的过度克制，为五行之间的异常克制现象。五行相乘的次序与相克相同。相侮是指五行中某一行对其所不胜一行的反向克制，为五行之间的异常克制现象，又称“反克”“反侮”。五行相侮的次序正好与相克相反。

相乘和相侮发生的原因都是由于某一行过强或过弱。举例来说，相乘关系中，木过于亢盛，而金又不能正常地克制木时，木就会过度克土，使土更虚；或是木并不过于强盛，克制土的力量也在正常范围内，但由于土本身的不足，从而使得木克土的力量相对增强，土就更加不足，这种情况叫土虚木乘。相侮关系中，正常情况下水克火，但当水太少或火过盛时，水不但不能克火，反而会被火烧干，即火反克或反侮水。通过示意图可以发现，发生相乘的同时也可以发生相侮（图 3–4）。“气有余，则制己所胜而侮所不胜；其不及，则己所不胜侮而乘之，己所胜轻而侮之”（《素问·五运行大论》）。

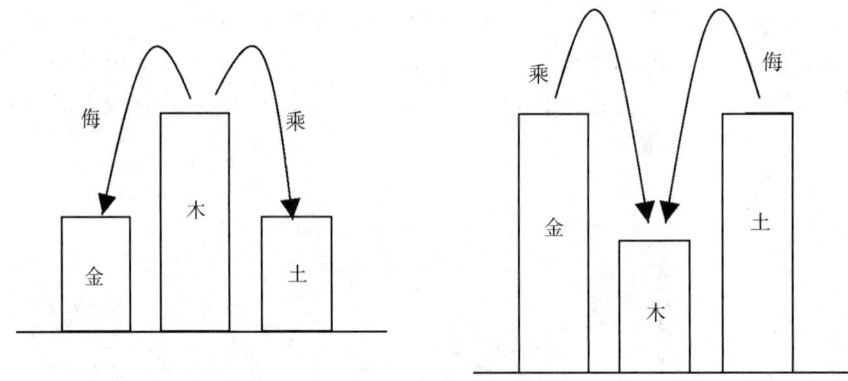

图 3–4 相乘与相侮

（二）母病及子、子病及母

母病及子是指五行中的某一行异常，影响到其子行，引起母子两行皆异常。母病及子的次序与相生的次序相同。例如水生木，水为母，木为子，若水气不足不能生木，则木气亦虚，导致母子俱虚，水竭木枯。

子病及母是指五行中的某一行异常，影响到其母行，引起子母两行皆异常。子病及母的次序与相生的次序相反。例如，木生火，木为母，火为子，火旺引起木亢，导致木火俱亢。

总而言之，五行中任何一行出现太过或不及时，都可能对其他四行产生相乘、相侮或相及的异常作用。

三、五行互藏

五行互藏指五行中的任何一行又都可以分为五行。五行互藏的概念由明代张景岳在《类经图翼・五行统论》中提出："五行者，水火木金土也……第人皆知五之为五，而不知五者之中，五五二十五，而复有互藏之妙焉。"又曰："土之互藏，木非土不长，火非土不荣，金非土不生，水非土不畜，万物生成，无不赖土，而五行之中，一无土之不可也……由此而观，则五行之理，交互无穷。"张景岳又在书中进行了例证："木之有津，木中水也；土之有泉，土中水也；金之有液，金中水也；火之熔物，火中水也。夫水为造化之源，万物之生，其初皆水，而五行之中，一无水之不可也。"明代医家赵献可在《医贯》中进一步指出："五行各有五，五五二十五，五行各具一太极，此所以成变化而行鬼神也。""论五行各有五，以火言之……有水中之火，有土中之火，有金中之火，有木中之火……以水言之……有火中之水，有土中之水，有金中之水，有木中之水……此水中之五行也。明此水火之五行，而土木金可例推矣。"

五脏之间存在着相互渗透，相互制约和相互资助的关系。张景岳在《脉神章》中记载道"凡五藏之气，必互相灌濡，故五藏之中，必各兼五气"。五脏的每一脏中均含有其他四脏之气，与其中任何一脏都密切相关，也就是说五脏中每一脏的功能均受其他四脏的影响，同时又调控着其他四脏的功能，从而共同构成了"五藏互藏"功能调节的网络结构。譬如，神志活动虽总统于心，但又分属于五脏，在心为神，在肝为魂，在脾为意，在肺为魄，在肾为志；音声出于喉咙，属肺金，然肺金鸣而有五音，分属于五脏，在肝为呼，在心为笑，在脾为歌，在肺为哭，在肾为呻。脾为后天之本、气血生化之源，《素问・太阴阳明论》云："脾者土也，治中央，常以四时长四脏。"肝主疏泄，对全身脏腑组织的气机升降出入之间的平衡协调起着重要的调节作用。肾藏精，肾中阴阳为一身阴阳的根本。

五行互藏理论拓宽了五行学说的理论内涵，使五行框架不仅仅局限于五行之间的单一联系，而是形成了一种五行之间彼此重叠交叉的立体网络。五行互藏理论使得五行学说可以从更加微观的层次和更加全面的角度，对事物的属性和事物间的联系进行归类和阐释。

第五节　五行学说在中医学中的运用

五行学说作为中医学重要的说理工具，贯串中医理论体系的各个方面。体现在：①以五行的特性来分析归纳人体脏腑、经络、形体、官窍等组织器官和精神情志等各种功能活动，构建以五脏为中心的生理病理系统，进而与自然环境相联系，建立天人一体的五脏系统，并以五行的生克制化规律来阐释五脏之间的生理联系，以及人与外界环境的相互关系。②以五行的乘侮相及规律来分析五脏病变的相互影响，说明疾病的发生发展规律和自然界五行六气的变化规律，并指导疾病的诊断、治疗和养生康复。

一、说明脏腑的生理功能及其相互关系

生命活动所呈现出的稳态，说明了人体内部存在着五行的生克制化。就构建中医五行体系而言，只有当心、肝、脾、肺、肾五脏的概念确立后，五脏配五行的模式才有可能产生，这也是构建中医五行体系的前提。

尽管有着解剖形态学的基础，但《黄帝内经》中五脏的概念已经发生了实质性的转变。五脏不仅仅代表着不同的实体解剖器官，更为重要的是，五脏是对人体不同功能的一种高度的抽象概括。五脏配五行的历史发生和演变是比较复杂的，从古至今的哲学家、史学家、经学家都参加了讨论，结果还是莫衷一是。但值得关注和重视的是，从《黄帝内经》开始，中医所讲的五脏配五行，其确切所指应该是五脏的功能特点和生理特性与五行的配属。

如木有生长、升发、舒畅、条达的特性，肝主疏泄、喜条达而恶抑郁，有疏通气血，调畅情志的功能，故以肝属木。火有温热、向上的特性，心主血脉以维持体温恒定，心主神明以为脏腑之主，故以心属火。土性有化生、承载、受纳的特性，脾主运化水谷、化生精微以营养脏腑形体，为气血生化之源，故以脾属土。金有清肃、收敛、沉降的特性，肺主宣降，有清肃之性，以清肃下降为顺，故以肺属金。水具有滋润、下行、闭藏的特性，肾藏精、主水，故以肾属水。

人体的生命活动与自然界是紧密联系、不可分割的。由此，也决定了中医五行体系的建构模式是：五脏—时空—五行三者相配。

中医学以五行学说为指导，将人体的脏腑分别归属于五行，以五行的特性说明五脏的部分生理功能；将五行生克制化的理论作为阐释脏腑生理功能内在联系的一种说理工具或解释模型；中医学将自然界的五方、五时、五气、五味、五色等与人的五脏生理系统联系起来，认为同一行的事物之间存在着同气相求的关系，因而人体生理活动也具有了内外五行的统一。由此，人体的生命活动与自然现象融贯成为一体，体现了人与自然的联系性和统一性（表 3–1）。

表 3–1　人体生理活动内外五行的统一

五行	特性	自然							人体
		方位	季节	五时	五气	生化	五色	五味	五脏	功能
木	顺畅条达、升发、屈曲柔和	东	春	平旦	风	生	青	酸	肝	主疏泄、主藏血
火	温热、炎上、光明	南	夏	日中	暑	长	赤	苦	心	主血脉、心阳温煦、主神明
土	敦厚、生养、承载	中	长夏	日西	湿	化	黄	甘	脾	主运化
金	清肃、收敛、顺从、变革	西	秋	日入	燥	收	白	辛	肺	主宣发肃降
水	寒润、下行、闭藏	北	冬	夜半	寒	藏	黑	咸	肾	藏精、主水

中医的五行体系以五脏为中心，外应五方、五季，并借此来说明：①人体的气血运行、脏腑盛衰、疾病的发生、发展与预后都与五气的运动密切相关。②自然界五气运动的稳定与失衡都会对人体的生理、病理活动产生根本性的影响。所以，中医五行体系最本质、最显著的特征就是以五脏为中心的“天人合一”的整体观。

脏腑的功能活动不是孤立的，而是在彼此的相生相克中达到动态的平衡、协调。从相生关系举例说明：肝藏血，促进心主血脉功能的发挥（木生火）；脾胃运化产生的水谷精微，可以充养肺气（土生金）。再从相克关系来举例说明：肾阴上济于心，可以制约心阳，防止心火偏亢（水克火）；肺气清肃下降，可以防止肝气的升发太过（金克木）。

但是脏腑间的关系相当复杂，五行生克制化理论并不能全面地阐释清楚。如果机械搬用，强行解释，会弄巧成拙。比如，中医理论认为，肾阴肾阳是一身阴阳的根本，换句话说，心阴心阳、肺阴肺阳、脾阴脾阳、肝阴肝阳都是由肾阴肾阳化生来的。如此说来，水不仅可以生木，也可以生金、生土、生火。再比如，临床上针对水湿泛滥（或叫水肿）的病证，要祛除水湿，发挥健全脾的功能固然重要，但肺、肾等脏的参与也不可或缺，甚至非常关键。所以，在看待脏腑间生克关系时，目光不应是单向的，而应该是多向性的。任何两脏之间既有相生也有相克，相生和相克可以体现在一脏与多脏或多脏与多脏之间。

二、说明五脏病变的传变规律

五脏病变的相互影响，即“传变”，其包括：①相生关系的传变，即“母病及子”（如肝阳上亢导致心火亢盛；脾胃虚弱导致肺气不足）和“子病及母”（如心血亏虚引起肝血亦不足；肝火亢盛，下劫肾阴，导致肝肾之阴皆虚）。②相克关系的传变，即相乘（如肝气犯脾）和相侮（如肝火犯肺）（图 3–5）。运用母子相及和乘侮来阐释五脏病变传变，应结合气一元论和阴阳学说，才能做出更为合理准确的解释；临床上不能仅凭五行的生克关系来判定病情的轻重逆顺，应四诊合参，全面诊察，综合分析；五脏病变传变是复杂多样的，如伤寒病的六经传变和温热病的卫气营血传变等，母子相及和乘侮关系只是五脏病变传变的部分模式。

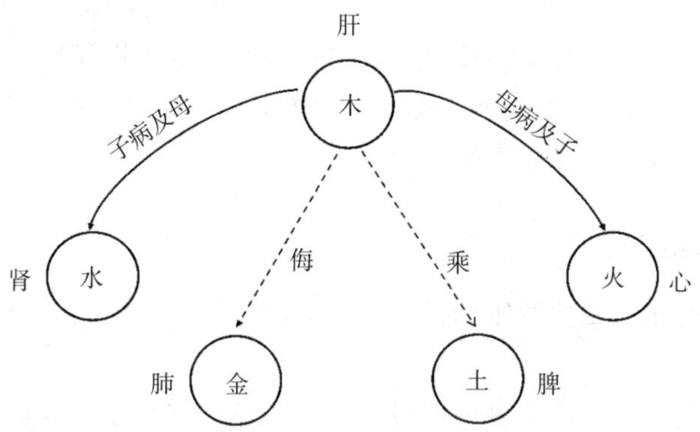

图 3–5 五脏病变传变规律示意图（以肝为例）

三、指导疾病的诊断

五行学说以事物五行属性归类和生克乘侮规律确定五脏病变的部位包括两类情况。一是以本脏所主之色、味、脉来诊断本脏之病，如面见青色，喜食酸味，脉见弦象，可以诊为肝病；面见赤色，口味苦，脉象洪，可以诊断为心病等。二是根据他脏所主之色、味、脉来确定五脏相兼病。若脾虚病人，面当黄色，而面见青色，为木乘土，是肝气犯脾；若心病之人，面当赤色，而面见黑色，为水乘火，多为肾水凌心等。

四、判断疾病预后

《难经》曰："见肝之病，则知肝当传之于脾，故先实其脾气。"这是中医理论中非常著名、非常经典的一句话。就是说，肝有了病，作为医生，应当知道病变会传到脾，治疗的时候要预先健脾。这句话的真正价值在于反映了中医"治未病"的思想。为什么肝病容易传脾呢？这实际上就是根据五行相克关系的一种预测。肝属木，脾属土，两者之间本来就存在着相克关系，那么，在病理情况下，就更容易发生相乘。肝气太过，最容易损伤的脏腑就是脾胃（木乘土）。所以应当提前健脾护胃，防止其传变。脾胃不弱的话，病变也难以传变，肝病也就容易痊愈。

中医用五行属性分类和生克关系来预测病情的进退、预后，主要的关键词就是顺逆。

一般而言，面色、脉象等临床症状的五行属性一致，即为顺，提示病位单一，病情较单纯，治疗相对容易，预后显示良好。若面色、脉象等临床症状的五行属性不一致，即为逆，则提示病情较复杂，病位广泛，治疗相对难，预后可能差。

比如，面色青（属木），脉象呈现的是弦脉（属木），这是色脉相应，表现为"顺"。如果面色青（属木），但脉象的表现却是一呼一吸间脉搏跳动四次，而且表现得弛缓松懈，这叫缓脉（属土），即为色脉不相应，表现为"逆"。

疾病的过程是动态的，所以，中医根据五行分类和生克理论，认为不同脏腑疾病在不同的时日内，可以发生轻、重、进、退等不同的变化，这也是一种疾病预测学。比如，《黄帝内经》中说："病在肝，愈于夏，夏不愈，甚于秋，秋不死，持于冬，起于春。"所谓愈，是指痊愈；所谓甚，是指病情加重；所谓持，是指病情稳定而呈现出慢性迁延的状态；所谓起，是指好转或减轻。这样判断的道理很简单，就是根据五行的相生相克关系。相生为顺，相克为逆，病在肝，愈于夏，因木生火；甚于秋，因金克木；持于冬，因水生木；起于春，因木旺于春。

五、确定治则治法

临床上依据五行相生规律确定的基本治疗原则是补母和泻子，即"虚则补其母，实则泻其子"。

虚则补其母，是指在治疗一脏虚证时，既要补益本脏的虚衰，又要依据五行相生的次序，补益其母脏，通过母脏的相生作用促使其恢复，适用于母子关系的虚证。比如，如肺气不足，除需用补肺气的药物外，还可以用补益脾气的方法，通过培土生金的作用促使肺气尽快恢复。

实则泻其子，是指在治疗一脏实证时，不仅要祛除本脏的实邪，还应依据五行相生的次序，泻其子脏以祛除邪气，促其恢复，适用于母子关系的实证。比如，对于肝火炽盛证，除需用泻肝火药物直泻肝火外，还可以用泻心火的方法，通过泻其子脏来帮助消除过旺的肝火。

依据五行相生规律确定的治法，常用的有滋水涵木法、益火补土法、培土生金法和金水相生法（表 3–2）。

表 3–2 相生关系的治则治法

治则	代表治法	适应病证
虚则补其母	滋水涵木法（滋肾阴养肝阴）	肝肾阴虚，肝阳上亢证
	益火补土法（温肾阳补脾阳）	脾肾阳虚证
	培土生金法（补脾气益肺气）	肺脾气虚证
	金水相生法（滋肾阴养肺阴）	肺肾阴虚证

滋水涵木法：是通过滋肾阴以养肝阴的治法，主要用于肾阴亏损而致肝阴不足，甚至肝阳上亢证，亦称滋补肝肾法。

益火补土法：是通过温肾阳以助脾阳的治法，主要用于肾阳衰微不能温运而致脾阳不振的脾肾阳虚证，又称温肾健脾法、温补脾肾法。

根据五行生克规律，心属火，脾属土，火不生土本是心火不生脾土，而益火补土应当是温心阳以暖脾土。但命门学说认为，命门之火（也就是肾阳）是一身阳气之本，具有温煦脾土的作用。所以自命门学说兴盛以来，临床上温肾阳以健脾的治法广为运用。所以，“火不生土”并不是指心火与脾阳的关系，而是多指肾阳不能温煦脾土的脾阳虚之证。

培土生金法：是通过健脾益气以补益肺气的治法，主要用于治疗脾气虚衰，生气无源，以致肺气虚弱之证。肺气虚衰，兼见脾不健运者，也可应用。

金水相生法：是通过补养肺阴以滋生肾阴的治法，主要用于治疗肺阴亏虚，不能滋养肾阴，或肾阴亏虚，不能滋养肺阴的肺肾阴虚证，亦称滋养肺肾法。

临床上依据五行相克规律确定的治疗原则是抑强和扶弱。

五脏相克关系异常而导致相乘、相侮的原因不外乎太过和不及两个方面。太过者属过强，表现为机能亢进；不及者属过弱，表现为机能衰退。

抑强适用于因某脏相克太过引起的相乘和相侮。扶弱适用于因某脏相克不及引起的相乘和相侮。

依据五行相克规律确定的治法，常用的有抑木扶土法、培土制水法、佐金平木法和泻南补北法（表 3–3）。

表 3-3　相克关系的治则治法

治则	代表治法	适应病证
抑强扶弱	抑木扶土法（调肝健脾和胃）	肝气犯脾、犯胃证
	佐金平木法（养肺阴泻肝火）	肝火犯肺证
	培土制水法（温脾肾阳利水）	脾肾阳虚水肿证
	泻南补北法（滋肾阴泻心火）	肾阴不足、心火亢盛证

抑木扶土法：是指运用疏肝健脾或平肝和胃的方法，以治疗肝脾不和或肝气犯胃病证，又称疏肝健脾法、平肝和胃法、调理肝脾法。

培土制水法：是通过健脾利水以消除水邪，治疗脾虚水泛、水湿停聚病症的治法，又称为敦土利水法、温肾健脾法。根据五行生克规律，脾为土，肾为水，故“培土制水”在理论上应为健脾抑肾，但实际上“培土制水”的“水”是指水湿邪气而非指肾脏。

佐金平木法：是通过肃肺气、清肝火以治疗肝火犯肺证的治法，又称滋肺泻肝法。适用于肝火亢盛，上炎侮肺，肺失清肃，气逆而咳的肝火犯肺证。

泻南补北法：是通过泻心火补肾水以治疗心肾不交的治法，又称滋阴降火法、泻火补水法。适用于肾阴不足、心火偏旺、水火失济、心肾不交之证。因心主火，火属南方；肾主水，水属北方，故称泻南补北法。

根据五行的相生相克去制定治法，固然有其合理性。但相生和相克可以体现在一脏与多脏或多脏与多脏之间。因此，也要灵活根据五行相生相克关系看待所制定的治法。

“虚则补其母，实则泻其子”和“抑强扶弱”更像是一种形象的比喻，或者是一种临床治疗思路的提示，其内在必然的逻辑性并不一定很强。比如，在中医临床上经常会出现肾阴不足导致肺阴亏虚或脾气亏虚，心血虚或心血不足导致肝血不足等情况，那么，针对上述情况，大家可以想想，治疗起来就不应该是“虚则补其母”，而应是“虚则补其子”。所以，从临床实际出发，究竟是“虚则补其母”还是“虚则补其子”就没有争论的意义了。

六、指导脏腑用药

来源于自然的中药，自然就会有不同的颜色和性味（性指的是寒、热、温、凉；味指的是辛、甘、酸、苦、咸），以色味为基础，可以对各种药物进行五行归类，然后再根据同气相求的原理，推断出每一类药物对不同脏腑经络的亲和性，即为中药归经的基本理论。

药物色味的五行归类，可以作为治疗脏腑疾病用药的重要依据。也就是，某一药物的色、味与某一脏具有相同的五行属性，则该药物进入体内可直接作用于相应的脏以调整其功能。比如，中药当中的白芍味酸可入肝经补肝阴，朱砂色赤可入心经以镇心安神，石膏色白味辛可入肺经清肺热，白术色黄味甘可入脾经补脾气，玄参、熟地黄色黑味咸可入肾经养肾阴等。

还可以依据五行的相生相克关系来选择用药。《素问·脏气法时论》曰“肝苦急，急食甘以缓之”。意思是说，肝不能耐受过急之气，如果因此出现病变，应当及时给患者服用甘味之药以缓解。这是什么原理？该选哪一味甘味之药呢？金代著名中医学家张元素对此有非常高明的阐述，他认为肝气不舒畅，可以导致脾胃功能出现异常，这叫木乘土；另一方面，肝气郁结又可化火伤肺，这叫木侮金。选药应该用甘草，因为甘草味甘，性温，可健脾益气。脾胃功能强健了，就达到了扶土的目的；同时，土强健了还可以生金，而金又可以克木，这又达到了抑木的目的。此外，如百固金汤用百合、生地黄、熟地黄滋养肺肾，金水双补，体现金水相生之法。据五行相克规律配伍用药，如痛泻要方以白术补脾扶土，白芍柔肝抑木，体现抑木扶土之法；《韩氏医通》之交泰丸则体现泻南补北之法等。

值得一提的是，五行不是指五种具体物质。因此，说到五味，尽管五味无疑是五种可以直接感觉到的味道，但更指的是药物的作用。就像山药，虽然味淡微酸，但因为有补益脾气的作用，中医还是说它是味甘之品。最后，五行的分类对中药的炮制也有着重要的指导意义。比如，土炒白术可以增强其健脾的作用，盐炒杜仲能增强其补肾的功效等。

七、指导情志病的治疗

中医将喜、怒、忧、思、悲、恐、惊称为七情。七情是人类的基本情绪，是先天性的、本能的。其中思不是指思考思维，而是指在所思问题不解、事件未决时所处的一种思虑不安的情绪状态。七情有着各自的五行五脏归属，其中悲忧归一类，惊恐归一类，所以“七情”又叫“五志”。喜属火归心，怒属木归肝，悲忧属金归肺，思属土归脾，惊恐属水归肾。人的情志活动属五脏功能之一，五脏分属于五行，情志也有五行属性。各种情志活动之间亦有相互抑制的作用。如《素问·阴阳应象大论》曰：“怒伤肝，悲胜怒……喜伤心，恐胜喜……思伤脾，怒胜思……忧伤肺，喜胜忧……恐伤肾，思胜恐。”利用情志活动之间的相互抑制关系，可以达到治疗疾病的目的，即所谓“以情胜情”。

附：气一元论、阴阳学说与五行学说之间的关系

气一元论着重于本体论，旨在说明天地万物的物质同一性，而阴阳五行学说更具方法论特征。气与阴阳不可分割，阴阳来源于气的变化。中国古代哲学界将阴阳二气视作一元之气自身的变化结果。宋·张载在《易传》太极阴阳学说的基础上，提出了“气有阴阳”“一物两体”学说，其认为“一物两体，气也”（《正蒙》）。《医学六要》指出“气为动静之主”。动静统一是气的存在状态。气的运动源泉在于气本身具有克制与反克制的能力。这种克制与反克制的作用就是阴阳二气的对立统一。气是阴阳的矛盾统一体。阴阳的对立统一是天地万物运动变化的总规律。故（《素问·阴阳应象大论》）记载道：

"阴阳者，天地之道也，万物之纲纪，变化之父母，生杀之本始。"阴阳的对立统一也是人体生命活动的总规律。

五行为气的五种不同的表现形式。《云笈七笺》吸收了阴阳五行思想，根据"元气本一，化生有万"的理论，阐述了气与五行的关系。谓"一含五气，为水、为火、为木、为金、为土""元气分而为五行，五行归于一气"。《白虎通》曰："五行者……金木水火土也，言行者，欲言为天行气之义也。"由于气是构成万物的本原，是构成人体和维持人体生命活动的最基本物质，所以五行实际上是由气的运动变化而生。五行统一于一气，由此，五行多元物质结构的概念也被统一于气一元论的单一物质概念之中。

中国古代哲学认为"天降阳，地出阴，阴阳合而生五行"(《删定易图序论一》)，即五行本原于阴阳之气，阴阳二气相互作用而产生五行。"阴变阳合而生水、火、木、金、土。五气顺布，四时行焉""阴阳之为五行，有分而言之者，如木火阳而金水阴也；有合而言之者，如木之甲，火之丙，土之戊，金之庚，水之壬皆阳，而乙丁己辛癸皆阴也。以此推之健顺，五常之理可见"(《御纂情理精义》卷十)。总之，"本是一气，分而言之曰阴阳，又就阴阳中细分之则为五行。五气即二气，二气即一气"(《吴文正公集·答人问性理》)，一气分阴阳，阴阳生五行，阴阳五行均为气之消息变化。

阴阳学说旨在说明一切生命现象都包含着阴阳两个矛盾方面，就人体而言，"人生有形，不离阴阳"(《素问·宝命全形论》)，"生之本，本于阴阳"(《素问·生气通天论》)，揭示了生命运动的动因、源泉和最一般、最普遍的联系和形式。五行学说具体说明了人体脏腑经络的结构关系及其调节方式，即人体整体动态平衡的特殊规律。阴阳与五行相互渗透，相互包涵，"举阴阳则赅五行，阴阳各具五行也；举五行即赅阴阳，五行各具阴阳也"(《孟子字义疏证·天道》)。"五行，即阴阳之质；阴阳，即五行之气。气非质不立，质非气不行。行也者，所以引阴阳之气也"(《类经图翼·运气》)。所以，中医学言脏腑必及阴阳而寓五行，论脏腑的生克制化又必赅阴阳。五行相生相克的多路调节则是调节阴阳的具体化表现。

总之，气一元论、阴阳学说和五行学说是中国古代最具代表性也是占据统治地位的哲学理论。气一元论回答的是世界万物本原性的问题，也在一定程度上揭示了物质的运动性；阴阳学说是在气一元论的基础上，着重阐释宇宙万物间的对立统一；五行学说则在继承上述两种哲学思想的基础上，运用生克制化的理论，更为细致地阐发了物质世界事物间的普遍联系和平衡发展。中医学理论体系构建的哲学基础主要就是气一元论、阴阳学说和五行学说，而这三种属于哲学范畴的世界观和方法论在中医学这一具体学科领域中也得到了综合运用。

第四章 藏象

第一节 藏象概述

一、藏象概念

中国古代哲学认为，自然界是由气所构成的，自然界的气的运动是有规律的，人体也是由气构成的。五行学说告诉，自然界气的运行还可以分成五种状态，分别是气升的木、气浮的火、气降的金、气沉的水和气和的土。人体的气也有同样的运动规律。因此，从宏观上来说，藏象学说就是从气的五种运动状态切入去认识构成人体之气的。人的气也有五种状态：气升、气浮、气降、气沉和气和，即为藏象学说将人体分成了五大系统，当然在人体不称为“木、火、土、金、水”，而称为“心、肝、脾、肺、肾”。

什么是藏象？先说“藏”。“藏”是一个多音字，既可以读zàng，也可以读cáng。读zàng时可以指代脏，读cáng时表示隐藏在内。肉字旁的脏代表的是解剖实体，现代医学讲器官时用的是肉字旁的脏，但中医藏象学为什么不用脏字呢？显然中医的“藏”并不仅仅指的是解剖上的脏器（器官）。藏还有隐形的意思，也就是包含看不见的和无形的东西。

气一元论告诉，构成自然的气有两种存在形式。凝聚状态的气，空间属性相对明确，也就是有形之气。弥散状态的气，空间属性相对不明确，也就是无形之气。有形之气与无形之气之间存在统一性，可相互转化。古代医家认识人体也秉承同样的观点，认为构成人体的气也包含无形之气和有形之气。所以在中医眼里，人除了有可以看得见的，由形体器官组织构成的有形的人，还包括由无形之气构成的，看不见的人，而且两者缺一不可。

由此，中医藏象学说中的“藏”应包含两个含义：一是指脏器，也就是指具体的解剖器官，这属于有形之气；二是指脏气，这个气特指弥散状态的无形之气，包括各种功能活动等在内。不同脏器的名称——心、肝、脾、肺、肾，只不过是人体气的不同运动变化状态的代名词，此藏只藏无形之气，并与天地之气相应，且生喜、怒、忧、思、悲、惊、恐等情志活动。

如何去认识包含有形之气和无形之气的“藏”呢？那就需要依靠象。象是研究气运行规律的工具。较为熟悉的一个词叫气象学，所谓气象学就是研究各种大气现象，研究大气的变化规律，进行天气预报的。人们常看到天空有时碧空无云，有时白云朵朵，有时又是乌云密布等，这些变化现象实质上是大气的流动聚散，也就是气的运动变化。因此，可以通过象去分析判断气的运动，甚至是气的运动变化趋势，也就是"以象知气""以象测气"。认识包含有形之气和无形之气的"藏"，同样可以采用这种"以象测气"的方法达到"以象测藏"的目的。

再者为对"象"的理解。一般来说，藏象中所说的"象"主要包括三个方面的含义：一是指解剖器官的形象，比如中医形容心脏象一个倒垂的莲蕊；肺叶白莹，状如蜂窠等。二是指内在脏腑表现于外的生理、病理表现。比如肝的功能异常，在外可以表现出两胁胀满疼痛，性情急躁易怒等。三是指内在脏腑与外在自然环境或社会环境相通应的事物和现象类比所获得的类象。比如"肝气通于春""中央黄色，通脾""心为君主之官"等。

总结而言，藏象的一般性概念是指藏于体内的具有不同活动规律的脏腑及其表现于外的解剖形态、生理病理表现，以及与自然界相应的事物和现象；其中还蕴含着社会历史之象和文化哲学之象。藏象反映了内在脏腑的功能变化，并成为推论或断定脏腑机能变化的依据，《灵枢·本神》曰："视其外应，以知其内脏，则知其所病矣。"

中医所论的脏腑虽然有着古代解剖学的基础，也指代具有不同功能的实质性器官，但其内涵反映的却是一个形态结构与生理功能、病理变化以及自然社会外象等相统一的综合概念。中医脏腑的名称虽与西医基本相同，但其概念并不完全一致。中医某一脏腑的功能可以包含西医数个器官的功能；而西医某一器官的功能，又可以分散在中医的数个脏腑之中，见表 4–1。

表 4–1　中医脏腑与西医器官（系统）

西医 中医	神经系统	心血管及血液系统	呼吸系统	消化系统	运动感觉系统
心	藏神	主血脉	主血脉	与小肠相表里	主血脉
脾	主升清	主统血	主运化、主升清	主运化	主四肢肌肉
肝	主疏泄、调畅情志	主疏泄、主藏血	主疏泄 调节气机	主疏泄、促进脾胃运化	主筋，其华在爪
肾	藏精、生髓	主髓	主纳气	水火之脏，为胃之关	主骨
肺	主治节	朝百脉	主气	与大肠相表里	在体合皮

二、藏象学说的形成

藏象学说的形成基础，主要有以下几方面：①古代哲学思想的渗透，古代的解剖学知识奠定形态学基础。②长期对人体生理病理现象的观察。③反复的医疗实践，从治疗效应反推脏腑生理功能。

气一元论告诉人是由气构成的，人体的气有五种状态：气升、气降、气浮、气沉、气和，在藏象学说中即是存在于人体的心、肝、脾、肺、肾五脏系统；同时，以五脏为中心，分别联系相应的六腑、五官、九窍、五体、五神、五志，从而构成了藏象学说的五大系统。

此外，根据同气感召理论，将人体内部的 5 大系统与外部自然界的五方、五时、五气、五化、五色、五味等相联系，建立了四时五行藏象体系，体现了人与自然环境的统一性。

以对立统一为基本思想的阴阳学说渗透到中医学中，用以说明人体的组织结构、生理联系、病理影响等多个方面。在藏象学说中，人体的上下、内外、表里、脏腑、精气、营卫等皆是用阴阳的基本规律来阐释其相互之间存在着的既相互对立、相互制约，又相互依存、消长转化的关系。

但是，离开具体科学的哲学就是纯粹抽象的哲学。因此，中医藏象学说理论的形成也需要有医学范畴内的具体学科知识。

古代解剖知识不仅为藏象理论的产生奠定了形态学基础，而且古人还以内脏形态结构为基础，认识了内脏的某些功能。比如从解剖结构来看，中医认为肺叶清虚，位置最高，因而认为肺气可能向上向外运动，由此建立了肺主宣发的理论。此外，诸如心主血脉、肺主呼吸、肝主藏血、胃为水谷之海、大肠主传化糟粕、女子胞（子宫）孕育胎儿等，还有目的视觉、耳的听觉、鼻的嗅觉、口的味觉功能等。主要都是在形态学知识的基础上建立起来的。

构成人体的气有有形之气和无形之气，而“象”是认识气运动变化规律的工具。因此，以象测脏成为藏象理论构建的一种重要的认识方法。古人根据“有诸内，必形诸外”“视其外应，以知其内脏”的方法，经过长期大量对人体生理病理现象的细致观察，取类比象，以象测脏，分析人体对不同外在条件和刺激所做出的反应（包括由变及常，以病理反推生理），来推测人体内在脏腑的生理病理变化规律。比如在已知“心主血脉”的基础上，发现失血过多时，患者常会出现面白舌淡、心悸少寐等症状，由此推导出“心在体合脉”“开窍于舌”“其华在面”“神明出焉”等理论。当然，这些理论的最终确立还须依靠临床实践的证实。

此外，古代医家通过长期大量的临床治疗结果来探求和反证脏腑的生理病理表现，从而使藏象理论不断丰富完善。比如通过使用动物肝脏治疗夜盲，鸡内金治疗食滞不化的临床实践及其所获得的良效，建立并验证了“以脏补脏”“肝开窍于目”“胃主受纳腐化水谷”等理论。再如，通过使用辛散宣肺药物治疗由于皮肤受凉而出现的恶寒、咳嗽、鼻塞不通，或大便不畅、小便不利等症获效，建立和验证了“肺主宣发”“外合皮毛”“开窍于鼻”以及“与大肠相表里”“与膀胱气化相通”等理论。

三、藏象学说的特点

以“天人相应”理论为基础，藏象学理论从宏观角度，探讨了人与自然、社会的整体性；又从微观角度阐释了人体形态与功能、生理与病理、物质与精神等之间的复杂联系，从而最终揭示人体生命现象和活动的本质。藏象学说的主要特点是以五脏为中心的整体观（图 4–1），主要体现在以五脏为中心的人体自身的整体性（表 4–2）及五脏与外界环境的统一性（表 4–3）两个方面。

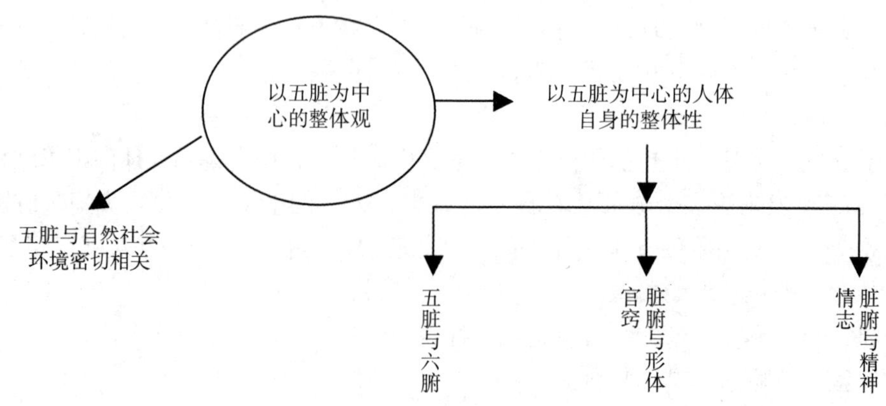

图 4–1　以五脏为中心的整体观

表 4–2　以五脏为中心的人体自身的整体性

五脏	六腑	形	华	窍	液	情志
心	小肠	脉	面	舌	汗	喜、神
肺	大肠	皮	毛	鼻	涕	悲（忧）、魄
脾	胃	肌肉、四肢	唇	口	涎	思、意
肝	胆	筋	爪	目	泪	怒、魂
肾	膀胱	骨	发	耳及前后二阴	唾	恐、志

表 4–3　五脏与外界环境的统一性

五脏	外应
心	南方、夏季、暑气、赤色、苦味、徵音、主长
肝	东方、春季、风气、青色、酸味、角音、主生
脾	中央、长夏、湿气、黄色、甘味、宫音、主化
肺	西方、秋季、燥气、白色、辛味、商音、主收
肾	北方、冬季、寒气、黑色、咸味、羽音、主藏

四、脏腑分类

自然界可分为天地人三才，那么受天人相应理论的影响，中医将人体脏腑分为三类，比类自然界的天、地、人。

第一类是五脏，包括心、肝、脾、肺、肾。第二类是六腑，包括胆、胃、小肠、大肠、膀胱、三焦。第三类是奇恒之府，包括脑、髓、骨、脉、胆、女子胞、精室（包括现代医学所说的睾丸、附睾、前列腺等）。

五脏类象自然界的地，属阴；六腑类象自然界的天，属为阳。为什么脏为阴而腑为阳呢？

首先从有形脏器的角度分析，心、肝、脾、肺、肾五脏，多为实体脏器，相对六腑而言，成形较多；胆、胃、小肠、大肠、膀胱、三焦六腑，多为空腔脏器，相对五脏而言，化气较多。根据阴阳学说，成形为阴，化气为阳。因此，脏为阴，腑为阳。

再从无形脏气的角度分析。《素问·五脏别论》曰："所谓五脏者，藏精气而不泻也，故满而不能实；六腑者，传化物而不藏，故实而不能满也。”这段论述概括地说明了五脏和六腑在生理功能方面的主要区别。自然界的水为地之经脉、土中之精华，是万物赖以生长发育的根源，在水地说的基础上引申出了精的概念。“满”的繁体字为“滿”，本义为水充满容器，饱和、满溢。由此，形容精足和形容水足都用“满”字。所谓五脏藏精不泻和满而不实是强调五脏藏精气宜保持盈满，不应无故外泄，但又不可壅实。“实”的繁体字为“實”，上面一个宝盖头（宀）代表房屋，下面贯代表货物，以货物充足于屋下，也就是物质充满的意思。所以形容水谷（指饮食物）的充足用“实”字。六腑传化物不藏和实而不满是强调六腑在进食后局部被水谷充实，但应及时传化，不能全部被充塞滞满，须不断地虚实更替，方能完成其传化的任务。

此外，“化生和贮藏精气”说明五脏的生理功能是以敛藏为特点的，相对静止，所以属阴。而“受盛和传化水谷”则说明六腑的生理功能是以运动、开放为特点的，所以属阳。

脏与腑的生理功能特点决定了它们各自的病理特点以及临床治疗上的差异。一般而言，在病理上“脏病多虚”，如心气虚、肝血虚、肾精虚等；而“腑病多实”，如食滞胃脘、大肠燥结、膀胱湿热等。因而在治疗上“脏病多补”，如补心气、养肝血、填肾精；“腑病多泻”，如消食和胃、泻下通便、清利膀胱等。

还有一类脏腑被称为奇恒之腑，包括脑、髓、骨、脉、胆、女子胞、精室。它们类象于天地之间（中气），中气本就是阴阳合抱。因而奇恒之腑功能上贮藏精气，与五脏相同，属阴；而在形态上多中空，与六腑相似，属阳。因与五脏六腑皆不完全相同，故名奇恒之腑。

胆很特别，它既属于六腑又属于奇恒之腑。因为胆为中空的囊状器官（形态似腑），内藏胆汁，通过胆道与水谷之道（消化道）密切相关，参与饮食物的消化吸收，故胆为六腑之一。此外，古代医家认为胆汁为精纯、清净的精微物质，称为精汁，为肝之余气所化生，属于“精”的范畴。胆内藏胆汁具有贮藏精气的特点，即为功能似脏。综上所述，胆既属于六腑又属于奇恒之腑。

五、脏腑的阴阳气血

每一个脏腑都有精、气、血和阴阳，该如何理解呢？

一般而言，可以这样理解（图 4–2）。

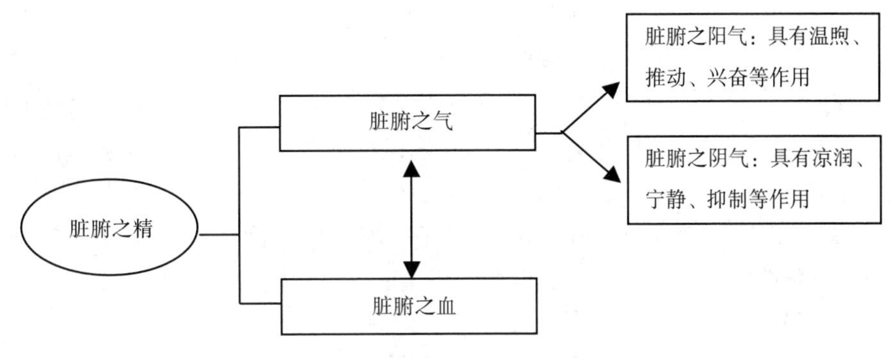

图 4–2 脏腑之精、气、阴阳

根据图 4–2，可进一步延伸：脏腑之气更多的是反映脏腑的整体功能，这种整体功能又有两种不同的表现形式，也就是脏腑之阴和脏腑之阳。但需指出的是：

1. 中医学所谓的气、阳气、阴气都与物质、能量和功能等有关。在病理情况下，气、阳气、阴气的异常既是功能的异常，也是物质和能量的异常。

2. 气分阴阳，所以气虚包括阴虚和阳虚。

3. 如果只是气虚而无明显的热象和寒象，这说明阴阳虽然都虚但又能保持相对的平衡，人体主要表现出整体功能的低下。若在气虚的基础上出现热象或寒象，则是由于阴阳在虚损程度上的不同所造成的偏差。偏于阳虚者出现寒象，偏于阴虚者出现热象。

4. 对于阳虚和阴虚，不仅要补阳和补阴，还要补气。补气既可以温补阳又可以滋补阴气。

脏腑之血由脏腑之精所化生，但每个脏腑和血的关系有所不同。心和肝与血的关系密切，所以在病理情况下人体常会出现心血虚和肝血虚。而肺、脾、肾三脏，既不主血，也不藏血，病理情况下血虚的表现不甚明显，所以中医临床很少提及肺血虚、脾血虚或肾血虚。

第二节　脾系统

一、脾系统概述

脾系统是人体的“土”系统。通过前面五行学说的学习，知道“土”具有气和、气化的特点。脾的无形脏气部分就体现了这种气和与气化状态。具体而言，脾主运化就是“气化”特点的体现。人体摄入的饮食物，中医称其为水谷，经过脾的作用转化为水谷精微，这种水谷到水谷精微的物质形态的转化，就是气化作用的体现。此外，脾胃共居中焦，脾气主升、胃气主降，一升一降起到调节全身气机升降平衡的作用，是人体气机升降的枢纽；脾的生理特性喜燥恶湿，胃喜润恶燥，二者燥湿相济；这也体现出人体中土之气的气和特点。

脾的解剖形态，《难经·四十二难》曰：“脾重二斤三两，扁广三寸，长五寸，有散膏半斤。”其中扁广三寸，长五寸，指的就是象镰刀状的脾脏，所谓“散膏半斤”，清代中西医汇通派医家张锡纯明确指出是脺，也就是现代医学解剖学中的胰腺。显然，就脏器部分而言，中医所述的脾包括了脾脏和胰腺。

关于脾的解剖位置，中医学认为其是位于腹腔上部，膈肌下方，在左季肋的深部，脾与胃以膜相连。这些认识与现代解剖学的认识没有区别。中医有脾与六腑中的胃相表里的理论，在《灵枢·经脉》中记载“胃足阳明之脉……属胃，络脾”“脾足太阴之脉……属脾，络胃”，胃也属于脾系统。此外，脾在体，合肌肉，主四肢，在窍为口，其华在唇，在液为涎，因此，肌肉、四肢、口、唇、涎这些结构物质也属于脾系统。

根据同气感召理论，人体内的“土”气，即脾系统，会和自然界的“土”气相通，如长夏、中央、黄色、甘、土壤等都与人体脾系统有关联。中医藏象学说中“脾气与长夏之气相通应”“脾居中央灌四傍”等理论都是这种关联性的体现。这种关联性也被广泛应用到其他方面，如脾土对应黄色，脾虚的患者常表现为面色黄；中药色黄或味甘要考虑这味药是否能作用于脾系统，即能否入脾。比如，古代医家通过观察实践发现并证实：黄芪色黄，能补脾气；生姜色黄，能温脾祛湿；红枣肉色黄，能健脾益胃；甘草是所有药物甘味最正的药物，具有补脾益气的功效等。

二、脾的主要生理功能

（一）脾主运化

运：运输，运送；化：变化，消化。脾主运化是指脾将水谷（饮食物）化为水谷精微，再将水谷精微吸收并运输至全身。脾主运化是对饮食物在人体内消化吸收，水谷精微输布过程的整体概括，它包括运化水谷和运化水液两个方面。

首先讲运化水谷。运化水谷就是指脾具有消化水谷，吸收并转输精微的作用。也许会产生疑问，脾为五脏之一，属实腔脏器，无法提供水谷的消化场所，为什么说脾能主水谷的消化呢?

实际上，水谷的确是在六腑空腔脏器中进行消化的。食物经口进入体内，经胃的初步消化，下送小肠进一步消化，消化场所主要是在胃肠。但是整个消化过程必须依赖脾的气化作用，水谷才能转为精微。古人曾将脾与胃和小肠在水谷消化过程中关系，形象地比喻为推磨的外力与磨盘的关系。胃和小肠相当于磨盘，它们是食物碾碎、消化的场所；但要将食物碾碎、消化，还需要磨盘转动起来，这就需要有推磨的力量，这个力量就是脾气。

脾气还有转运水谷精微的能力，通过脾气的转输，精微物质可布散全身，发挥滋养作用。脾气转运精微物质的途径主要有两个：一是借助于脾气的生理特性，即脾气主升，将精微物质输送到上部的心肺、头目等，再通过心肺相关作用输送到全身。二是由于脾五行属土，位居中央，能灌溉四旁，所以脾可以直接散精，将精微物质布散至脏腑组织而发挥其营养作用，即《素问·玉机真脏论》所曰：“脾为孤脏，中央土以灌四傍。”

脾主运化的另一个方面——运化水液。脾在运化水谷转输精微的同时，也将其中的液体转化为津液，并将其向上转输至肺，再经肺的宣发肃降输布全身，外达肌腠皮毛，内润五脏六腑。脾居中焦，是水液升降输布的中间枢纽。脾气散精，将津液上输于肺，经肺的宣发肃降作用布敷周身；同时，多余水液或者机体脏腑组织代谢和利用后的水液会被及时地输送给肺肾，经肺肾的气化作用，化为汗、呼气、尿而排出体外。由此可见，脾气一方面可化生津液转输全身，滋润脏腑组织；另一方面可枢转水液，升清降浊，防止水液停聚，维持水液代谢的平衡。此即脾属土，主气和的体现。一旦脾运化水液功能失常，既可导致津液不足，肌体失润；又可使水液在体内发生停聚，酿生水湿痰饮等病理产物，如《素问·至真要大论》曰：“诸湿肿满，皆属于脾。”此外，中医学还有脾虚生湿、脾虚水肿、脾为生痰之源等理论。

脾运化水谷与水液是同时进行的，是同一过程的两个方面，两者相互联系、相互影响（图 4–3）。

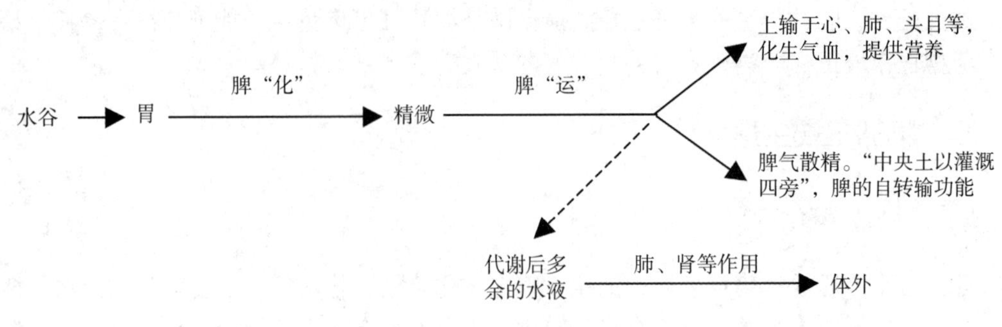

图 4–3　脾主运化

脾的运化功能正常，称之为脾气健运。只有脾气健运了，人体的消化吸收功能才能正常，水谷精微才能源源不断地化生、输送。人体出生后，进入后天，机体的生长发育等一切生理功能全赖脾所运化的水谷精微的维持，《素问·平人气象论》云：“人以水谷为本，故人绝水谷则死。”因此，中医将脾称为后天之本。金元四大家中补土派创始人李东垣是在临床上成功运用脾为后天之本理论的典范。李东垣创立了脾胃学说，提出“内伤脾胃，百病由生”的著名观点，强调治疗疾病，需时时顾护脾胃。

气血津液是构成人体与维持人体生命的最基本物质，而气血津液的化生与充实则依赖于脾的运化功能。所以脾又被称为“气血生化之源”。脾失健运，就可能会导致人体气血生化乏源，气血不足。在“脾为气血生化之源”理论指导下，临床上治疗气血亏虚之证除了直接补气、补血外，还常常运用补气健脾的方法。

（二）脾主升清

升，指上升；清，指包括气血在内的精微物质。脾气以升为主，脾气上升可将水谷精微上输心肺、头目，并通过心肺的作用化生气血，以营养全身。

古代宇宙观在讲到天地形成时认为，轻清之气上行形成了天，重浊之气下行形成了地。根据天人相应的理论，人身就是一个小宇宙，也存在着升清降浊。人体中的升清部分就是依靠脾气来完成的。脾的升清作用，实际上是脾主运化功能的一部分体现。在脾气升动转输作用下，将水谷精微上输心肺、头目，发挥营养滋润作用。

生理情况下，脾气健运，则能将水谷精微上输心肺，充养全身；病理情况下，脾失健运，升清无力，就会导致水谷精微不能上输，心肺头目失养，可出现心悸气短，头晕目眩等上部组织器官失养的上部病症；清气不升，阻滞于中，就会出现脘腹胀满的中部病症；清气流于下，就会出现泄泻便溏等下部病症。这也就是《素问·阴阳应象大论》所说的“清气在下，则生飧泄”。飧泄是指完谷不化的泄泻，也就是大便泄泻清稀，含有不消化的食物残渣。

此外，脾主升清还体现在脾具有维持内脏位置的相对稳定，防止内脏下垂的作用。脾气升举内脏的功能也有一定的结构基础，那就是脾主肌肉。内脏平滑肌的强健需要依赖脾运化的水谷精微的营养与滋润。脾气健运，内脏平滑肌强健有力，则可对抗重力作用，防止内脏下垂。若脾气虚弱，升举无力，可导致内脏下垂，常见的有胃下垂、肾下垂、子宫脱垂，或久泻脱肛等，把这些病理变化称为中气下陷或脾气下陷导致。

（三）脾主统血

统，是统摄、控制的意思。脾主统血是指脾有统摄血液在脉中运行，使其不溢出脉外的作用，从而达到防止出血的目的。

血液在脉管中运行，脉管为血液运行提供物理场所和屏障，因而，中医又把脉管称为血府。但是这种物理屏障并不像想象的那样致密，所以人体还为血液的运行提供了一个更为致密的屏障，即为能量屏障。能量就是无形之气，脾气就是包裹着血脉的气，也就是所谓的能量屏障，它可以防止血液渗出脉外出现出血病症。在《难经》中更形象地把脾这个功能称为脾裹血。

当然，脾统血的功能并非完全没有结构基础。现代医学告诉，血管平滑肌是肌肉组织的一种，分布在人体动脉和静脉血管壁。而脾主肌肉，这也许是脾统血功能的部分结构基础。

脾主统血体现的是气对血液的固摄作用，病理情况下，脾气虚弱，固摄力减弱，血失所统，就会出现各种出血病证，如便血、尿血、崩漏及肌衄等，临床上称之为脾不统血导致。这类出血证在临床上还常伴有脾气虚证候，如食少纳呆、倦怠乏力、消瘦等。由于脾气以升为健，所以脾不统血多出现便血、尿血、崩漏等下部出血病症；由于脾为气血生化之源，脾不统血导致的出血症还具有出血量少，色淡，但持续时间较长的特点。

三、脾的生理特性

第一，脾主升。脾主升是指脾气以上升为主，以升为用的气机特点。脾气健旺则脾气升，既能升清，也能升举，故“脾宜升则健”(《临证指南医案》卷二)。

第二，居中央灌四傍。自然界中，土居中位，诸事物之流转都有赖于土，这也是因为中央地带四通八达，物产丰富，可进可退。脾五行属土，位居中央，因而可以灌四傍。

第三，喜燥恶湿。脾的这一特性与其运化水液的生理功能是分不开的。脾气健旺，运化水液功能正常，水精四布，则无痰饮水湿的停聚。若脾气虚衰，运化水液功能障碍，则会导致痰饮水湿内生。因此，从某种意义上来说，燥说明脾主运化水液正常，人体内没有不正常的水液停留；而湿则反映出脾运化水液功能失常，水湿停聚于内。

脾气主升，湿性下流，脾气升动的前提即为脾气干燥，也就是脾之欲求为干燥清爽，所以说“脾喜燥而恶湿”。湿与脾五行都属土，由于同气感召，湿邪又最易困脾，影响脾的运化功能。这也就是叶天士在《临证指南医案》指出的“湿喜归脾者，与其同气相感故也”。临床上，燥湿、利湿、化湿都是调理脾胃非常重要的治疗方法。在药物的炮制方面，健脾药常炒制，为了就是增强药物的燥性，使其更契合脾的特性。

四、脾与形、窍、志、液、时的关系

（一）在体合肌肉，主四肢

中医所讲的肉，包括肌肉、脂肪和皮下组织。肌肉，古代叫“分肉”“赤肉”；而皮下脂肪则叫“白肉”。脾主肌肉，是指全身的肌肉，都要依靠脾胃所化生的水谷精气来充养，脾气健运，肌肉才能丰满、发达、健壮。四肢，又称四末。脾主四肢，是指脾通过升清和散精作用将水谷精微输送至四肢，以维持四肢正常生理活动。故《素问·痿论》曰：“脾主身之肌肉。”明·彭用光《体仁汇编》曰：“四肢为脾之外候也。”脾气健运，肌肉四肢得到水谷精微之养，则表现为肌肉丰满壮实、四肢轻劲有力；若脾失健运，肌肉四肢失于水谷精微濡养，则可见肌肉瘦削，四肢软弱无力甚或痿废不用。故肌肉四肢的病变，常以健脾益气法治疗。

（二）在窍为口，其华在唇

口腔有进饮食、泌涎液、磨食物、辨五味、助发音等功能。《灵枢·脉度》曰：“脾气通于口，脾和则口能知五谷矣。”食欲、口味等与脾的运化功能密切相关，故说“脾开窍于口”。脾气健运，则食欲旺盛，口味正常。脾运失健，可见口淡无味、食欲不振等。若湿热困脾，则见纳呆、口甜黏腻等症。若火热潜伏于脾中，仿佛是土中有火，则会发生口疮和口糜（口腔肌膜糜烂成片，口气臭秽）。

唇由肌肉组成，赖脾化生气血以充养，故脾的功能正常与否可通过口唇的色泽及形态变化反映出来。脾气健运，气血化生充足，则口唇红润光泽；脾失健运，精微不足，气血不充，则口唇淡白无华。故《素问·五脏生成》曰：“脾之合肉也，其荣唇也。”

（三）在志为思

思，指思虑、思考。脾胃运化的水谷精微是思虑活动的物质基础，故思为脾之志。思又与心神有关，故有“思出于心，而脾应之”之说。思考或思虑，是人皆有之的情志活动，对机体并无不良影响。思虑太过则易伤脾，致使脾胃之气结滞，脾气不能升清，胃气不能降浊，因而出现不思饮食、脘腹胀闷、头目眩晕等症，即所谓“思伤脾”。另一方面，脾的功能影响着思，脾气健运，化源充足，气血旺盛，则思虑、思考等心理活动正常，若脾虚则气血不足，不耐思虑。

（四）在液为涎

涎为口津，为唾液中较清稀的部分。由脾津所化生，具有润泽口腔，保护口腔，润软食物，有利于食物的吞咽和消化。脾的经脉连舌本散舌下，脾气健旺，则脾津能化涎上溢于口；若阴液亏虚，则涎液减少，而致口干。脾气虚弱，气不摄津，则可致口涎液过多。

（五）通于长夏之气

在五脏与天地自然的相应关系中，脾应长夏。长夏之季，气候炎热，雨水较多，天阳下迫，地湿上腾，湿为热蒸，酝酿生化，万物华实，合于土生化万物之象。脾为居中央，主运化，化生精气血津液，以奉生身，与土爰稼穑相类。故脾与长夏，同气相求而相通应。长夏之湿虽主生化，然脾为阴土，此季湿气太过，脾弱者最易困遏脾气，使运化障碍，引起脘腹痞满、食少困倦、大便溏薄、舌苔滑腻等症。又因时逢炎夏，湿与热兼，更以湿热交缠为病者多见。治疗应重在除湿，湿去热孤。长夏调养，当以避暑化湿为主。

五、胃的生理功能

胃属于六腑之一，位于中焦，上连食管，下通小肠。中医将胃称为胃脘，胃脘分为上、中、下三部：胃的上部为上脘，包括贲门，即为胃的上口；中部称中脘，即胃体部位；下部为下脘，包括幽门，幽门是胃的下口。贲门上连食管，幽门下通小肠，是饮食物进出胃腑的通道。

胃的主要生理功能有两个，一是主受纳、腐熟水谷；二是主通降。

受纳，就是接受、容纳的意思。胃主受纳水谷是指胃具有接受和容纳饮食水谷的作用。饮食入口，经食管到达胃，由胃来容纳，所以胃被称为“太仓”“水谷之海”。胃能将大块食物研磨成小块（物理消化），并将食物中的大分子降解成较小的分子（化学消化），水谷变成了食糜，这是胃所完成的初步消化，中医将这一过程称为“腐熟”。

胃主通降，是指胃气应该保持通畅下降的运动趋势。胃气的通降作用，不仅仅是指胃将初步消化的食糜，下传到小肠作进一步消化，它实际上是包括整个饮食物在消化道的下行过程。饮食物经口腔到胃，在胃的腐熟作用下形成食糜，再下传小肠，小肠将食物残渣下输于大肠，以及大肠传化糟粕的下行功能都涵盖在胃的通降功能里。病理情况下，胃失和降，会影响到受纳，影响食欲，出现纳呆；影响到胃的腐熟水谷以及小肠、大肠的消化排泄糟粕功能，可出现脘闷、胃脘胀满或疼痛、大便秘结等症状；若胃气上逆，还可出现口臭、嗳气、呃逆、恶心、呕吐等症状。

胃的生理特性是喜润而恶燥。通常而言，胃的阳气较旺，这与其受纳腐熟水谷的功能有关，所以胃为燥土。胃阳常会亢奋而形成胃热、胃火，使人体出现胃脘灼痛，吞酸（酸水自胃上激于咽喉之间，未等吐出又再次吞咽，酸味有如烧心之感），嘈杂（胃中烦热闷乱，似饥非饥、似痛非痛、似辣非辣），口渴喜凉饮，消谷善饥（食欲过于亢盛，进食量多，食后不久又感饥饿），口臭，或牙龈肿痛出血，大便秘结，舌红苔黄等症状，所以胃恶燥。胃受纳腐熟水谷固然需要胃气和胃阳，但也离不开胃阴（胃液）的滋养和濡润。胃中津液充足，水谷才能很好地腐熟；润则下行，有利于胃的通降和顺。胃阴不足，常会出现食少纳呆，食后饱胀或脘闷不适，甚则胃脘隐痛，口舌干燥，口渴，恶心，干呕，呃逆，大便干结，形体消瘦，舌干红，有裂纹，少苔或无苔等症状，所以胃喜润。对胃病的治疗，中医在强调使胃气通降的同时，也非常注重生津养胃。

在中医理论中，“胃气”一词还会被用来指代人体整个消化吸收功能，也就是对脾胃生理功能的概括。《素问·平人气象论》曰：“人无胃气曰逆。逆者死。”清·叶天士在《临证指南医案》中指出“有胃气则生，无胃气则死，此百病之大纲也”。所以，中医临床治病特别重视保护患者的胃气。不管如何用药，都要以保护好人体消化吸收功能为首要前提。《中国医学大辞典·胃》指出胃气“无论治何疾病，皆宜首先保护，而虚证尤甚，故益阴宜远苦寒，益阳宜防泄气，驱风勿过燥散，消暑勿轻通下，泻利勿加消导，其他内外诸病应投药物之中，凡与胃气相违者，概宜慎用”。

蒲辅周（1888—1975）是杰出的中医学家和临床家，在蒲辅周临床生涯中有一则“6克茶叶救命”的佳话。

一位患者热病后生疮，长期服药，热象稍减，但烦躁，失眠，不思食，大便7天未解，又出现呕吐不止，吃什么吐什么。患者高龄，病程缠绵日久，子女觉得已无生望。蒲辅周详细了解了病情，特意问患者想吃什么。得知患者只想喝茶，于是取龙井茶6克，嘱家属待水沸后两分钟放入茶叶，煮沸两遍，然后少少与患者饮，并特别强调“少少”二字。第二天患者家属惊喜来告：“茶刚煮好，母亲闻见茶香就要喝，慢慢喝了几口，竟然没吐，心中顿觉舒畅。随即腹中咕咕作响，放了两个屁，并解燥粪两枚，当晚即能入睡，早晨醒后知饥索食。您看再用什么药？”蒲辅周说：“久病年高之人，服药太多，胃气大损，今胃气初苏，切不可再投药石。若用药稍有偏差，胃气一绝，后果不堪设想。”嘱家属用极稀米粥少少与之，以养胃阴和胃气。家属遵嘱，如此饮食调养月余，垂危之人竟然康复！

后来蒲辅周对此案例的处理解释道：“彼时病者胃气仅存一线，虽有虚热内蕴，不可苦寒通下，否则胃气立竭。故用茶叶之微苦、微甘、微寒、芳香，辛开不伤阴，苦降不伤阳，苦兼甘味，可醒胃悦脾。茶后得矢气，解燥粪，是脾胃升降枢机已经运转。能入睡，醒后索食即是阴阳调和的明证。而‘少少与之’又是给药的关键。如贪功冒进，势必毁于一旦。”

此外，中医学中的胃气还指脾胃功能在脉象上的反映。有胃气的脉象从容和缓而有力。医者可根据脉象推断病情，测知预后，《望诊遵经》云：“凡诊脉有胃气者生，无胃气者死。”

六、脾与胃之间的关系

脾与胃五行属土，位居中焦，二者以膜相连，通过足太阴脾经与足阳明胃经两条经络互相联络而构成脏腑表里配合关系。这种配合关系主要体现在以下三个方面。

第一，纳运相得。纳指的是胃的受纳和腐熟，运指的是脾的运化功能。脾胃这两个功能之间的密切配合。简单来说，就是胃受谷而脾磨之，脾主运化，消化水谷，转输精微，是为胃继续纳食提供能源，两者密切合作，才能完成消化饮食、输布精微，供养全身的功能。

第二，升降相因。脾胃居中焦，为气机上下升降之枢纽。脾为五脏之一，属阴，主升清；胃为六腑之一，属阳，主降浊。脾胃之间的这种阴阳交感，也会产生冲和之气，这种冲和之气就能协调人体气机的升降平衡。此外，脾升清与胃降浊存在着循环相因，相辅相成的关系，也就是说脾不升清也容易影响到胃的降浊，反之亦然。

第三，燥湿相济。脾胃五行属土，脾为阴土，以阳气用事，脾阳健则能运化，故脾性喜燥而恶湿。胃为阳土，赖阴液滋润，故性柔润而恶燥。脾燥与胃润的特性是相互为用，相互协调的。胃津充足，才能受纳腐熟水谷，为脾的运化吸收水谷精微提供条件；脾不为湿困，才能健运不息，从而保证胃的受纳和腐熟功能不断地进行。这也是阴阳学说中阴阳互藏理论的具体体现。

通过脾胃之间的这三方面的配合关系，更能看出土性冲和的特点。所谓冲和，应是不燥不湿，不冷不热，升降平衡。而此冲和之性，对于全身的协调平衡也具有重要的调节作用。土性冲和理论对临床上立法处方具有重要的指导意义。半夏泻心汤是《伤寒论》中调理脾胃的经典方剂之一。方中半夏、干姜二药具辛温之性，黄芩、黄连苦寒清热，半夏、干姜与黄芩、黄连的同用，体现出寒温并用；另半夏、干姜为辛药，辛能发散，主升，即为中医说的辛开，而黄芩、黄连苦，能降泄，主降，这也就是中医说的苦降，四味药辛开苦降，调节脾升胃降。方中姜能发散祛湿，李时珍在《本草纲目》中记载其为“御湿之菜”，而大枣能养血生津，具有润性，二者一祛湿、一润燥，燥湿相济。半夏泻心汤的组方思路和用药正是充分体现了土性冲和这一理论。

第三节　心系统

一、心系统概述

心系统是人体的“火”系统。火气具有气浮的特点，气浮也就是能量释放发散的状态。心藏神就是“气浮”特点的体现，能量释放展现出来，呈现出“光明”之象。这也是心的无形脏气部分，即中医所谓的神明之心。

人体心系统除了有气浮的能量状态，也包含形的脏器部分。首先是心脏。中医学认为心居胸中，两肺之间，膈膜之上，“其形圆而下尖，中有孔窍，如未开的莲花，外有心包裹护”。即为中医所说的血肉之心。心脏外面的心包膜就是中医所称的心包络，心包络是心的外卫，可以代心受邪。与六腑中的三焦构成脏腑表里关系。

心与六腑中的小肠通过经脉的相互络属构成脏腑表里关系，小肠同属“火”系统，这也是为什么中医常称小肠为赤肠的原因。此外，心在体合脉、其华在面，在窍为舌，在液为汗，因此，脉、面、舌、汗这些结构物质也属于大的心系统。此外，根据同气感召理论，自然界中火系统的夏、南方、赤色、苦味、火等都与人体心系统有关联。

二、心的主要生理功能

（一）心主血脉

心主血脉指心具有推动血液在脉管中运行不息的作用。这个生理功能主要是建立在心有形脏器基础上的，因此，它和现代医学认为心脏是血液循环系统的主要动力器官的认识是大体一致的。

心主血脉的功能包括主血与主脉两个部分。心主血主要是指心气推动全身血液在脉管中运行，发挥营养和滋润全身脏腑组织器官的作用。心主血还包含心生血的作用。血由营气和津液构成，但营气和津液要变成红色的血，还需要发生物质形态的变化，也就需要气化。是什么气去推动它发生这种变化进而变成赤色的血液呢？从中医理论来看，需要一种“火”气的气化，而人体的火就是心系统。脾将水谷精微向上输送到心肺，在心阳的作用下，水谷精微变化为赤色血，即为中医所谓的“奉心化赤”。正如《灵枢·决气》所云：“中焦受气取汁，变化为赤，是谓血。”

比如龙眼干是水果龙眼的干果，龙眼壳的颜色是黄土色，这是五行中“土”所主颜色，龙眼味甘甜，这是五行中“土”所主之味，同气相求，龙眼肉可健脾；新鲜龙眼肉质极嫩，汁多甜蜜，这也就是“中焦受气取汁”。但龙眼入药的并不是鲜果，而是龙眼干。龙眼鲜果制成干果，无论是利用阳光晒制，还是利用烘焙，都是通过热力作用，使其色泽变为红褐色，即为利用了“火”的同化作用，使它“变化而赤”。龙眼干煮出的汤汁味厚质稠，色红褐，与血液的特点很类象。龙眼干入心，具有很好的补血生血安神的功效。

心主血脉的功能还包含心主脉。脉是容纳及运输血液的通道，心气推动和调控脉管的舒张收缩，脉管产生有节律的搏动（脉搏），使得脉道通利，血液运行通畅，脉象表现出和缓有力，节律均匀。《素问·六节藏象论》曰：“心者……其充在血脉。”中药中具有强心通阳功效的桂枝，就有温通经脉的作用。《本草思辨录》曰：“桂枝色赤气温，有条理如脉络。”就形态结构而言，桂枝与人体血脉很类象，因而古人认为桂枝对心系统的脉络具有更明显的作用。

心、脉、血三者密切相连，构成一个整体。血在脉中正常运行，必须以心气充沛、血液充盈、脉管通利作为基本条件，其中，心气充沛对血液循环系统生理功能的正常发挥着主导作用。

中医常以面色、舌色、脉象、心胸部感觉来判断心主血脉的生理功能。生理情况下，心气充沛，心跳有力，血液才能在脉管中周流不息，营养全身，而见面色红润光泽，心胸部感觉舒适、脉象和缓有力等征象。病理情况下，如果心气不充，或血虚失养，则见面白舌淡，胸闷，心悸怔忡等。若心脉壅阻，血行不畅，则可见心胸部憋闷刺痛，唇舌青紫，脉细涩或结代等症状。

（二）心藏神

心藏神，又称心主神明、主神志。

人体的神有广义与狭义之分。广义之神是整个人体生命活动及其外在体现，包括面色、眼神、形态、语言、呼吸、饮食、睡眠、肢体活动、意识思维等。狭义之神是指人的精神、意识、思维、情感活动等。心藏神，既包括广义的神，也包括狭义的神。因此，心藏神是指心具有主宰整个人体生命活动及其外在表现，以及人的精神意识思维情感活动的功能。

众所周知，掌管人体精神心理活动的主要器官是大脑。古代医家也认识到大脑不仅是全身精髓汇聚的场所，而且还是神明汇注的区域。如“头者，精明之府”(《素问·脉要精微论》),“脑为髓之海……髓海有余，则轻劲多力，自过其度；髓海不足，则脑转耳鸣，胫酸眩冒，目无所见，夜难安卧”(《灵枢·海论》),“头者，人神所注”(《备急千金要方》),“人之脑为髓海，是谓上丹田……集众神者也”(《类经》),“脑为元神之府”(《本草纲目》),“诸阳之神气，上会于头，诸髓之精，上聚于脑，故头为精髓神明之府”(《素问集注》),“人之记性，皆在脑者”(《本草备要》),“灵机记性不在心在脑”(《医林改错》)。

那么，为什么中医理论认为心藏神或心主神明呢？

心藏神功能的建立是以心为人体火行以及无形脏气为基础的。心主神明的本质就是火性光明，化育神明。无论广义的神还是狭义的神，实质上都是能量（即为气）的释放和外显，也就是火行的“气浮”状态。气浮则有光明之象。心藏神的“光明”之象体现在哪里呢？当心藏神功能正常时，人体的脏腑、经络、形体、官窍都在心神的主宰和调控下，分工合作，彼此协调，共同完成整体的生命活动。正是由于心主广义之神，所以被称为“君主之官”“五脏六腑之大主”。心藏神功能正常时，狭义之神也表现出精神振奋、意识清晰、思维敏捷等良好状态，这些也都是“光明”之象。

心藏神理论的建立还有另外一些背景材料可供参考。①除气一元论外，还受到其他古代哲学思想的影响。早在春秋时代，古代哲学家就对产生意识、思维活动的器官进行探索，并逐渐形成了“心灵论”。中国古代哲学认为“心”是人体主导和产生意识、思维的器官，并主宰着情欲与情性。孟子说“心之官则思，思则得之，不思则不得也”，孔子不也说过“七十而从心所欲，不逾矩”吗？《孟子·告子》说“恻隐之心”“羞恶之心”“恭敬之心”“是非之心”等人皆有之。中国古代哲学对“心”的这种认识历经几千年到现在依然留下了深刻的烙印，现在不一样把研究人的精神意识思维活动的学科称为心理学吗？②既然心为君主之官，自然就掌管一切，精神心理活动也不例外。③中医认为，血是神志活动产生的最基本、最重要的物质基础，《灵枢·营卫生会》曰：“血者，神气也。”心主血脉，只有心的功能正常，血液充足，全身各个脏腑组织器官（包括脑）才能够获得充分的血供，神志活动也才能正常。④基于古人对人体生理病理的独特认识和方法。中医认识人体和诊察疾病的基本方法是由表及里、司外揣内。在长期的生活和医疗实践中，古人体验到精神刺激可以影响心的活动，如人受到突然惊吓会出现心悸，心跳的停止会导致意识的丧失等。

心是如何发挥主神明的功能呢？

1. 心接受外界刺激，做出反应。《灵枢·本神》曰：“任物者谓之心。”外界信息又是如何传递给心的呢？这就需要依靠官窍。所谓官窍就是与外界直接相通的器官，是人体与外界相通以及交换信息的门户、窗口，包括耳、目、口、鼻、舌等。

2. 心是情志活动的发生之处和主宰者。《类经·疾病类》曰：“故忧动于心则肺应，思动于心则脾应，怒动于心则肝应，恐动于心则肾应，所以五志唯心所使也。”

3. 心神统驭魂魄意志。《类经·疾病类》曰："心为脏腑之大主，而总统魂魄，兼赅意志。"神、魂、魄、意、志是《黄帝内经》对情志的不同分类，其中神是对情志的总称。魂、魄、意、志由神统领和掌控。

中医虽然不提"脑主神明"，但实际上已经将脑的部分功能归属到了心。当然在中医理论中，脑不仅归属于心，也归属于肾，甚至归属于其他脏腑，这即为中医整体观念所决定的。

值得一提的是，心藏神的功能当然不完全建立在无形脏气基础上的，它与心脏实体器官也有一定的关系。《英国每日邮报》报道，美国亚利桑那州大学著名心理学教授盖里·希瓦兹经过 20 多年调查研究发现，人类的心脏也许有某种"思考和记忆功能"，这正是许多接受心脏移植的患者突然性格大变、"继承"了心脏捐赠者性格的原因。据统计，每 10 例接受换心手术的病人中，就会有 1 人会出现性格改变现象。

判断一个医学理论的科学性，关键看它能否合理有效地指导临床实践。中医临床观察到，心的功能正常，则人的精神饱满、神志清晰、思维敏捷、反应灵敏。而心气心阳不足之人容易惊恐，心阴心血不足会引起心烦、失眠、多梦、神疲乏力、健忘、反应迟钝、注意力不集中等。若心火过旺或痰浊蒙蔽于心或痰火扰心则可出现神志不宁、神昏谵语（神志不清，胡言乱语）或狂躁不宁甚至不省人事等症状。针对上述病理变化，中医往往采用补心气、养心血、滋心阴、温心阳、泻心火清心开窍、宁心安神的治法，所用的药物大都归心经，并且现代药理学研究发现，归心经的中药，大都具有镇静或醒脑的作用，比如太子参、熟地黄、龙眼肉、栀子、犀角（现用水牛角代替）、牡丹皮、生地黄、当归、夜交藤、柏子仁、连翘、莲子心、朱砂等。

以有形脏器为基础的心的主血脉功能和以无形脏气为基础的藏神功能是密切相关的。首先人体各脏腑形体官窍的生理功能，包括神志活动，都离不开血气的充养，而血气通过脉管到达全身各处，是以心主血脉为前提的。心主血脉正常，则脏腑形体才能发挥其正常的生理功能，精神意识活动正常；心主血脉失常，则可影响到各脏腑功能，出现精神不振；若心脏停止跳动，全身脏腑形体官窍的功能也即丧失，精神活动也随之结束。其次，血是神志活动的物质基础之一。《灵枢·营卫生会》曰："血者，神气也。"心血充足则能化神养神，使心神灵敏不惑；心神精明，又可统御调控心血的运行，使血运正常。心的这两个功能的统一性，也体现了哲学中道器合一的思想。

三、心的生理特性

心的第一个生理特性是心为阳脏。心五行属火，为阳中之阳，被称为阳脏，又称火脏。火性光明，烛照万物。心以阳气为用，心的阳气有促进心动、温通血脉、兴奋精神，使生机不息的作用。当有生命的时候，心脏永不停歇地跳动，即为符合心为阳脏的特点。

心的第二个生理特性是心主通明。通即通畅，心脉以通畅为本，心脉畅通，则血运通畅。就心藏神而言，心与其他脏腑及形体官窍之间政令通畅，外在信息能及时准确传递给心，心作出判断，并将指令通畅发给脏腑形体官窍。"通"是保证"明"的前提，只有血运顺畅、政令通畅，才能保证人体五脏六腑功能正常。此外，心神本身也要清明，就好像古代政官体制中，君王是明君，国家才可能治理得好。在人体，心接受形体官窍传递来的信息要作出正确的判断，才能发出正确的指令给五脏六腑。正如《素问·灵兰秘典论》所曰："主明则下安……主不明则十二官危。"

心的第三个生理特性是心火宜降。人身之阳气在生理情况下具有温煦脏腑，养神柔筋作用，中医学又称之为少火。人身之火，有君火和相火之别。心为君主之官，故心之阳气又称为君火。相火与君火相对而言，一般认为，肝、胆、肾、三焦等均内寄相火。《素问·天元纪大论》曰："君火以明，相火以位。"即君火的主持功能正常，相火的作用才能正常发挥。君火、相火的作用正常，自然界物化现象及人体的生理活动才能够正常进行。心位于人体上部，其气升已而降。心火宜降是指君火暖炽，下行以温肾阳，使人体上部不热，下部不寒，维持心肾两脏的水火阴阳协调。当心阳不能下行资助肾阳，可导致上热下寒、阴阳失调的病证。

四、心与形、窍、志、液、时的关系

（一）在体合脉，其华在面

体，即五体；脉，即血脉。心在体合脉，指全身的血脉都属于心，心的搏动推动血液在脉中循行。心其华在面，是指心的气血盛衰可从面部的色泽变化反映出来。这主要是因为头面部的血脉极其丰富，全身的血气皆上注于面。《灵枢·邪气脏腑病形》曰："十二经脉，三百六十五络，其血气皆上于面而走空窍。"心气血旺盛，则血脉充盈，面部红润光泽。若心（阳）气不足，则见面色㿠白；心血亏虚，则见面色无华；心脉痹阻，则见面色青紫；心火亢盛，则见面色红赤；心阳暴脱，则见面色苍白等。

（二）在窍为舌

心的气血盛衰其功能活动可从舌的变化中反映出来。舌具有主味觉和司语言的功能。心开窍于舌的理论依据主要有四个方面：其一，心与舌体通过经脉相连。《灵枢·经脉》曰："手少阴之别……循经入于心中，系舌本。"其二，舌体血管丰富，心主血脉，故舌色能反映出心主血脉的功能状态。其三，舌主味觉，心主血脉，心的气血通过经脉上荣于舌，有助于舌发挥鉴别五味的功能。《灵枢·脉度》曰："心气通于舌，心和则舌能知五味矣。"其四，舌与言语、声音有关，舌体的运动及语言的表达功能依赖于心神的统领。《灵枢·五阅五使》曰："舌者，心之官也。"由此可见，观察舌的变化可以测知心主血脉及心藏神的功能。心主血脉和藏神功能正常，则舌体红活荣润，柔软灵活，味觉灵敏，语言流利。若心血不足，则舌淡瘦薄；心火上炎，则舌红生疮；心血瘀阻，则舌质紫黯，或有瘀斑；心神失常，则见舌强、语謇，甚或失语等。

（三）在志为喜

喜属于人体对外界刺激所产生的高兴、快乐的情绪心理反应。心的生理功能与喜有关，喜乐愉悦有益于心主血脉功能的发挥，《素问·举痛论》曰："喜则气和志达，营卫通利。”但喜乐过度可使心神受伤，心气涣散。《灵枢·本神》曰：“喜乐者，神惮散而不藏。”心藏神功能异常，如心气不足，神失所养，可见悲忧欲哭；若痰火内扰，心神失常，则可见喜笑不休。《素问·调经论》曰：“神有余则笑不休，神不足则悲。”由于心为神明之主，不仅过喜伤心，五志过极均可伤心，如《灵枢·邪气脏腑病形》曰：“愁忧恐惧则伤心。”

（四）在液为汗

汗是五液之一，是津液经阳气蒸化后，由腠理排于体表的液体。《素问·阴阳别论》曰：“阳加于阴谓之汗。”心主血脉，心血充盈，津血同源，血中之津渗出脉外则为津液，津液充足，化汗有源。若汗出过多，津液丢失，则会耗伤心血，出现心悸、胸闷等症。故中医理论中又有“津血同源”“血汗同源”之说。此外，心藏神，当情绪紧张、激动或受惊吓时，心神被扰，可见大量汗出，《素问·经脉别论》曰：“惊而夺精，汗出于心。”“汗为心液”涵盖了心、血、津、汗之间的复杂生理关系，这些关系亦可反映在病理上。如心气虚，可见气短、自汗；心阴虚，可见潮热、盗汗。汗出过多，也可耗散心气或心血，而见体倦短气，心悸怔忡等病症。

（五）通于夏气

心属火，阳气最盛，因同气相求，故夏季与心相应。一般而言，心阳虚衰者，其病情往往在夏季得到缓解；而阴虚阳盛者，其病情在夏季往往会加重。

五、小肠的生理功能

小肠属于六腑之一。小肠为管状，位居腹中，其上口与胃在幽门处相接，下口与大肠在阑门处相连，迂回叠积于腹腔内。

小肠的主要生理功能是受盛化物和泌别清浊。

受盛就是接受或以容器盛物的意思，化物，有化生、变化、消化的意思。小肠受盛化物是指小肠接受由胃初步消化的饮食物，并将其进一步消化，将食物转化成为水谷精微的过程（图 4–4）。《素问·灵兰秘典论》曰：“小肠者，受盛之官，化物出焉。”

受盛功能强调两个方面，一是经过胃初步腐熟的饮食物，是由小肠来接受；二是强调下降到小肠的饮食物要在小肠内停留一定的时间，以便进行充分的消化和精微吸收。这从小肠在腹中迂回叠积的分布就可看出。由于小儿胃肠道发育还不完善，往往进食后立刻就要排便，这其实就是小肠受盛功能还不完善。

小肠的化物功能是指将水谷转化为精微物质，经脾运化转输，以营养周身。如果小肠的化物功能失常，可导致消化吸收障碍，出现消化不良，腹泻便溏，甚至出现完谷不化等。

小肠主泌别清浊其实应该是泌清别浊。传统中医对此的认识可能并不太一致。先看其中一种观点，在《灵枢·营卫生会》有一段论述：“水谷者，常并居于胃中，成糟粕，而俱下于大肠，而成下焦，渗而俱下，济泌别汁，循下焦而渗入膀胱焉。”这里“泌别清浊”是说水液自小肠下口的“阑门”之处渗入膀胱，糟粕传入大肠。显然这里的清浊是从物质形态来区分的。传入大肠的糟粕是偏固态的，而渗入膀胱的水液是液态的。相对来说，糟粕为浊，水液为清，这是从物质形态分清浊。基于这种理解，小肠泌别清浊功能正常，则清浊各走其道，二便正常；若泌别清浊失常，则水液不能及时被吸收气化入膀胱，水谷并走大肠，可见大便稀薄、小便短少等症。对于这类腹泻病人，中医多采用“分利”的治法，即为中医所说的“利小便以实大便”，使浊水残渣各走其道，则腹泻自止。中医学中“利小便即所以实大便”的治法，其实就是应用了小肠泌别清浊的功能，通过利尿使得水液更多地渗入膀胱，从而使得去到大肠中的糟粕水分减少，达到治疗泄泻的作用。中西医汇通派医家张锡纯在《医学衷中参西录》中就记载了一个病案，一位黄姓老妇，泄泻不止，百药不效，张锡纯用了车前子煮稠粥，一剂即愈。即为用车前子利尿，通过利小便达到实大便的目的。

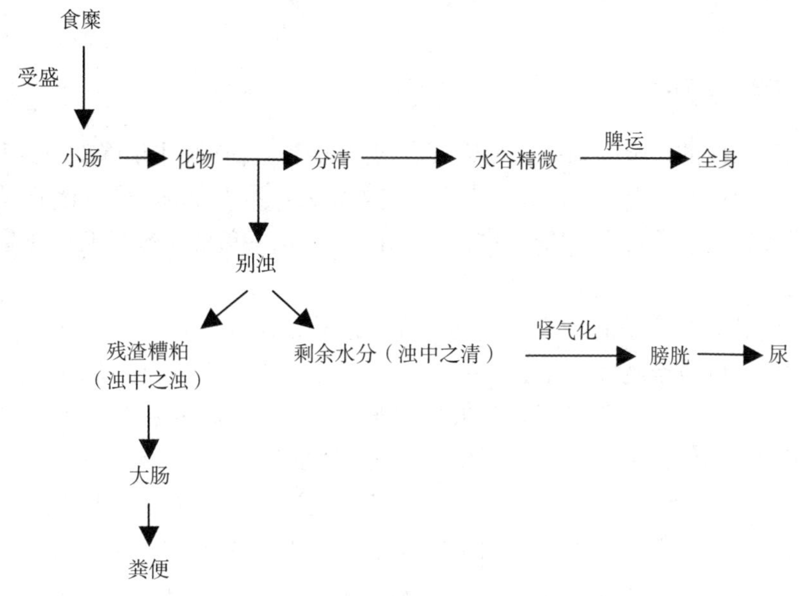

图 4-4　小肠受盛化物与泌别清浊

此外，清浊还可指饮食物中的精微物质和糟粕。清升浊降，精微物质上输，属“清”；糟粕包括食物残渣和多余的水下排，属“浊”。所谓泌别清浊是指小肠将经胃初步消化的饮食物，区分为水谷精微和食物残渣两部分，将水谷精微吸收，由脾上输；将食物残渣及多余的水液下输送至大肠和膀胱，以尿液及粪便的方式排出体外。小肠在受盛化物和泌别清浊过程中，吸收富含营养的水谷精微，故称“小肠主液”。

应当指出，中医藏象学说将小肠的功能纳入脾胃升清降浊作用之中。其中受盛和别浊为胃受纳和通降的延续，化物和分清则是脾运化升清的组成部分，因此小肠的消化吸收功能失常，多从脾胃论治。

六、心与小肠的关系

心为脏，属阴，小肠为腑，属阳，两者五行都属火。心居胸中，小肠居腹，两者通过经脉的相互络属构成脏腑表里关系。

生理情况下，心与小肠之间密切配合。消化是需要能量的，心火下移于小肠，小肠受盛化物正常，泌别清浊的功能得以正常地进行。小肠在泌别清浊的过程中，将清者，也就是水谷精微和津液吸收，通过脾气升清，上输于心，化赤为血，从而使心血不断地得到补充。在病理上心与小肠会相互影响，心火可下移于小肠，出现小肠实热证，表现为小便赤涩，尿道灼痛，甚或出现尿血等症状。同样，小肠实热亦可上熏于心，出现心烦、舌赤糜烂等心火旺盛之症。

第四节　肺系统

一、肺系统概述

肺系统是人体的“金”系统。金气具有气降的特点，而肺主肃降就是这种“气降”特点的体现。肺在五脏中位置最高，古人把它类象为自然界中的天空，因此人体内所有精微物质都要从这个最高位置依靠气降的作用向下布散。就像自然界天空的雾和露灌溉大地，弥漫各处一样。

人体内的肺系统除了有无形脏气的气降状态外，还包含有形脏器部分，也就是肺脏。中医学认为肺位于胸腔，左右各一，居心之上，在脏腑之中位置最高，覆盖诸脏，故有“华盖”之称。华盖就是指帝王或贵官车上的伞盖。肺分为左肺和右肺，左肺两叶，右肺三叶。此外，中医学对肺还有“其虚如蜂窠”“得水而浮”等描述，这说明肺脏是一个质地疏松的组织器官，正因如此，决定了它能含气，具有主呼吸的功能。肺质地疏松、轻浮，也就是中医所说的肺体清虚，这使得肺气具有了宣发功能。所谓肺主宣发也就是肺气向上、向外的运动。

肺与六腑中的大肠通过经脉的相互络属构成脏腑表里关系，大肠也属于人体的金系统。此外，肺在体合皮、其华在毛，在窍为鼻，在液为涕，因此，皮、毛、鼻、涕这些结构物质也属于肺系统。

根据同气感召理论，人体内的“金”，即肺系统，会和自然界的“金”气相通。自然界中属于金系统的秋、西方、白色、辛味、金属等都与人体的肺系统有关联。

有一味中药叫柿霜，是柿饼表面覆盖的一层薄厚均匀的白霜，那是果肉干燥时随水分蒸发而渗出的葡萄糖和果糖的凝结物。这与自然界的秋天霜降的形成原理相似，形态相似，柿霜具有生津利咽，润肺止咳的功效。用于治疗咽喉痛，咽干咳嗽等病症。《医学衷中参西录》中说：“柿霜入肺，而甘凉滑润。其甘也，能益肺气；其凉也，能清肺热；其滑也，能利肺痰；其润也，能滋肺燥。”柿霜入药正是色白、秋季、金之气降与肺关联的运用。

二、肺气的运动形式——肺主宣降

肺主宣降是肺气的主要运动形式，包括肺主宣发和肺主肃降两个方面（图 4-5）。

肺主宣发是指肺气具有向上升宣和向外周布散的作用，这主要是以肺体清虚为基础的。肺主肃降是指肺气具有向内向下清肃通降的作用，这是以肺五行属金，金气肃降为基础的。

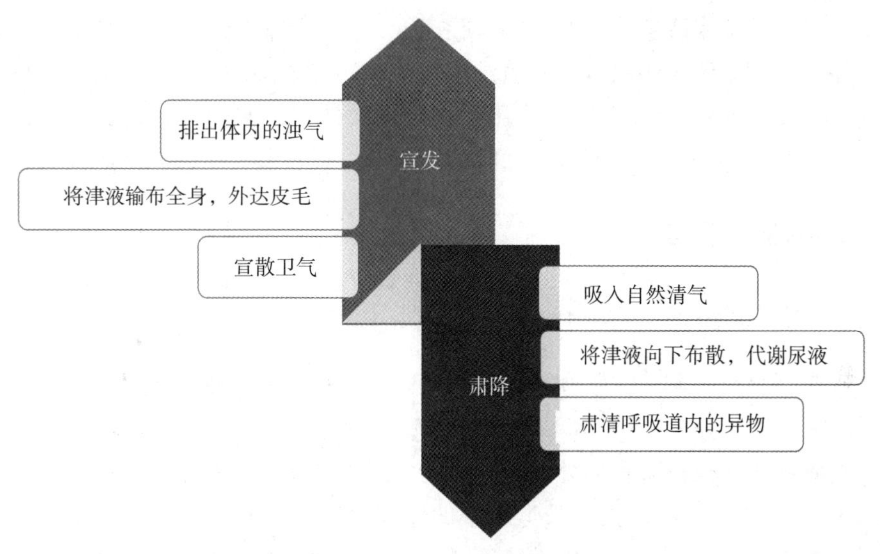

图 4-5　肺气的运动形式

肺的宣发作用，也就是肺气的向上、向外运动，主要体现在三个方面：一是呼出体内浊气，这是向上、向外的运动。二是向上、向外布散脾所转输而来的水谷精微。三是宣发卫气以温养皮肤，防御外邪；司腠理开阖，汗液排泄。

肺主肃降也就是肺气向内、向下的运动，它也体现在三个方面：一吸入自然界之清气，这是一种向下、向内的运动；二是向下、向内布散水谷精微；三是将脏腑代谢所产生的浊液下输肾和膀胱，生成尿液，排出体外。

肺的这两大类运动形式是相反相成的。那么，宣发作用和肃降作用是如何体现出相反相成的呢？

可以看到，通过肺宣发作用的第一个方面和肃降作用的第一方面的配合，机体完成了吸清呼浊，即为人体的呼吸功能；通过肺的宣发作用第二方面与肃降作用的第二方面在水谷精微方面的配合，完成了体内水谷精微的全身布散。通过肺的宣发作用与肃降作用的第二方面在津液运行方面的配合，再加上宣发作用、肃降作用的第三方面的配合，完成了津液在体内的输布和代谢，即为肺主行水的生理功能。

由此可见，肺的宣发作用和肃降作用具有互相补充、互相成全的相成性。生理情况下，肺气宣发正常，相应的三个方面也就正常，表现为气道通畅，浊气得泄；津液得输，精微得布；腠理得养，汗液得泄。同样，肺气肃降正常，相应的三个方面也正常，表现为清气得入；津液精微得以输布，脏腑得养；尿液生成有源。在病理情况下，肺失宣发，可导致呼吸不畅，浊气壅阻，出现胸闷、咳嗽、气喘；若津液停聚，还可变为痰饮，阻塞气道，导致呼吸不利、胸闷咳痰等。如果卫气被郁，则可导致腠理闭塞，出现恶寒、无汗等病症。若肺失肃降，则可见呼吸异常，胸闷气喘；津液输布排泄障碍，可出现痰饮、水肿或小便不利等病证。

需要注意的是，正是由于肺的宣发与肺的肃降具有相反相成性，所以在病理情况下，肺失宣发与肺失肃降容易相互影响。临床上，既要调整肺的宣发作用，也要顾护肺的肃降作用。举例说明，中医名方麻黄汤用来治疗外感风寒，肺气失宣的外感病证。方中麻黄辛温，具有向上向外发散的作用，可以发散外寒，有助于肺的宣发；杏仁，去皮，露出白色光莹部分，古人形容其如肺体白莹，二者类象，所以杏仁能入肺降肺气。

三、肺的主要生理功能

（一）肺主气

肺主气是指肺具有调节呼吸和主司一身之气的作用，包括主呼吸之气和主一身之气两个方面。

1. 肺主呼吸之气是指肺是内外气体交换的场所，具有调节呼吸运动的作用 肺主呼吸之气其实是肺的宣降作用在呼吸运动中的体现。通过宣发，呼出体内浊气；通过肃降，吸入自然界的清气，这样人体就能不断地吸清排浊，吐故纳新，实现机体与外界环境之间的气体交换，以维持人体的生命活动。

在肺主呼吸之气中，还需强调人体呼吸运动的节律性。正常情况下人体呼吸为一呼一吸有节律的运动，这种呼吸的节律性，从本质来看，也就是宣发、肃降的节律性。这种节律性其实也是宣发、肃降相反相成性的体现。

生理情况下，肺的呼吸功能正常，则浊气得出，清气得入，呼吸均匀通畅。病理情况下，肺失宣降，就会出现呼吸异常，可以表现为咳喘气逆，胸闷气喘，甚至呼吸停止等症状。

2. 肺主一身之气是指肺具有主司一身之气的生成和调节全身气机的作用 首先是一身之气的生成。这一点实际上是以肺主呼吸为前提的，通过呼吸运动，吸入的自然界清气，再加上脾上输至肺的水谷精微，二者在胸中相合，就生成了宗气。通过上出息道（所谓息道就是指呼吸道），贯注心脉及沿三焦下行的方式布散全身。因此，宗气的生成直接关系到一身之气的盛衰。关于宗气，会在后面章节具体学习。

生理情况下，肺的功能正常，呼吸通畅，则宗气生成充足，一身之气充沛。病理情况下，肺呼吸异常，宗气生成不足，并能累及一身之气，可出现体倦乏力，少气懒言等气虚之症。

肺主一身之气的第二个方面体现在它能调节全身气机。气的运动称为气机，主要形式有升、降、出、入。肺主宣降，就包含了这四种运动形式。肺的宣发肃降是具有节律性的，通过肺气的宣发肃降就可以调节呼吸的节律，调节全身气机的升、降、出、入的节律。生理情况下，肺的呼吸均匀，节律一致，则全身气机升降正常，出入通畅。病理情况下，肺的呼吸功能异常，常可影响全身气的升降出入，导致气机失调，出现气滞、气逆、气陷等证。

（二）肺主行水

肺主行水，也被称为肺主通调水道，是指肺具有推动和调节全身水液的输布和排泄的作用。整个津液输布代谢过程实际上是多脏腑参与的，但因为肺为华盖，在五脏六腑中位置最高，它又能推动和调节全身的水液代谢，所以中医又有“肺为水之上源”的说法。

肺主行水其实也是肺的宣降作用在津液输布排泄方面的体现（图 4–6）。

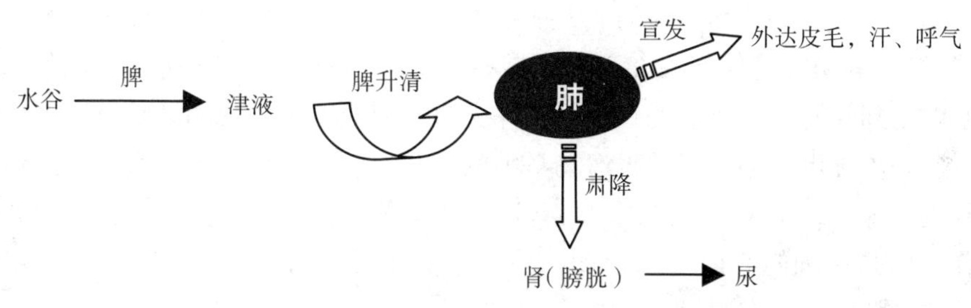

图 4–6 肺主行水

首先来看一下肺在津液输布方面的作用。脾将津液上输至肺，肺一方面通过宣发作用，将津液向上、向外布散，滋养肌肤头面；另一方面，肺通过肃降作用，将津液向内向下输送，内养脏腑组织。接下来再看肺在津液代谢排泄方面的作用。一方面肺通过宣发作用，宣散卫气，调节汗孔开阖和汗液排泄；此外还可通过宣发作用，在呼出体内浊气的同时，也呼出一些多余的水气；另一方面肺通过肃降作用，将脏腑组织器官代谢所产生的浊液下达于肾，成为尿液生成之源。

在病理情况下，肺失宣发可导致水液向上向外输布失常，出现无汗、水肿等病症。若肺失肃降，则可导致水液不能下输至其他脏腑，浊液不能下达膀胱，出现咳逆上气、痰多、小便不利或水肿等病症。

肺主行水、肺为水之上源的理论在中医临床上最经典的应用就是通过宣肺利小便治疗水肿、小便不利病症。宣肺利尿又被形象地比喻为提壶揭盖。肺的位置最高，就好像一个盖子，上面的盖子塞紧了，上下气机不调畅，下面的水液也就出不来，从而形成水肿、小便不利。这其实就是肺不宣发影响到水液代谢。打开壶盖，放进空气，壶中水就能畅快地流出。因此，只要宣通肺气，气机通畅，小便就会通利。由于肺的宣发和肃降是相反相成的，所以宣肺利尿还应使用肃降肺气的药物。

一般人都会认为，人体尿液的排泄出现问题主要与肾有关。通过上面的学习，应该发现，尿液的排泄不仅与肾有关，还与肺的宣发肃降有关。清代名医张志聪在《侣山堂类辩》一书中记载了自己治疗一个患水肿而小便不通病人的案例。这个病人在看张志聪之前已看过不少医生，前面的医生大多使用利小便的方药，但却越治小便越不通，水肿也越来越严重。张志聪另辟蹊径，选用防风、苏叶、杏仁三味药，各药等量，让病人水煎后温服。不久病人开始出汗，小便随即而通，水肿全消。由此，中医临床上对于尿少甚至无尿，并不是一味地利尿或补肾，常常会变通思维，出奇制胜。

（三）肺朝百脉、主治节

1. 肺朝百脉 “朝”可以有两种解释：一是指朝见、朝会，二是指“潮动”。肺朝百脉功能主要体现在两个方面：

（1）全身的血液都要通过经脉聚会到肺，通过肺的呼吸进行气体交换，使血中富含清气，然后再通过肺的宣发肃降输送到全身。浊气则经口鼻呼出。这一论述与现代医学中有关肺循环的论述是基本一致的。人体血液循环分为体循环（大循环）和肺循环（小循环）。肺循环的功能是使血液在流经肺泡时和肺泡之间进行气体交换，富含二氧化碳的静脉血汇聚到肺的毛细血管网，进行气体交换，变成富含氧气的动脉血，再回流到全身各处。进一步分析，会发现呼吸运动是肺朝百脉的前提条件，静脉血汇聚于肺，动脉血从肺回流到全身，实际上是肺的宣发肃降作用的体现。静脉血汇聚于肺，依靠的是肺的肃降作用，是一种向心内聚的运动；动脉血从肺回流到全身，是一种离心外散的运动，依靠的是肺的宣发作用。

肺朝百脉的生理功能反映出肺能助心行血，其实质是气能推动血液运行。心主血脉，心气是血运行的基本动力。而肺主气，血的运行又须肺气的推动和调节。从现代医学理论来看，肺循环也是以心为主导的体循环的重要补充。在临床上，肺源性心脏病（肺心病），主要是由于支气管–肺组织或肺动脉血管病变引起的心脏病。生理情况下，肺气充沛，气机调畅，则血运正常；病理情况下，肺气虚弱或壅滞，行血无力，就会导致心行血不畅，甚至血脉瘀滞，出现心悸胸闷、唇青舌紫等症。

（2）肺通过宣发肃降作用，朝百脉，使气血能够有节律地运行到全身各个地方。是指全身的血液都通过血脉汇聚于肺，进行气体交换。

2. 肺主治节 《素问·灵兰秘典论》以“肺者，相傅之官，治节出焉”来概括肺的生理功能。绝大多数中基教材认为治节是治理调节的意思，但“节”除了有调节之义外，更重要的含义是节奏、节律。因此，肺主治节就是治理节律、节奏的意思。肺主宣发肃降，肺气的相反相成的运动使气机平衡稳定，这是治理调节的基础。

具体而言，肺主治节主要表现在四个方面：一是调节呼吸运动。肺有节律的一呼一吸，呼吸均匀顺畅。二是调理全身气机。通过呼吸运动，调节气的升降出入，保持全身气机稳定平衡。三是肺朝百脉，助心行血。《素问·平人气象论》曰：“人一呼脉再动，一吸脉再动，呼吸定息脉五动。”肺可通过调节呼吸节律调节气行，气行则血行。所以一呼脉搏跳动两次，一吸脉搏又跳动两次，两次呼吸之间，脉搏跳动一次。《难经》中还有进一步描述“人一呼脉行三寸，一吸脉行三寸，呼吸定息，脉行六寸”。这就告诉，血液在脉管中伴随着一个呼吸可以运行 6 寸，很有节律性。四是调节津液代谢。通过肺气的宣发与肃降，治理和调节全身水液的输布与排泄。

总而言之，肺主治节的本质是肺可以使呼吸运动、血液运行以及津液代谢有节奏、有规律地进行。

讲到这里，存在一个疑问，高中生物学学过，人体自主节律的发出者最重要的是心脏，肺组织本身不会产生节律。普通人是无法通过自主意识调整自己的心跳的。但是中很多人都有过这样的体验，当紧张时心跳加快，呼吸急促，这时候可以通过调整呼吸，使得呼吸平稳均匀，继而也会使你的心跳变慢，即为肺对呼吸和体内气血运行节度的调整。

四、肺的生理特性

肺的生理特性一是肺为娇脏。娇者，娇嫩之意。肺为娇脏，是指肺为清虚之体，不容纤芥，不耐寒热，易受邪侵的特性。古人曾做过个类象来说明肺不耐寒热的娇脏特质。古人说“水冷则金寒，火刑则金灼”，即为说金属比其他材质对温度敏感，放在低温下，金属最是冰手，放在高温下，金属最烫手；与之类象的人体内的金，也就是肺也有此特质。明代医家张景岳说“凡金被火刑则为嗽，金寒水冷亦为嗽”，即肺无论感受寒邪或热邪，都容易出现咳嗽等肺失宣降的病症。

肺的第二个生理特性是喜润恶燥。一方面，肺是人体的“金”，金主气降，润则下，因而润有助于气降。比如中药中杏仁，油脂丰富，具有润性，则能降肺气，治疗咳喘等病症。另一方面，燥邪在五行属金，同气感召，燥邪最易侵袭人体肺系统，出现干咳少痰，或痰黏难咳，或痰中带血，甚则喘息胸痛等病症，此即中医所谓的“燥易伤肺”。

五、肺与形、窍、志、液、时的关系

（一）在体合皮，其华在毛

皮毛，包括皮肤、汗腺、汗毛等组织，为一身之表，具有防御外邪、分泌和排泄汗液、辅助呼吸、调节体温及感觉等功能。

肺与皮毛关系密切。肺对皮毛的作用主要体现在两个方面：一是肺气宣发，将卫气外输布散于皮毛，以发挥其温分肉，充皮肤，肥腠理，司开阖及防御外邪的作用；二是肺气宣发，将水谷精微和津液外输于皮毛，以发挥其濡养、滋润皮毛的作用。病理情况下，若肺津亏、肺气虚，既可致卫表不固而见自汗、多汗或易患感冒，又可因皮毛失养而见肌肤憔悴、皮毛不泽。

皮毛对肺的作用也有两个方面：一是皮毛可以宣散肺气，以调节呼吸。《黄帝内经》把汗孔称作“玄府”“气门”，认为汗孔不仅是排泄汗液之门户，也是进行体内外气体交换的通道之一；二是肌表受邪，可内合于肺。如寒邪客表，卫气被遏，可见恶寒发热、头身疼痛、无汗等症。若继之出现咳、喘等症，则表示病邪已由表入里伤及肺脏。故治疗外感表证时，解表与宣肺常同时并用。

（二）在窍为鼻

鼻与喉相通而下联于肺，肺司呼吸，鼻为呼吸道的最上端，鼻孔与喉是清浊之气出入的通道，故有“鼻为肺窍”“喉为肺之门户”之说。鼻的通气、嗅觉和助发音功能主要依赖肺津的滋养和肺气的宣发。肺津充足，肺气宣畅，鼻窍得养而通利，则呼吸通利、嗅觉灵敏、发音清晰。《灵枢·脉度》曰：“肺气通于鼻，肺和则鼻能知臭香矣。”病理情况下，如肺失宣发或肺津亏虚，则鼻塞不通，嗅觉迟钝，鼻窍失润而干燥。所以，临床治疗鼻塞流涕、嗅觉失常，多用辛散宣肺之法。鼻干生疮、嗅觉失常，多用滋肺润燥之法。

喉为呼吸之门户，又由于手太阴肺经上循咽喉而行，加强了肺与咽喉的联系。喉主司发音。喉的通气与发音有赖于肺津的滋养与肺气的推动。肺津充足，或肺气充沛，则呼吸通畅，发音清晰洪亮。若肺津耗损、肺气不足，喉失滋养和推动，可出现声音嘶哑或失音，治以气津双补；若外邪袭肺，肺气宣降失常，郁滞不畅，可出现咽喉不利，声音嘶哑、重浊，甚或失音，治以祛邪宣肺。

（三）在志为悲（忧）

《素问·阴阳应象大论》曰：“在脏为肺……在志为忧。”《素问·宣明五气》又云：“精气……并于肺则悲。”说明忧和悲的情志变化与肺的功能活动密切相关，故悲忧属肺志。悲和忧虽略有不同，但其对人体生理活动的影响是大致相同的。悲忧虽为人体正常的情绪变化或情感反映，但悲忧过度，则可损伤肺精、肺气，出现少气懒言、呼吸气短、体倦乏力等。如《素问·举痛论》曰：“悲则气消。”反之，肺精气虚衰或肺气宣降失调，机体对外来刺激耐受能力下降，容易于产生悲忧的情绪变化。

（四）在液为涕

涕，即鼻涕，是鼻窍的分泌液，由肺津所化生，有润泽鼻窍、防御外邪、利于呼吸的作用。肺津、肺气充足，则鼻涕润泽鼻窍而不外流。若外邪袭肺，涕分泌的多少、性状就会发生变化。如寒邪袭肺，肺气失宣，肺津不化，可见鼻流清涕；风热犯肺，热伤肺津，可见鼻流浊涕；风燥犯肺，伤及肺津，可见鼻窍干燥。

（五）通于秋气

在五脏与天地自然的相应关系中，肺与秋应。时令至秋，燥气当令，凉风清劲，草木皆凋。人体之肺性喜清降，敛肃下行，为阳中之少阴，同气相求，故与秋气相应。肺金之气此时应季而旺，自然顺降，故人体每觉秋高气爽，神宁气清。但秋季气候干燥，肺为清虚之脏，喜润恶燥，易与燥气相应，故逢秋每见肺燥之证，临床常见干咳无痰、口鼻干燥、皮肤干裂等症，当治之以润。

六、大肠的生理功能

大肠居腹中，其上口在阑门处上接小肠，其下端连肛门。大肠包括了现代解剖学的结肠和直肠。大肠与肺五行同属金，手阳明大肠经与手太阴肺经相互属络，构成表里关系。大肠的主要生理功能是传导糟粕和主津。

大肠接受由小肠下传的食物残渣，吸收其中多余的水液，燥化糟粕使之形成粪便。在肺之肃降、胃之通降、脾之运化及肾之气化等协同作用下，通过大肠之气的运动，将粪便传送至大肠末端，经肛门排出体外。故《素问・灵兰秘典论》曰："大肠者，传导之官，变化出焉。"如大肠传导糟粕功能失常，则排便异常，可见大便秘结或泄泻。若湿热蕴结大肠，大肠传导失司，可见腹痛、里急后重、下痢脓血等病症。

大肠在传导糟粕的同时，还能同时吸收食物残渣中的水液，参与体内的水液代谢，故称"大肠主津"。若大肠主津功能失常，食物残渣中的水液不能被吸收，水与糟粕俱下，可见肠鸣、腹痛、泄泻等病症；若大肠实热，消烁津液，或大肠津亏，肠道失润，则可导致大便干结。

七、肺与大肠的关系

手太阴肺经属肺络大肠，手阳明大肠经属大肠络肺。通过经脉的相互络属，肺与大肠构成脏腑表里关系。

生理上，肺主肃降，是大肠传导的动力，推动大肠向下、向外排出糟粕。另一方面，肺为水之上源，主通调水道，参与水液代谢，输布津液以滋润大肠，有利于排泄糟粕。而大肠传导正常，大便通畅，有利于肺气之肃降。此外，大肠通过主津功能参与水液代谢，配合肺的行水功能。病理情况下，肺失宣降可致大肠传导不利，出现咳嗽气喘，肠燥便秘。大肠实热，腑气不畅，也可影响肺之宣降，出现胸闷气喘等。《灵枢・四时气》曰："腹中常鸣，气上冲胸，喘不能久立，邪在大肠。"

第五节 肝系统

一、肝系统概述

肝系统是人体的"木"系统。木气具有气升的特点，也就是能量升发的状态。肝主疏泄就是这种"气升"特点的体现，就像自然界春天的能量升发，将地球在头年冬天贮备封藏在地下水中的能量升发、释放出来，万物则表现为生机勃发。肝主疏泄能将机体能量升发、升动起来，整个机体得到这种激发从而表现出生机勃勃。

人体内的肝系统除了有建立在无形脏气基础上的"气升"的能量状态外，也包含形脏器部分，最核心的就是肝脏。中医学认为，肝位于腹腔，横膈之下，右胁之内。肝分为两叶，其色紫赤，质地柔软。肝的藏血功能主要是建构在肝脏这个有形脏器基础上的。正是由于肝藏血，血属阴，故而肝质地柔软。在中医临床上养肝血、养肝阴都属于柔肝治法的范畴。

肝与六腑中的胆通过经脉的相互络属构成脏腑表里关系。胆也是属于人体的木系统。此外，肝在体合筋，其华在爪，在窍为目，在液为泪，因此，筋、爪、目、泪这些结构物质也属于肝系统。

根据同气感召理论，人体内的“木”，即肝系统会和自然界的“木”气相通，如自然界中木系统的春、东方、青色、酸味、木等都与人体肝系统有关联。这些关联性在中医学中都有应用。比如，中药酸枣肉，味酸，古人认为它“善补肝，是以肝虚极而元气将脱者，服之最效”，也就是说它的补肝功效显著。再譬如青色，虽然植物药大多都是青色，但还是能发现一些特别的青色，比如中药青黛，它被古人用来做青色的一种染料，青黛入肝经，清肝胆火。它实际上是所熟悉的另一味药，板蓝根加工所得，这真是应了那句话“青出于蓝而甚于蓝”。

二、肝的主要生理功能

（一）肝主疏泄

疏，有疏通，畅达的意思；泄，指的是宣通，发散。肝主疏泄是指肝具有疏通、畅达全身气血津液的作用。

《黄帝内经》中最早提到疏泄，《素问·五常政大论》曰：“发生之纪，是谓启陈，土疏泄，苍气达。”这里讲的其实是在春天，自然界的木气条达，土得木疏通的状态。虽然指出疏泄是木气的作用结果，但并没有直接将疏泄认同为肝的功能。真正提出肝主疏泄的是金元时期医家朱丹溪，他在《格致余论》中提到“主闭藏者肾也，司疏泄者肝也”。

肝气的疏泄反映了肝主动、主升的特点。通过肝的主动、主升，使机体能量，也就是气得以运行升发起来；体内的津液、血液的运行需要靠气的推动，因而肝气疏泄也能激发体内的津液、血液的疏通运行。

清代医家沈金鳌说：“肝和而气生，发育万物，为诸脏之生化。”正由于肝气的生发，才使得人体生长发育成为可能。

《灵枢·天年》说：“五十岁，肝气始衰，肝叶始薄，胆汁始灭，目始不明。六十岁，心气始衰，苦忧悲，血气懈堕，故好卧。七十岁，脾气虚，皮肤枯。八十岁，肺气衰，魄离，故言善误。九十岁，肾气焦，四藏经脉空虚。百岁，五脏皆虚，神气皆去，形骸独居而终矣。”这一段文字详细描述了人体衰老期中五脏功能衰退的顺序，其中肝是五脏中最早出现衰老征象的。一旦肝气不能生发，就标志着人体进入衰老期。《素问·上古天真论》说：“七八，肝气衰，筋不能动……”“目始不明”“筋不能动”也就是视力减退和运动功能减弱，是人体衰老最突出的表现。

肝主疏泄是维持肝本身及全身脏腑功能协调有序的重要条件，肝主疏泄主要表现在以下五个方面：

1. 调畅全身气机 肝属木，具有木气的主升、主动特点，调节着全身气机的疏通、畅达。生理情况下，肝疏泄功能正常，则机体气机调畅，气血和调，经络通利，脏腑组织的功能正常。病理情况下，肝气疏泄功能失常，又称为肝失疏泄，常出现以下两种情况：一是疏泄不及，也就是气升、气动不及，气机不得畅达，称为“肝气郁结”或“肝郁气滞”。中医理论认为“不通则痛”，故肝气郁结常见气滞引起的痛症，疼痛性质多为胀痛、窜痛，且多出现在肝经所循行的部位，如胸胁、两乳或少腹等。二是疏泄太过，也就是气升、气动太过，称为“肝气上逆”。临床上多见头胀头痛，头摇等病症，这就类似自然界中的打雷、刮风的现象。 打雷就是闪电的时候释放很大的热量，使周围空气受热膨胀。瞬间被加热膨胀的空气会推挤周围的空气，引发强烈的爆炸式震动，即为雷声。从本质上来看，其实就是气动太过。而风本来就是空气的流动，大风显然就是自然界气动太过。机体出现的头胀头痛就是人体能量气动太过，在头部郁积。

2. 推动血行津布　血的运行、津液的输布代谢有赖于气机调畅。肝主疏泄，调畅气机，气行则血行，气行则津行。病理情况下，若肝气郁结，则血运不畅，血液瘀滞停积可产生瘀血，或出现癥积肿块；气机郁结可导致津液的输布障碍，出现水肿、痰饮等水道不利的病症。若肝气上逆，血随气逆，可出现面红耳赤，呕血、咯血，甚则卒倒昏厥等症，这是中医所称的血厥。

3. 调畅情志　肝调畅情志的功能是以其调畅气机、推动血行为基础的。气血是情志活动的物质基础，气机调畅，血行通达，五脏和调，则情志舒畅。病理情况下，若肝疏泄不及，肝气郁结，情绪无法正常表达出来，可出现抑郁不乐，悲忧善虑。若肝疏泄太过，肝气上逆，情绪表达失去控制，过度表达，则会出现性情急躁，或烦躁易怒等。

4. 促进脾胃运化　肝主疏泄，促进脾胃运化，主要表现在两个方面：一是调节脾胃气机的升降。脾升胃降是机体消化吸收功能正常的前提，肝主疏泄能调畅气机，所以有助于脾胃之气的升降，促进脾胃的运化功能。二是肝主疏泄可以调节胆汁的分泌与排泄。胆汁是由肝的余气所化，贮存于胆囊之中。胆汁的正常分泌和排泄须依赖于肝气的疏通和激发。病理情况下，若肝失疏泄，出现肝气郁结或肝气上逆，胆汁则不能正常的分泌与排泄，胆汁瘀滞可影响饮食物的消化吸收，临床上可出现纳呆腹胀，口苦黄疸，或厌食油腻等症。

肝病以影响脾土为主，会导致脾失健运，纳食不化，出现胸胁胀满、腹胀腹痛，或肠鸣腹泻等症，称为“肝脾不调”或“肝脾不和”。肝病以影响胃土为主，导致胃失受纳和降，可出现脘痞纳呆，恶心呕吐，或者嗳气反酸等症，称为“肝气犯胃”或“肝胃不和”。

中药中有味消食药叫麦芽，麦芽的幼芽呈披针状，条形，须根数条，纤细而弯曲，符合“木曰曲直”之象；芽具有生长、升发之气，即“木”气，与人体的木气同气感召，所以麦芽能疏肝。小时候吃过的麦芽糖为麦芽经发酵制成糖，甘味能补益脾胃，所以，对体质虚弱的小儿或用于强壮身体，吃麦芽糖不仅可以疏肝还能促进脾胃运化，使小儿生气勃勃。

5. 促进男女生殖机能　女子月经和排卵以及男子排精都与肝主疏泄密切相关。男子精液的施泄，女子卵子与月经的排泄都是肝疏泄的结果。这与肝能疏通，隶属于肝的冲任二脉有关。冲任二脉都起源于女性子宫或男性精室，与男女生殖功能关系很密切。生理情况下，肝疏泄功能正常，则男子精泄通畅有度，女子经行通畅。病理情况下，若肝疏泄不及，男女都可出现性欲低下，男子还可出现阳痿、早泄等；女子则可出现经行不畅，痛经甚至闭经。若肝疏泄太过，男子可出现性欲亢奋、阳强易起、遗精等；女子则可出现月经提前、崩漏等。

（二）肝主藏血

肝主藏血是指肝具有贮藏血液、调节血量和防止出血的功能。

1. 贮藏血液 肝内藏有一定数量的血液。现代解剖学发现人体肝脏是由一个被称为"肝血窦"的结构单位构成的，里面藏有丰富的血液。整个肝脏系统包括静脉系统可贮存全身55%的血容量。血液具有滋润和濡养的作用，肝储备血液的直接作用表现在以下几个方面；一是濡养肝系统。当肝血充足的时候，肝脏得肝血滋养，质地柔软；筋、爪、目、泪这些结构物质也会受到肝血的滋润濡养。二是与女性月经关系密切。冲脉和任脉隶属于肝，肝贮藏充足的血液是女子月经来潮的重要保证。若肝血不足，可出现肝脏质地变硬，目失血养，两目干涩，视物昏花；筋失血养，出现肢体麻木、屈伸不利；女子冲任血亏不充，可出现月经量少、闭经、不孕等。

2. 调节血量 肝可根据机体的需要调节血液的分配。当机体活动剧烈或情绪激动时，肝将所贮藏的血液向外周输布，以供机体之需。当人体安静、休息或情绪稳定时，机体外周对血液的需求量相对减少，部分血液便又归藏于肝。现代研究发现，当人静卧时，肝脏可增加25%的血流；正常人一旦急需时，肝脏至少可提供1000~2000mL血液，以保证足够的心排出量。从某种意义上说，肝就是人体自带的血库。

在中医补血基本方——四物汤的构方中，可以看到这一理论的应用。当中医判断患者处于血虚时，中医的做法就是利用人体本身，开启肝这一血库，将血液运行到它该去的地方，运行到需要它的组织器官，以发挥血液的滋养作用，纠正血虚的各种症状。四物汤中当归就发挥了这样的作用。当归的气味非常浓烈，这种药物能将自己的气味发散得这么强烈，说明它的走散力特别强大，但补益能力相对就有限了，古代本草明确指出"当归过于辛温，行血之功有余，生血之功不足"。所以，当归能纠正血虚症状，最关键之处就在于它能将肝中血液引出，引血归其当归之处。身体某个部位缺乏足够血液滋养了，当归就能引血归于此处，治疗血虚症状。

3. 防止出血 肝为藏血之脏，具有收摄血液、防止出血的功能。肝作为后备血库，为外周循环起到"分流泻洪"的作用，可防止外周血液"洪水泛滥"，冲破堤岸，也就是血液溢出脉外而出血。肝不藏血，可见吐血、呕血、咯血、崩漏，以及其他出血病症，究其病机乃是因肝气、肝阳之亢，迫血妄行，使血不能内收回藏而致。

三、肝的生理特性

肝的生理特性主要有三点：

（一）肝性生升，喜条达而恶抑郁

肝性升是指肝气充满生机，气机运动以向上升动和向外发散为特征。肝属木，木性生发，通于春气，上扬而外展，并且充满生机，以出新为特征；肝为少阳之脏，其气蓬勃。清·张璐云："肝藏升发之气，生气旺则五脏环周，生气阻则五脏留著。"说明肝气具有启迪诸脏生长化育、调生机蓬勃之功，肝气主升主动。

木之本性本为条达，其生长之势喜舒展而恶阻抑。肝气也然，生理情况下，肝气应是升发、舒畅、冲和条达，既不抑郁，也不过亢。肝气条达，对全身脏腑、经络、形体的功能活动等具有重要的调节作用。若肝失条达之性，则成肝气郁结之证，常见胸胁、乳房、少腹胀痛或窜痛等症状。疏肝理气是肝病治疗的常法。

（二）肝为刚脏

肝为刚脏，是指肝具有刚强躁急的生理特性。这主要是强调肝主疏泄的功能。在病理情况下，肝气容易疏泄太过或上逆，临床上多出现眩晕、面赤、烦躁易怒、筋脉拘挛，甚则四肢抽搐、角弓反张等症状。因此古人认为肝性刚烈，故为刚脏。也正是基于此，古人又把肝称为将军之官。

针对肝气的这种病理改变，《黄帝内经》提出了"肝苦急，急食甘以缓之"的治疗原则。甘味药物善于缓急，能舒缓肝的升动太过。比如用芍药甘草汤治疗缓解筋脉拘急的病症。腿肚子上的筋肉痉挛抽痛，俗称抽筋。肝在体合筋，从中医理论来看，这其实是肌肉以及包裹肌肉的筋膜，疏泄太过所致。芍药甘草汤一共两味药，甘草是所有药物当中甘味最纯正的一味药，以舒缓肝的升动太过。

（三）肝体阴用阳

"体"指的是肝的本体或者说是肝的有形脏器部分，"用"指的是肝的功能，或者更确切地说，指的是肝无形脏气部分。肝为藏血之脏，以血为体，血属阴，故其体阴；肝主疏泄，调畅气机，以气为用，气属阳，故其用属阳，所以说"肝体阴而用阳"。

肝体阴而用阳其实是在谈肝的两个生理功能之间的关系。肝主疏泄和藏血功能存在着阴阳对立制约、互根互用的关系，二者相反相成、相互为用。

藏血是疏泄的物质基础，血液充沛则疏泄正常；疏泄则是肝能藏血进而调节血量的动力因素，疏泄条达则血脉调和，血量得以合理调节。肝藏血功能正常，血量充足，不使肝气亢逆，才能保持全身气机疏通畅达。

肝藏血能制约肝的疏泄功能，防止其太过，其原理就是阴能制阳。肝藏血能防止出血，也是因为能防止肝疏泄太过，血行过速，溢出脉外而导致出血。

又如芍药甘草汤一方，内含白芍，白芍味酸，入肝，酸能收敛，有助于肝藏血，即通过加强肝藏血的功能以制约肝的疏泄太过的作用。

在中医治肝调肝名方中，如疏肝名方逍遥散，除了用疏肝药，也用了白芍助肝藏血；养肝阴肝血的名方一贯煎中除了养肝血外，也用了疏肝的川楝子。这些都是肝体阴而用阳这一生理特性在临床运用中的体现。

四、肝与形、窍、志、液、时的关系

（一）在体合筋，其华在爪

筋，包括肌腱、韧带和筋膜等，附于骨而聚于关节，具有连接和约束骨节，协调运动，保护内脏等功能。在五脏当中，筋和肝的关系最为密切。其主要原因是肝之阴血对筋具有濡养作用。肝之阴血充盈，筋得所养，则肢体关节活动自如、强健有力。若肝之阴血不足，筋失所养，则可表现为肢体关节活动失灵、屈伸不利或手足震颤，或麻木不仁，或易于疲劳等，故《素问·六节藏象论》称肝为“罢极之本”。

爪，即爪甲，乃筋在体外之延续，故称“爪为筋之余”。肝其华在爪，是指爪甲也需肝血的濡养，肝血之盛衰可从爪甲色泽的荣枯上反映出来。肝血充足，则爪甲红润光泽，坚韧明亮。若肝血不足，则爪甲枯而色夭，质地软薄，甚至变形脆裂。故《素问·五脏生成》说：“肝之合筋也，其荣爪也。”

（二）在窍为目

目为肝之窍。肝与目的关系最为密切。结构上，肝的经脉上联于目系；生理上，目赖肝气之疏泄和肝血之营养方能发挥视觉功能，故《素问·五脏生成》说“肝受血而能视”。《灵枢·脉度》说：“肝气通于目，肝和则目能辨五色矣。”病理情况下，肝病往往反映于目。如肝之阴血不足，不能濡养于目，则眼睛干涩、视物模糊；肝经风热，循经入目，则目赤痒痛；肝火上炎，则目赤肿痛；肝阳上亢，则目睛胀痛；肝风内动，则目系抽掣，或两目斜视；肝胆湿热，熏蒸于目，则目睛发黄等。

（三）在志为怒

怒，是人体精神情志活动之一，与肝的疏泄、升发密切相关。《素问·阴阳应象大论》曰：“在脏为肝……在志为怒。”一定限度内的正常发泄不仅对人体无害，反而有利于肝气的疏导和调畅。但若怒而无制，大怒或郁怒不解则易于伤肝，造成肝气疏泄失调。暴怒可致肝气升发太过、疏泄过亢；郁怒可致肝失疏泄、肝气郁结，故又有“怒伤肝”之说。

肝之气血失调也可引起怒的情志改变。《灵枢·本神》说：“肝气虚则恐，实则怒。”当肝气过亢，或肝阳偏亢时，常可表现为急躁发怒。肝气虚、肝血不足，则易于产生郁怒之变。故临床上治怒当调肝：郁怒者予疏肝解郁，大怒者则当疏肝平肝。《杂病源流犀烛》曰：“治怒为难，惟平肝可以治怒，此医家治怒之法也。”

（四）在液为泪

泪自目出，为肝之阴血所化生，受肝气控制，具有濡润、清洁和保护眼睛的功能。

肝阴血充足，肝气冲和，泪液分泌正常，则目得滋养。若肝的阴血不足，则泪液分泌减少，可出现两目干涩；肝经风热，则迎风流泪；肝经湿热，则目眵增多。

五、胆的生理功能

胆属于六腑之一，也属于奇恒之腑。胆位于腹腔内右胁部肝下，与肝紧密相连，附于肝之短叶间，肝胆直接相连。胆为中空的囊状器官，内藏胆汁。胆的主要生理功能：一是贮藏和排泄胆汁，二是主决断。

胆汁形成后贮藏于胆腑，进食时，在肝疏泄功能的作用下，胆汁排入肠中，促进饮食水谷的消化吸收。若肝疏泄太过，可出现胆汁上逆的口苦，呕吐黄绿苦水等症状；胆汁还可以外溢，出现身、面、目俱黄的黄疸症，若肝疏泄不及，肝气郁结，可导致胆汁郁积在胆囊，出现胁下疼痛、胆结石、胆囊炎等病证。胆汁分泌排泄障碍，会影响到脾胃的运化功能，出现腹胀、食欲不振或食入不化、厌油腻、恶心、呕吐、泄泻等症。

决断属于思维的范畴，胆主决断是指胆在精神意识思维活动过程中，具有判断事物、并作出决定的作用；特别是在遭遇突发事件，或意料之外的事件时表现出对事件的判断，并作出决定的能力。

日常生活中那些选择障碍症患者，从中医理论来看，就是胆主决断的能力比较差。若胆主决断功能失常，如胆火过盛，可见口苦，急躁焦虑等症。若胆气虚怯，则会出现易太息，易受惊善恐，遇事不决。若胆虚痰扰，则多见口苦，呕逆，心烦不寐，惊悸不宁等症。

六、肝与胆的关系

胆与肝五行同属木，通过足少阳胆经与足厥阴肝经相互络属，构成表里关系。另外，胆与肝紧密相连，胆附于肝之短叶间，肝胆直接相连，关系密切，肝胆相照，就说明了肝胆之间密切的联系。

肝胆相照，肝与胆亲密无间。肝主疏泄调控着胆汁的贮藏和分泌，胆汁的分泌与排泄异常，亦会影响肝的疏泄功能。《素问·灵兰秘典论》中说：“肝者，将军之官，谋虑出焉；胆者，中正之官，决断出焉。”什么叫“中正之官”呢？“中正”就是公正、果敢，不偏不倚。那么胆就像是人体内部的司法机构，负责做出公正的判断。

经常会说一个人胆大或胆小，其实，胆大胆小是胆气强弱的体现。中医临床上对于一些惊悸不宁、失眠多梦、胆怯易惊等病症常从胆论治。

谋虑和决断、勇敢与胆怯都归于人的精神意识思维活动。明代医家张景岳在《类经·藏象类》说：“胆附于肝，相为表里，肝气虽强，非胆不断，肝胆相济，勇敢乃成。”肝胆相互配合，胆的决断以肝的谋虑为前提，使决而无误；肝的谋虑又有赖于胆的决断，使谋而有决。

第六节 肾系统

一、肾系统概述

肾系统是人体的“水”系统。水气具有气沉的特点，也就是能量封藏的状态。肾主封藏就是这种“气沉”特点的体现，就像自然界冬天的能量封藏在地下水中，地面上温度下降，缺少生机，树木落叶，动物冬眠，但是地下水却很温暖，有利于植物根部生长。肾主封藏能封藏人体的精、肺所吸入自然界的清气、封藏冲任二脉、前后二阴等。由此可见，肾主封藏功能主要是建立在无形脏气基础上的。

肾系统也包含有形脏器部分，其核心部分就是肾脏。中医学认为，肾位于腰部，脊柱两侧，左右各一，所以有“腰者肾之府”的说法。腰部是肾的特征性部位，老百姓一说腰酸，就说“肾不好”，此说法有一定道理的。肾的解剖形态，古人描述为外形椭圆弯曲，形如芸豆。这也是《黄帝内经》中将豆类称为肾谷的部分原因。很多豆类都有一定的补肾作用，当然其中最突出的是黑豆。现代医学认为肾脏是泌尿系统的主要器官，而中医有肾主水的生理功能，这一生理功能的提出显然与实体肾脏有密切关系。

肾与六腑中的膀胱通过经脉的相互络属构成脏腑表里关系，膀胱也属于人体的水系统。此外，肾在体合骨，生髓，其华在发，在窍为耳及前后二阴，在液为唾，因此，骨、髓、发、耳、二阴、唾等结构物质也属于肾系统。

根据同气感召理论，人体内的“水”，即肾系统，会和自然界的“水”气相通，如自然界中水系统的冬、北方、黑色、咸味、水等都与人体肾系统有关联。这些关联性在中医学中都有应用，比如，黑豆，色黑，黑色为水色，故《本草纲目》中说：“黑豆入肾功多。”日常生活中也有很多人用黑豆打豆浆来预防白发，刚刚提到过了肾其华在发，这种黑豆的应用，其实就是借助它对肾系统的影响力。在中医看来，冬季既是补肾的最佳时期，也须谨防冬季内伤肾。中国古代著名养生书《寿世保元》中认为，精乃肾之主，冬季养生，应适当节制性生活，不能姿其情欲，伤其肾精。

二、肾的主要生理功能

（一）肾藏精

肾藏精是指肾具有贮存、封藏精气的作用。藏是封藏，这其实是肾作为人体五行之水的封藏能力，也就是“气沉”的重要体现。

肾所藏之精，称为肾精。按其来源有先天和后天之分。先天之精是指来源于父母的生殖之精，与生俱来，在胚胎发育过程中，它是构成胚胎的原始物质，是生命发生的本原；人体出生后，它又是人体生长发育和生殖的基本物质，因此又被称为生殖之精。正是由于先天之精由肾所藏，所以肾也被称为先天之本。后天之精主要来源于人体出生以后，由脾胃化生的水谷之精以及肺所吸入的自然界清气。它能够化生五脏精气，维持脏腑组织的功能，并下输于肾中，以充养先天之精。先后天之精存在着相互资助，相互为用的关系。一方面，后天之精有赖于先天之精的活力资助，才能不断地化生；另一方面，先天之精又依赖于后天之精的不断充养，以充分发挥其生理效应。

中药中的紫河车，也就是人体的胎盘，中医认为它有补肾益精的功效。紫河车是胚胎发育的部分结构，属于先天之精的范畴，古人认为“天地之先，胚胎将兆，九九数足，胎儿则乘而载之”，其遨游于蓬莱仙境，万里天河，故称之为河车。胎盘经母体娩出，稍放置即转成紫色，所以称为“紫河车”。紫河车能补肾，这也是肾藏先天之精，肾为先天之本理论的应用。另外，一些植物种子类的中药，如覆盆子、枸杞子、五味子、沙苑子、车前子等，作为植物胚胎发育的原始物质，属于先天之精的范畴，所以可以用于补肾填精。

精是气之精粹者，这是在气一元论中学到过的。气是构成人体和维持人体生命活动的最基本物质，那么作为精粹的气、精，尤其是肾中精气主要具有两方面的功能：

1. 促进人体的生长发育和生殖　《素问·上古天真论》曰：“女子七岁，肾气盛，齿更发长；二七而天癸至，任脉通，太冲脉盛，月事以时下，故有子；三七，肾气平均，故真牙生而长极；四七，筋骨坚，发长极，身体盛壮；五七，阳明脉衰，面始焦，发始堕；六七，三阳脉衰于上，面皆焦，发始白；七七，任脉虚，太冲脉衰少，天癸竭，地道不通，故形坏而无子也。丈夫八岁，肾气实，发长齿更；二八，肾气盛，天癸至，精气溢泻，阴阳和，故能有子；三八，肾气平均，筋骨劲强，故真牙生而长极；四八，筋骨隆盛，肌肉满壮；五八，肾气衰，发堕齿槁；六八，阳气衰竭于上，面焦，发鬓颁白；七八，肝气衰，筋不能动，天癸竭，精少，肾藏衰，形体皆极；八八，则齿发去。”

把这段文字画成示意图（图 4–7），可以更清晰地看到人体由幼年到青年时期，肾气由未盛到渐盛（女子一七到三七，男子一八到三八），经过青壮年的平台期后，肾气由盛再到渐衰继而耗竭的演变过程。

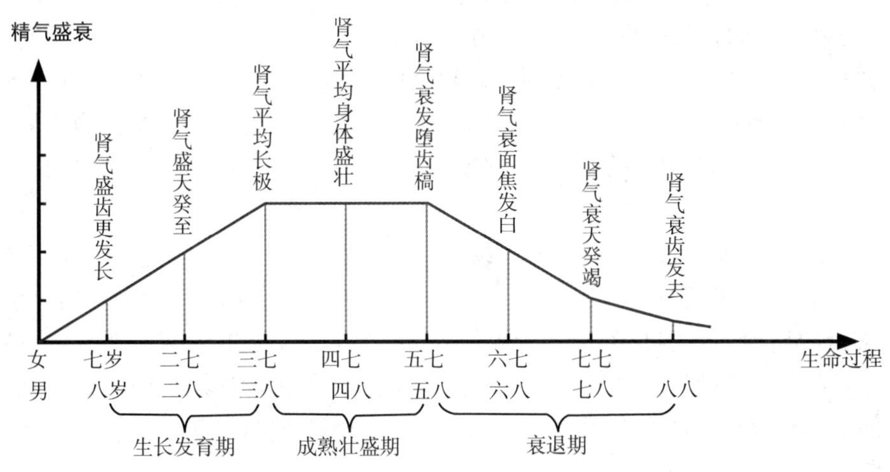

图 4–7　人体肾气的盛衰过程

《素问·上古天真论》的这段论述揭示了人体生长、发育以及衰老的自然规律以及肾气在生命历程中的盛衰变化及其重要作用。分以下几方面进行进一步解读。

第一，生命历程中有三个重要阶段，都与肾气的强弱有着密切的关系。第一阶段为生长发育期，即男子出生到二八，女子出生到二七。第二阶段为成熟壮盛期，即男子二八到五八，女子二七到五七。第三阶段为衰退期，即男子五八到八八，女子五七到七七。

女性“一七”，肾气就开始旺盛，牙齿开始换了，头发开始生长。“二七”，因为有了“天癸”，任脉通畅，冲脉气血充盛，月经来潮，女性具备了生殖能力。“三七”，肾气变得平稳，“真牙”也就是俗称的智齿，生长出来。“四七”，女性的筋骨坚强了，身体也最为强壮。“五七”，足阳明胃经和手阳明大肠经的气血开始减少，这两条经汇聚于头面部，女性开始出现面容憔悴，头发脱落。“六七”，汇聚到头部的手足三阳经的气血进一步衰减，女性出现面色枯黄没有光泽，头发也变白了。“七七”，任脉和冲脉气血虚弱，天癸也没了，女性绝经，丧失了生殖能力。所以，49 岁左右对女性而言，就是进入了更年期，身体开始衰老。

男性“一八”，肾气开始充实，头发茂盛，牙齿更换。“二八”“天癸”出现了，男性也具备了生殖能力，男女和合，就能繁衍下一代。“三八”，肾气平和，智齿开始长出来，身高也达到极限。“四八”，筋骨强盛，肌肉健壮。“五八”，肾气开始衰落了，具体的表现就是头发脱落。“六八”，头面部的手足三阳经气血开始衰少，脸色变得枯焦，头发变得花白。“七八”，肝气衰微，筋脉气血运行迟缓，行动不便，天癸开始衰竭，肾的功能也衰退，形体各部分都出现衰竭现象。“八八”，牙齿、头发都脱落了，天癸彻底尽了，也就没有了生殖能力。

第二，齿、骨、发的生长状态以及生殖能力是观察肾气盛衰、判断人体生长发育状况以及衰老程度的客观标志。

第三，什么是天癸？“癸”在天干的第十位，和第九位的“壬”都属于水。“天”是先天的、与生俱来的意思，也代表是第一位的。中国古圣说“天一生水”“一曰水”，水是第一位的，是生命之源。肾属水，为先天之本，藏精，所以“天癸”就是从先天肾精中产生的，是肾气充足到一定程度的产物。一般认为，天癸是促进性发育和维持性功能（包括生殖机能）的一种精微物质。当然，男女的天癸在构成上是同中有异的，正是由于天癸构成的差异，才使青春期以后的男女形体向着不同的方向分化发育。

第四，为什么以“女七男八”为基数呢？早在 2000 多年前，古圣先贤就发现了人体一生的生命周期，《黄帝内经》则发现了人一生五脏气血的盛衰和肾气盛衰、生命力、生殖力盛衰的周期。其实，关于生命周期，《黄帝内经》提出了两种观点，一种是以“十岁”为周期，一种是以“七岁”（女）和“八岁”（男）为周期。10 岁，是从五脏六腑气血的盛衰观察出来的生命周期；而 7、8 岁，则是从肾气和天癸的盛衰观察出来的生命周期。

以“七岁”“八岁”为一周期，是由肾气的盛衰以及天癸来决定的。这种划分周期的方法除了与人体本身正常的生理周期相吻合外，还与天道运行规律相符合。这个规律反映在洛书上，见图 4-8。

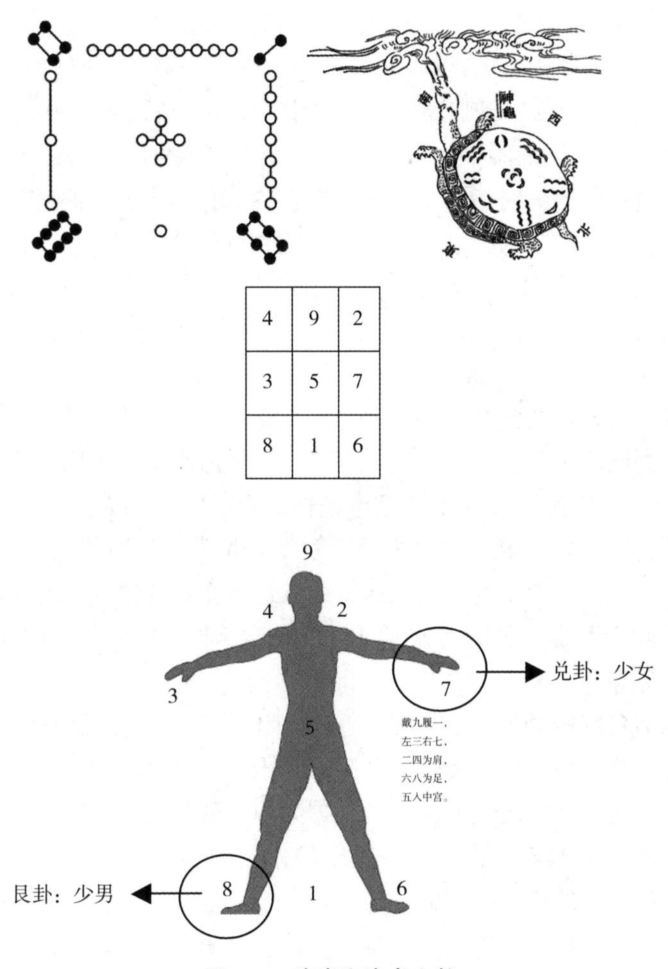

图 4-8　洛书和洛书之数

洛书，古称龟书，传说有神龟出于洛水，其甲壳上有此图像，结构是戴九履一，左三右七，二四为肩，六八为足，以五居中，五方白圈皆阳数，四隅黑点为阴数。洛书是中国古代具有阴阳五行结构及变化的时空象数图。后人对洛书编了一个口诀："戴九履一，左三右七，二四为肩，六八为足，五居中央。"也就是说，头上是九，下面是一，左边是三，右边是七，上面右角是两点，左角是四点，二和四如同在肩膀上，下面右角是六点，左角是八点，好像是两只足。五在中间的位置。前人多认为，洛书与文王八卦相合，两者相配，7 和 8 分别配的是兑卦和艮卦。在《周易》八卦中兑卦表示少女，艮卦表示少男。也就是说少女的数字是 7，而少男的数字则是 8（图 4-8）。《黄帝内经》男女周期数与文王八卦的数字是一致的。文王八卦的数字反映的是自然宇宙变动的规律，《黄帝内经》以"七岁""八岁"为一周期的人体生长规律，符合了天道运行的周期，即为“天人相应”。

对“七岁”“八岁”还有另外一种解释，与《易经》有关。《易经》筮法中可得出九、八、七、六四个数，奇数为阳，偶数为阴。其中，九为老阳、极阳之数；六为老阴、极阴之数。所谓老阴老阳是指阴阳老成而接近于转折，“六”“九”正是九、八、七、六四个数的一头一尾。七为少阳之数，八为少阴之数，少阴少阳则代表着生机初萌、发展之势正旺。男子属阳刚之体，阳得阴而长，故少阴之“八”数特别有助于男性；女子属阴柔之质，阴得阳而生，故少阳之“七”数特别有助于女子。明代著名医家张景岳在诠释《黄帝内经》时指出“七为少阳之数，女本阴体，而得阳数者，阴中有阳也”“八为少阴之数，男本阳体，而得阴数者，阳中有阴也”。

第五，为什么《黄帝内经》对男女只讲到“七七”“八八”而不再往下论述了呢？《素问·上古天真论》主要是在谈人的先天精气，所谓“天真”主要是指先天肾中之精气。《黄帝内经》中指出，先天精气具有时限性，并不能享用一生。男子到“八八”，女子到“七七”时，先天精气已经耗竭。但这并不意味着生命的终结。人的寿数是由先天精气和后天精气共同决定的。在先天精气耗竭后，生命则受后天精气掌控。但后天精气孤掌难鸣，且其量也是有限的，而且在逐渐消耗直至用尽，所以也称为“残年”。

生理情况下，肾中精气充足，则人体生长发育正常，生殖能力旺盛。病理情况下，若肾中精气不足，小儿则表现为生长迟缓，如五迟（立迟、语迟、行迟、发迟、齿迟），五软（头软、项软、手足软、肌肉软、口软）；成人则可早衰，出现耳鸣耳聋，齿摇发脱，生殖机能下降等。

2. 推动和调节各脏腑功能 肾中精气通过肾阴、肾阳对各脏腑气化起着重要的推动和调控作用。首先要了解肾精、肾气、肾阴、肾阳几个概念。肾精化生肾气，肾气又称为元气、真气，是化生脏腑之气的根本。根据阴阳学说，气分阴阳，肾气亦可分为肾阴和肾阳。肾阴是肾气中具有滋润、濡养、宁静作用的物质和功能；肾阳是肾气中具有温煦、推动、兴奋作用的物质和功能。由于肾中精气包含先天精气，是人体生命的原动力，胚胎发育的物质基础，肾为先天之本。因此，肾阴、肾阳是人体阴阳的根本，又被称为元阴、元阳或真阴、真阳。肾阴、肾阳是“五脏阴阳之本”，肾阴、肾阳亏虚常可累及其他脏腑阴阳失调；而其他脏腑阴阳失调，日久亦可累及肾阴肾阳，也就是中医“久病及肾”的理论。

生理情况下，肾阳充盛，各脏腑形体官窍得以温煦，其功能活动得以推动，各种生理活动维持正常。肾阴充足，各脏腑形体官窍得以濡润，其功能活动得以调控。病理情况下，若肾阳虚衰，温煦、推动力减弱，则脏腑功能减退，可以出现精神不振、腰膝酸软，畏寒蜷卧，尿清便溏，男子阳痿早泄，女子宫寒不孕等虚寒性病证。若肾阴不足，滋润、濡养及宁静等功能减退，可以出现口干形瘦，潮热盗汗，五心烦热等虚热性病证。

（二）肾主纳气

肾主纳气是指肾具有摄纳肺所吸入的自然界清气，保持吸气的深度，防止呼吸表浅的作用。肾主纳气功能显然是肾主封藏能力，也就是“气沉”状态的体现。

人体的呼吸功能，虽由肺所主，但吸入的清气，还需通过肺的肃降下达于肾，经肾气的摄纳潜藏，使其维持一定的深度。中医有“肺为气之主，肾为气之根”的理论。

中医对肾的“呼吸功能”的认识显然不是来源于解剖，那么它又是如何形成的呢？古代导引术，也就是今天讲的气功，很强调在修炼时要采用丹田呼吸，也就是腹式呼吸。古代道家认为人在入静的状态下，呼吸的中心不在肺而在丹田，丹田位于脐下、小腹，丹田的开阖掌控着一呼一吸和气息的调节。采用腹式呼吸时，腹部膨胀然后向内回缩，四周的力向内集中，集中的这一点就是丹田。练功的人可以体会到气息经口鼻直出直入于丹田，中间也没有阻碍，所以会产生一种感觉就是丹田呼吸不需要肺的参与，与肺的舒张收缩无关。古代道家认为丹田是人体聚气贮气的部位，也是元气之所在。导引可以使气归纳于丹田，有助于修炼精气神，特别是充养元气，对养生保健大有裨益。古代道家通过在导引过程中对丹田呼吸的体验，认识到呼吸宜深入、清气宜下行，这样呼吸作用才能发挥到极致，才能达到充养元气的目的。肾被称为先天之本，内藏元气，中医对肾的认识与道家对丹田的认识颇为相似，由此，古代医家建立了“肾主纳气”的观点。此外，古人在长期的医疗实践过程中发现呼吸异常与肾有关，肾与喘证的发生确实有着密切的关系。很多喘证患者，幼年发病，至发育期，随着肾气渐充，疾病可自愈。而很多有慢性咳嗽的人在进入老年期后，往往出现喘证，这是因为肾气的逐渐衰退。

肾具有封藏的作用，这种封藏作用体现在呼吸运动中就是能将气收住，使气不能无故上越，这也就是所谓的“纳气”。有了肾的纳气功能，呼吸才能有深度，才能完成顺畅的深呼吸。肾的纳气作用很像是系住氢气球的绳子，有了绳子的牵制，气球才不会飘升。

生理情况下，肾气充沛，摄纳有权，则呼吸均匀和调。病理情况下，若肾气衰减，摄纳无力，清气不能下纳至肾，就会出现呼吸表浅，或呼多吸少，动则气喘，称之为“肾不纳气”。一般有两种病理表现，一是活动能力、运动耐力下降。即动则气喘，活动后呼吸急促、浅短，频率加快，甚则张口抬肩，鼻翼扇动；二是呼吸模式的改变。即呼长吸短，吸气困难。

中药沉香这味药常用于治疗气逆喘急的肾虚肾不纳气证。李时珍在《本草纲目》中提到：“其积年老木，长年其外皮俱朽，木心与枝节不坏，坚黑沉水者，即沉香也。”由此可见，沉香具有色黑、气沉的特点，具有五行“水”的特性，同气感召，所以能入肾。使用沉香治疗肾虚气逆喘急病症，其实就是肾主封藏、纳气理论在临床上的运用。

（三）肾主水

肾主水是指肾具有主司和调节全身水液代谢的作用（图 4–9）。人体水液的输布和排泄是十分复杂的生理过程，由多个脏腑组织参与。在水液代谢过程中，吸收的水液经脾气的运化转输作用，尤其是脾主升，上输送至肺，再经肺气的宣发肃降输布周身，以发挥滋润和濡养作用，这是输布过程；就排泄过程来看，肺将宣发至皮毛肌腠的水液化为汗液排泄，而脏腑形体官窍代谢后所产生的浊液，由肺的肃降作用输送至人体下部的肾系统。肾又如何进一步处理呢？肾具有升清降浊的作用。肺肃降下来的浊液，经肾气的蒸腾气化作用，有用的水液蒸腾上去，重新进入水液输布过程，即为升清。水液在体内输布过程并不是一次性的，而是循环反复，这种输布动力显然来源于肾气，主要就是肾阳。在日常生活中见过一些人喝完水，不到半小时就要上洗手间；还有老年人出现的尿频、夜尿多等，都与肾气肾阳蒸腾气化能力不足，水液循环输布次数减少有关。肾降浊是指肾将肺肃降下来的浊液中确实没用的水液化为尿液，贮藏在膀胱，在肾与膀胱之气的推动作用下排出体外。由此可见，尿液的生成和排泄都必须依赖于肾气的作用。尿液的生成和排泄在维持机体水液代谢平衡过程中，起着极其关键的作用。此外，肾阴、肾阳是五脏阴阳的根本，因此肾气及肾阴、肾阳对水液代谢过程中各脏腑之气的功能，尤其是脾肺之气的运化和输布水液的功能，具有促进和调节作用，所以它主司和调节着机体水液代谢的各个环节。因此中医称“肾主水”。

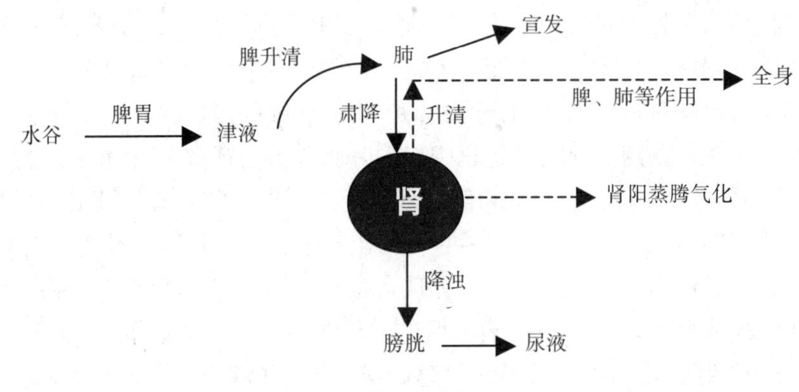

图 4-9　肾主水

生理情况下，肾气的蒸化功能发挥正常，肾阴、肾阳的推动和调控作用协调，水液输布排泄正常。病理情况下，肾主水功能失调，就会导致水液代谢障碍，出现水液在体内发生不正常停滞的水湿痰饮等病症，还可直接影响到尿液的生成与排泄，出现多尿，遗尿，小便失禁或少尿，小便不利，甚至水肿等病证。

三、肾的生理特性

肾的生理特性主要是主蛰、守位。肾主蛰是指肾具有潜藏、封藏、固摄的生理特性。肾的这一生理特性对于防止人体精、气、血、津液过量亡失，维持呼吸平稳深沉具有重要的意义。生理情况下，肾气封藏，就精气盈满，生机旺盛；若肾气封藏失职，则可见滑精、呼多吸少、动则喘甚、滑胎、遗尿，甚则小便失禁、大便滑脱及女子带下、崩漏等病症。

守位，是指相火涵于肾中，潜藏不露，以发挥其温煦、推动等作用。相火与君火是相对而言的，中医对君相火的功能状态提出“君火以明，相火以位”。要明白这一理论，首先要从自然界看。自然界中，地球的能量（火）主要来自太阳，但是自然界利用的能量，比较好的是用经过地球地下水封藏加工过的能量。比如春天万物萌芽主要是靠地下水中的能量上升，破土而出。再比如现在用的煤、石油这些能源物质，都是地球封藏的能量。那么直接的太阳能与地下水封藏的能量区别在哪里呢？水、火本身是阴阳相对的，火具有灼热、升腾、光明的特点，水具有寒凉、向下的特点，火经过水封藏以后，就能缓和灼热、升腾之性，留下光明的特点。因此，经过地球加工好的“火”就更温和，具有光明的特点。而未加工过的火，则多是灼热、升腾。天人相应，人体也是如此。由人体加工好的火，具有温和、光明的特点，由心所主，中医学认为君火在心，主发神明，以明著为要。而未加工好的火，灼热、升腾，中医叫相火。相火在肝肾，禀命行令，以潜藏守位为要，只有潜藏于人的“地下水”中，对人体而言则是下焦的肝肾，才能被水中和，加工成君火，这就叫相火以位。也就是说，相火要安于其位，被水涵养中和。实际上，人体相火是很容易妄动的。因为火性本身升腾，当人的欲望强烈，加工好的君火不够用时，相火就容易升腾出来，人体会出现眩晕头痛，视物不明，耳鸣耳聋，易怒多梦，五心烦热，性欲亢进等相火妄动的症状。当然，肾对相火的作用，从本质上来说也是水的气沉、封藏作用。

四、肾与形、窍、志、液、时的关系

（一）在体合骨，其华在发

人体骨骼依赖骨髓的滋养，而骨髓由肾精所化生，形成了“肾藏精 - 精生髓 - 髓养骨”的生理关系。《素问·阴阳应象大论》说“肾生骨髓”。可见，骨骼的生长、发育、修复均赖肾精的充养。生理情况下，肾精充足，则骨髓充盈，骨得所养，骨骼健壮，肢体活动轻劲有力，行动敏捷。反之，如肾精不足，骨髓生化无源，骨骼失养，则可出现小儿囟门迟闭，骨软无力，以及老年人骨质脆弱，易于骨折，骨折后难以愈合等。

“齿为骨之余”，即齿为骨之延续，齿与骨均赖肾精充养。所以牙齿的生长和脱落与肾中精气的盛衰密切相关。肾中精气充盛则齿有所养，牙齿坚固整齐。肾精气不足则齿失所养，表现为小儿牙齿生长迟缓，成年人牙齿松动或早落等，故齿骨之病，大多以补肾以治之。

发的生长，全赖精与血的滋养。肾藏精，精血又可互化，故说发的生机根于肾，肾“其华在发”。青壮年时，由于精血充盈，则发长而光泽；老年人精血日衰，则毛发干枯、变白而脱落。若未老先衰、头发枯萎、早脱早白者，多与肾中精气不足有关。

肾与骨、髓、发的关系简单归纳如下（图 4–10）。

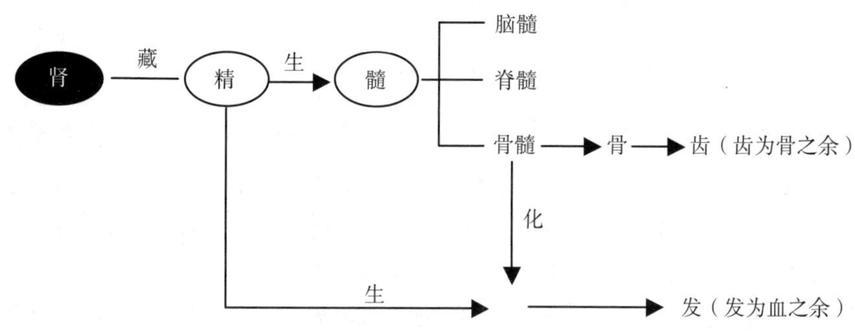

图 4–10　肾与骨、髓、发的关系

（二）在窍为耳及二阴

耳有赖于肾精的濡养才能维持功能。可见，耳的听觉功能灵敏与否，与肾中精气的盈亏有密切关系。《灵枢·脉度》说："肾气通于耳，肾和则耳能闻五音矣。"肾精充沛，上濡耳窍，则听觉灵敏；反之，肾精虚损，髓海失养，则听力减退、耳鸣耳聋、头晕目眩等。《灵枢·海论》说："髓海不足则脑转耳鸣。"人到老年，肾中精气渐衰，髓海空虚，易出现听力减退。

二阴，即前阴和后阴。前阴是指男女外生殖器和尿道口的总称。前阴的排尿与生殖功能都由肾所主，前已述及。后阴，即肛门，又称魄门，主要关系大便的排泄。此功能本属大肠，但亦与肾气及肾阴、肾阳的作用有关。大肠得肾阳温煦、推动和肾阴滋润、濡养，则排便正常。若肾阴不足，可致肠液枯涸而便秘；肾阳虚弱，可致脾阳不足而出现五更泄泻、虚寒下痢等病。且肛门的启闭，亦有赖于肾气对下元的固摄作用。

结合以上两点，再谈谈对"肾者，作强之官"的理解。对于"作强""伎巧"的解释一般归纳为三种：①指男女的性功能和生殖机能。②作强指男性的动作强劲有力，伎巧指女性的聪明灵巧。③综合以上两种解释，即指体力、脑力以及男女两性的生殖能力。

肾中精气充盈，脑髓得养，则听觉灵敏，精力充沛，反应快捷；若肾中精气亏虚，脑髓得不到适当的充养，就会出现精神意识活动障碍。肾藏精，主骨生髓，所以肾气充盛的人，筋骨强劲，动作轻劲而精巧灵敏，同时生殖能力也正常。推断"肾者，作强之官，伎巧出焉"是古人运用取类比象方法，对肾中精气对生殖、认知思维以及运动等功能所起的决定性作用的一种高度概括。

（三）在志为恐

在志为恐是指肾主精神活动中恐惧的情志。恐，是肾精、肾气对外在环境的应答而产生的恐惧、害怕的情志活动。《素问·阴阳应象大论》说"在脏为肾……在志为恐"。肾精充足，蛰藏有度，则人体在接受外界相应刺激时，一般表现为恐而不过，有所节制，能使人自觉地避开危险，保护自身；倘若肾中精气不足，蛰藏失司，则往往稍有刺激，即易出现畏惧、惶恐不安等表现。反之，过度恐惧则能伤肾，导致肾气下陷，出现二便失禁、遗精、滑精等病症。故《素问·举痛论》谓"恐则气下"。

（四）在液为唾

唾是口津中较为稠厚的部分，具有滋润口腔，帮助消化的作用。唾为肾精所化。肾的经脉上挟舌根、通舌下，肾精所化之唾，由舌下金津、玉液二穴分泌而出。故肾精充足则唾液分泌正常，表现为口腔润泽，吞咽顺畅。肾精不足，则唾少咽干；肾虚水泛，则多唾清冷。由于唾出于肾，故古代养生家主张"吞唾"以养肾精。其功用原理有二：一为生于肾精，还补肾精；二是促进心肾相交，水火既济。而多唾、久唾，则可耗损肾中精气。

五、膀胱的生理功能

膀胱属六腑之一，位于小腹中，为囊性器官。上通于肾，下连尿道，开口于前阴，与外界直接相通。膀胱的主要生理功能是贮存尿液和排尿。

摄入人体的津液通过肺、脾、肾、三焦等脏腑的作用，敷布全身，濡养脏腑组织，维持全身功能。代谢后的部分浊液，又经过这些脏腑的气化作用，下输于肾，经肾气的蒸化作用，升清降浊，清者回流体内，重新参与水液代谢，浊者下输于膀胱，由膀胱贮存。故《素问·灵兰秘典论》曰："膀胱者，州都之官，津液藏焉，气化则能出矣。"而《难经·四十二难》则明确指出"膀胱重九两二铢，纵广九寸，盛溺九升九合"。尿液贮存在膀胱之中，经过气化才能排出到体外，故尿液的适时排泄，是膀胱的功能。膀胱排尿功能的正常离不开肾气的作用，膀胱的气化，实际上隶属于肾的蒸腾气化。肾和膀胱之气的作用协调，则膀胱开阖有度，尿液可适时地从溺窍排出体外。

膀胱的贮存尿液和排尿功能，都依赖于肾气与膀胱之气的协调。如果肾气和膀胱之气的激发和固摄作用失常，膀胱开阖失权，既可出现小便不利、尿有余沥甚或癃闭，又可出现尿频、尿急、遗尿、小便失禁等。故《素问·宣明五气》说："膀胱不利为癃，不约为遗尿。"此外，由于膀胱通过尿道与外界直接相通，故湿热邪气易从外直接侵入膀胱，引起膀胱湿热蕴结，气化不利之膀胱湿热证，主要表现为尿频，尿急，尿痛，甚或可见血尿等症，即为膀胱湿热证。

六、肾与膀胱的关系

膀胱和肾五行都属水，通过足太阳膀胱经与足少阴肾经的相互络属，二者构成表里关系。肾与膀胱的关系主要体现在贮存和排泄尿液方面。肾与膀胱密切合作，共同完成小便的生成、贮存和排泄，以维持体内水液代谢的平衡。

附：五脏神

神、魂、魄、意、志体现了《黄帝内经》对"神志"的一种分类，其中"神"是对精神心理的总称。神、魂、魄、意、志等精神心理活动与五脏之间存在着密切的生理病理联系，《黄帝内经》把这种联系称为五脏藏五神，即心藏神、肺藏魄、肝藏魂、脾藏意、肾藏志（《素问·宣明五气》）。精神心理活动是在心神的统率下，各脏腑协调作用的结果，《类经·疾病类》曰："心为脏腑之大主，而总统魂魄，兼赅意志。"有关"心藏神"的内容参见藏象一章中心的论述。

一、魄

《灵枢·本神》曰："并精出入者谓之魄。"父母两精相搏，在形成新的生命之时，魄即开始萌生。《左传注疏》曰："附形之灵曰魄……附形之灵者，谓初生之时，耳目心识，手足运动，啼哭为声，此魄之灵也。"《类经·藏象论》曰："魄之为用，能动能作，痛痒由之而觉也。”所以，魄是与生俱来的，本能性的，在精神活动中属于一种较为低级的神经心理活动，相当于非条件反射以及植物神经系统对内脏功能、感觉系统、内分泌、体液代谢等人体功能的调节作用。此外，魄依附于形体，魄的活动都须通过形体，也即所谓的“体魄”。形存魄存，形消魄散。

《素问·六节藏象论》曰：“肺者，气之本，魄之处也。”《灵枢·本神》曰：“肺藏气，气舍魄。”说明肺与魄在功能上是密切联系的，魄的活动场所在肺。体魄的强壮与否，常与肺的功能，特别是主气司呼吸功能的盛衰密切相关。呼吸健全，气足精充，则体魄强壮，各种感觉、反应和反射灵敏。反之，肺病常见体虚魄弱，感觉迟钝，动作迟缓，反应不灵等。

二、魂

《灵枢·本神》曰：“随神往来者谓之魂。”魂不是与生俱来，而是随着机体的发育，心智日增，逐步成熟起来的。魂是由神派生的思想意识、情绪思维、知识技能等高级精神活动，相当于条件反射。

《素问·六节藏象论》曰：“肝者……魂之居也。”《灵枢·本神》曰：“肝藏血，血舍魂。”说明肝与魂密切相关，魂的活动场所在肝。魂归肝主管，这是因为：①魂以血为物质基础，肝藏血功能正常，则魂有所舍而得以安藏。②魂属思想意识等高级精神活动，肝主谋虑，胆主决断，谋虑和决断都属于魂的范畴。③魂有兴奋、主动的特点，而肝气主升主动，肝的疏泄功能与心神活动密切相关。肝血充足，疏泄正常，则魂宁神安；若肝血不足或肝失疏泄，则会导致魂不守舍，出现夜寐不宁、惊骇多梦、梦呓、梦游、幻视幻听等病症。

三、意

《灵枢·本神》曰：“心有所忆谓之意。”意是指心接受外界的信息，并在与既往的记忆综合分析的基础上产生的一种意向、意念。《灵枢·本神》曰：“脾藏营，营舍意。”脾藏意是指脾与注意力、记忆、思考、分析等认知思维活动有关。思虑本身也是脾的功能活动之一，脾藏之意关系到信息的储存和转换，是初级认知向高级认知转换的关键所在，脾藏之意的正常与否，关乎感性认识能否形成理性认识，信息与刺激能否形成短期和长期记忆，因此，对认知过程有决定性影响。此外，《素问·刺法论》曰：“脾为谏议之官，智周出焉。”《素问·阴阳应象大论》曰：“脾……在志为思。”《难经·三十四难》曰“脾藏意与智”，所以涉及到意识思维过程的思、智亦由脾所主。

脾藏意的功能失常，临床上常常出现精神情志异常，如发狂、心中烦乱、善忘、记忆力减退，腹胀、大便不爽、四肢运动不灵等病症。如《灵枢·本神》曰：“意伤则挽乱，四肢不举。”《灵枢·本脏》曰：“脾藏意，意舍荣，端正则神志和利，偏倾则善满善胀也。”

四、志

《灵枢·本神》曰：“意之所存谓之志。”广义的志与神同义，泛指各种精神情绪活动，如神志、情志。狭义的志指有明确目标，并伴有相应调控行为的意向性心理过程，如动机、意志。《素问·调经论》曰：“夫心藏神……肾藏志，而此成形。”肾藏志是指肾与狭义的志密切相关。肾中精气充沛，不仅能激发人体生命的活力，也塑造了坚韧顽强的“志”。《难经·三十四难》曰：“肾藏精与志。”肾藏志的功能异常，则常出现精神迷惑，失去理智，近事记忆力下降，健忘，言语错乱，易受惊，精神恍惚，闷闷不乐，腹部胀满，泄泻，精神行为狂乱异常等病症。如《素问·示从容论》曰：“时惊者，肾藏志，志失则惊也。”《黄帝内经太素·脏腑之一》曰：“盛怒气聚，伤于肾志，故迷惑失理也。”《素问·调经论》曰：“志有余则腹胀飧泄。”

“志”与“意”有时并称，重在“志”，与现代汉语中“意志”一词基本同义。《灵枢·本脏》曰：“志意和则精神专直，魂魄不散，悔怒不起，五脏不受邪矣。”又曰：“志意者，所以御精神，收魂魄，适寒温，和喜怒者也。”强调了意志可驾驭其他心理过程并影响脏腑功能。

第七节　三焦、奇恒之府

一、三焦概述

三焦是中医藏象学说中的一个特有名词，现代解剖学并没有三焦这一脏器。三焦是中医学一个很重要的概念，根据应用范畴的不同，可作三种理解：一是作为六腑之一的三焦，可称为六腑三焦；一是作为部位划定标准的部位三焦，可称为部位三焦；一是作为温病特殊的辨证论治体系——三焦辨证论治，可称为辨证三焦。部位三焦、辨证三焦都是基于六腑三焦的一种应用。

五脏六腑之中唯三焦最大，它又与五脏没有直接的阴阳表里关系，故把它称为孤府。对于它的解剖部位和具体形态，在中医学术界颇有争议，到现代仍未取得统一认识。这一争议起于《黄帝内经》认为三焦为有名有形和《难经》认为其有名无形之间。其实，有形与无形之争，只是文字之争。

因为无论是《黄帝内经》还是《难经》，都肯定三焦是胸腹腔的一个大腑，它是一个空间、通道，这个空间、通道的主要作用是运行元气和水液。《黄帝内经》认为三焦“有名有形”，是强调这个空间是由膜性结构包裹而成，当然也包含了这个空间中的网油结构。而这个结构与人体皮肤肌肉间的纹理间隙的腠理、六腑中的膀胱具有相似的特点和功能，也就是三者都是膜性结构，都是气、液运行的通道，这样就形成了“腠理－三焦－膀胱”的“外－中－内”的气液运行通道。故《黄帝内经》有“密理厚皮者，三焦膀胱厚；粗理薄皮者，三焦膀胱薄”的说法。而《难经》只是在强调三焦是一个空间，是气液运行的通道，因为是空间，所以无形。

三焦概念的出现其实也是天人相应思想的一个体现。宇宙空间存在着气水循环，人体也有。宇宙空间可进行天地人的三才划分，其实就是上、中、下的空间划分，故而人体的气液循环空间也可划分为三部分，分别为上焦、中焦、下焦。

三焦是“脏腑之外，躯体之内，包罗诸脏，一腔之大腑也”。正是基于此，中医学就有了部位三焦的提法。上、中、下三焦主要是以人体部位并结合脏腑的功能来划分的，将脏腑划分成为脏腑群。上焦为膈以上的部位，包括心、肺；中焦为膈以下、脐以上的部位，包括脾、胃；下焦为脐以下部位，包括肝、肾、膀胱、大小肠、女子胞等。这里需要说明一下，从解剖位置看，肝位于膈以下、脐以上的部位，应属中焦；但由于受到温病中辨证三焦的影响，因而肝被归入下焦。

二、三焦的生理功能

三焦的生理功能主要有两个：一是通行元气，二是为水液运行的通道。

元气是人体最根本、最重要的一种气，由肾中所藏先天之精所化生，赖后天之精以充养，为人体脏腑阴阳之本，是人体生命活动的原动力，能够推动人体的生长发育，激发各脏腑组织器官的生理功能。元气是通过三焦才得以布达全身的。如《难经·三十八难》说三焦“有元气之别焉，主持诸气”。三焦同时还是气机升降出入的道路，人体之气，是通过三焦而布散于五脏六腑，充沛于周身的。如《难经·六十六难》说：“三焦者，原气之别使也，主通行三气，经历于五脏六腑。”这里所说的“三气”，一般指宗气、营气、卫气而言。这表明三焦通行元气的功能关系到整个人体中诸气的升、降、出、入运动和脏腑气化的进行，故又有“三焦主持诸气，总司全身气机气化”的理论。正如《中藏经·论三焦虚实寒热生死顺逆脉证之法》说：“三焦者……总领五脏、六腑、荣卫、经络、内外左右上下之气也；三焦通，则内外左右上下皆通也，其于周身灌体，和内调外，荣左养右，导上宣下，莫大于此者也。”即表明三焦是人体之气升降出入的道路，是全身气化活动进行的场所。因此，三焦具有主持诸气，总司全身气机和气化的功能。

三焦具有疏通水道、运行水液的生理功能，是水液升降出入的通路。《素问·灵兰秘典论》云：“三焦者，决渎之官，水道出焉。”这里的“决”，即是疏通的意思。“渎”，指沟渠。决渎，即是疏通水道。人体的津液代谢，是在肺、脾、肾和膀胱等脏腑的协同作用下完成的，但必须以三焦为通路，需要三焦的疏通水道、运行水液的作用。如果三焦水道不利，则肺、脾、肾等输布调节水液代谢的功能也难以实现。所以，又把水液代谢的协调平衡作用，称作“三焦气化”。

三焦的以上两个方面的生理功能是相互关联的。这是因为水液的运化要依赖于气的升、降、出、入运动，而人体之气也只能依附于津液与血才得以正常运行。气津的运行、代谢，均以三焦作为通路的，因此，气升、降、出、入的道路，必然是津液运行的道路，津液运行的道路，也必然是气升降出入的道路。

三、三焦的生理特性

三焦的生理特性可以用《黄帝内经》的十二个字概括，即上焦如雾、中焦如沤、下焦如渎。

首先雾、沤、渎三个字都与水液状态有关。雾是指空气中的水汽凝结成细微的水滴悬浮于空中，与“沤”与“渎”相比，雾的水液气态形式较重。沤原义指的水中浮泡，或是雨滴在水面时泛起的水泡，也就是起浮泡，说明还有气态，但只是不如雾那么多。渎是沟渠、下水道，显然水液以液态居多。上焦如雾、中焦如沤和下焦如渎说明在三焦这个水气循环通道当中，上焦的水液气态居多，中焦气液均有，而下焦则是液态居多，这也说明水液从下焦到上焦是一个有液态到气态的升华过程，而从上焦到下焦则是一个由气态到液态的凝结过程。升华是需要能量的，故而下焦的源自肾中精气化生的元气是整个水液代谢的原动力，这也是为什么肾为水脏，是整个水液代谢主宰的缘由。

由于受到部位三焦的影响，后世中医基本上把上焦如雾、中焦如沤和下焦如渎理解为不同脏腑群的功能特点。心肺位于上焦，所以上焦如雾是指上焦心肺宣发卫气，布散水谷精微以充养周身的作用。《温病条辨》中提出“治上焦如羽，非轻不举”的治疗原则就是以“上焦如雾”为其主要理论依据的。脾胃位于中焦，中焦如沤是指中焦脾胃受纳腐熟水谷，化生气血的作用。饮食物经食管进入胃腑，经过胃的受纳腐熟，形成食糜，经进一步消化吸收，其精微物质由脾上输到肺，其食物残渣下排大肠。《温病条辨》中提出“治中焦如衡，非平不安”的治疗原则就是以中焦如沤及中焦是气机升降枢纽作为主要的理论依据的。治疗中焦病变，用药要升降相因，如秤杆之平衡。肾、膀胱、小肠、大肠位于下焦，下焦如渎是指肾、膀胱、小肠、大肠排泄食物残渣和废液的作用。《温病条辨》提出“治下焦如权，非重不沉”的治疗原则是以“下焦如渎”为主要的理论依据的。

第八节　脏腑之间的关系

一、概述

清·张志聪《侣山堂类辩·草木不凋论》云：“五脏之气，皆相贯通。”张仲景《金匮要略·脏腑经络先后病脉证》云：“五脏元真通畅，人即安和。”

（一）脏与脏之间的关系

1. 心与肺　心主血，肺主气。心与肺的关系实际上是气和血相互依存、相互为用的关系。

2. 心与脾　心主血脉，脾主运化，脾统血。心与脾的关系主要表现在血液的生成和运行方面。

3. 心与肝　心行血，肝藏血；心藏神，肝主疏泄。心与肝的关系主要表现在对血液运行和精神情志的协同作用。

4. 心与肾　心火必须下降于肾，肾水必须上济于心，心肾相交，即水火既济。

5. 肺与脾　肺主气，通调水道；脾主运化。肺与脾的关系主要表现于气的生成和津液的输布代谢两个方面。

6. 肺与肝　肺与肝的关系，主要表现于气机的升降方面。肺主降而肝主升，二者相互协调，对于全身气机的调畅具有重要的调节作用。

7. 肺与肾　肺主气司呼吸，通调水道；肾主水，主纳气。肺与肾的关系主要表现于水液的代谢和呼吸运动两个方面。肺与肾之间的阴液相互资生，即“金水相生”。

8. 脾（胃）与肝 肝主疏泄，藏血；脾主运化，统血；胃主受纳通降。肝脾（胃）两脏的关系首先在于肝的疏泄功能和脾胃的运化功能之间的相互影响。其次，肝与脾在血的生成、贮藏、运行和防止出血等方面亦有密切的联系。

9. 脾与肾 脾为后天之本，肾为先天之本。脾与肾在生理上是后天与先天的关系，它们相互资助，相互促进。

10. 肝与肾 肝藏血，肾藏精，精和血之间存在着相互滋生和相互转化的关系，即“肝肾同源”，又称“精血同源”。肝主疏泄与肾主封藏之间亦存在着相互制约、相反相成的关系，主要表现在女子的月经来潮和男子泄精的生理功能。

（二）六腑间的关系

六腑是以传化物为其生理特点，六腑之间的相互关系，主要体现于饮食物的消化、吸收和排泄过程中的相互联系和密切配合。六腑以降为顺，以通为用。

参照李德新主编《实用中医基础学》，脏腑间生理关系总结如图4–11。

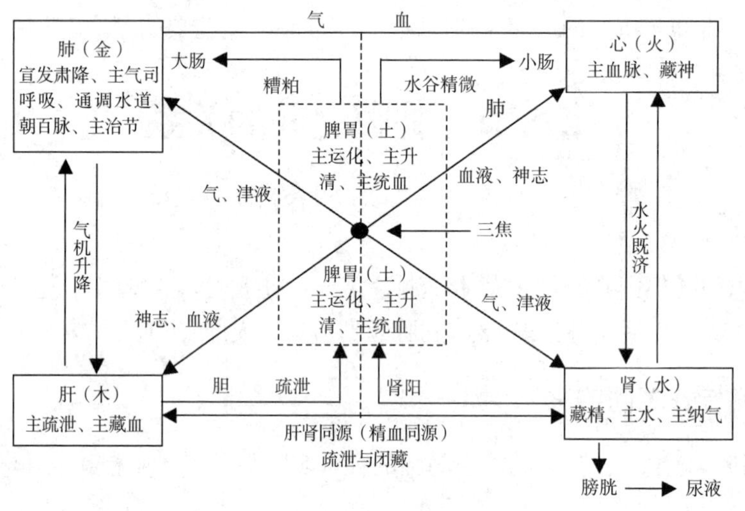

图4–11 脏腑间生理关系

二、脏与脏关系选讲

（一）心与肾

心与肾之间的关系主要表现为水火既济、精神互用以及君相安位三个方面。

1. 水火既济 心位居于上属阳，主火，为“五脏六腑之大主”；肾位居于下属阴，藏精主水，称为“水脏”。在上者宜降，在下者宜升，升已而降，降已而升。所以，心火当下交于肾，以资助肾阳，使肾水不寒；肾水当上济于心，使心火不亢。心火与肾水上下交通，水火互济，维持心肾水火阴阳的平衡，即称“水火既济”。正如《推求师意》所曰：“凡乎水火既济，全在阴精上承，以安其神；阳气下藏，以安其志。”临床上，互济失常，可形成肾阴亏于下，心火亢于上的心肾不交证，常见心烦失眠，头晕耳鸣，五心烦热，腰膝酸软，遗精梦交等症。治疗时应滋阴降火，代表方为《伤寒论》之黄连阿胶鸡子黄汤等。此外，还有一种病理情况是肾阳不足无力蒸腾肾水上济心阴，使心阳相对偏盛而致心火独亢于上。主要临床表现为口干咽痛，心悸怔忡，惊悸，失眠，四肢虚浮发凉，便清长或短少，大便稀溏，多为五更泻，舌淡苔润，脉沉而无力。治疗时应补肾壮阳，清心降火。代表方为《韩氏医通》交泰丸，该方以黄连清心火，制心阳之偏亢；以肉桂导心火下交于肾，温补肾阳；达到心肾阴阳水火相交的目的。

2. 精神互用　心藏神，神全可以驭精。肾藏精，积精可以全神。精是神的物质基础，神是精的外在表现。若心肾失调，可出现精亏神逸的病机改变。

3. 君相安位　心为君火，肾为相火。君火在上，如明照当空，为一身之主宰。相火在下，系阳气之根，为神明之基础。君火以明，相火以位。命火秘藏，则心阳充足。心阳充盛，则相火亦旺。君相各安其位，则心肾上下接济。可见心阳与肾阳之间密切相关。临床上，君相之火不足，则心阳虚与肾阳虚相互影响，形成心肾阳虚证。出现心悸怔忡，形寒肢冷，小便不利，浮肿等。治疗时应温补心肾之阳，代表方为《伤寒论》之真武汤或苓桂术甘汤等。

（二）肝与肾

肝与肾的关系主要表现为精血同源、藏泄互用、阴阳互资互制三个方面。

1. 精血同源　肝藏血，肾藏精，精与血都来源于脾胃消化吸收的水谷精微；肝血与肾精相互资生相互转化，肝血依赖肾精的滋养，肾精又依赖肝血的不断补充，故称“精血同源”。《张氏医通》曰：“气不耗，归精于肾而为精，精不泄，归精于肝而为清血。”故肾精与肝血盛则同盛，衰则同衰。精血亏虚可出现头昏耳鸣，腰膝酸软等症。

此外，肝肾同源又与肝肾之虚实补泻有关。故《医宗必读·乙癸同源论》有“东方之木，无虚不可补，补肾即所以补肝；北方之水，无实不可泻，泻肝即所以泻肾”之说。

2. 藏泄互用　肝主疏泄，肾主闭藏，二者之间存在着相互制约、相互为用、相互调节的关系。肝之疏泄与肾之闭藏相反相成。肝气疏泄可促使肾气开阖有度；肾气闭藏又可制约肝之疏泄太过。从而有效地调节着女子月经生理和男子排精功能。若二者失调，可致女子月经量多或闭经，男子遗精、滑精或阳强不泄等症。

3. 阴液互资互制　肝在五行属木，肾在五行属水，水能生木。肾阴为一身阴液之根本，肾阴能涵养肝阴，使肝阳不致上亢。肝阴又可资助肾阴；肾阳为元阳，可以资助肝阳，以防肝脉寒滞。肝肾阴液互资互制，维持肝肾阴阳的协调平衡。临床上肝肾阴虚可致肝阳上亢，出现眩晕、中风等病证。肾阳不足可累及肝阳，导致寒滞肝脉，出现少腹冷痛，男子阳痿精冷，女子宫寒不孕。

第五章 气血津液

第一节 气

中医学中的“气”源于哲学之气，并具有哲学、人文科学的属性，在阐释生命现象和活动时，认为“气”是物质与功能的统一体，即“气充形，形寓气”；更加重视气的功能活动，并从各种生理病理现象、临床药物和针灸治疗的效应去认识和把握气的状态和变化。中医学理论中，气的最高层次上的概念是“气是构成人体和维持人体生命活动的最基本物质”。必须强调的是，气的概念内涵一定是物质和功能的统一。在中医学中，气既可以是生理学的概念，如阳气、心气、肺气、胃气、经气等，也可以是病理学的概念，如气虚、疝气、梅核气、寒气、湿气等，还可以是药理学的概念，如中药的寒热温凉四气等。

一、气的生成

人体气的来源有三方面：先天之精气、水谷之精气和自然界之清气（图 5–1）。

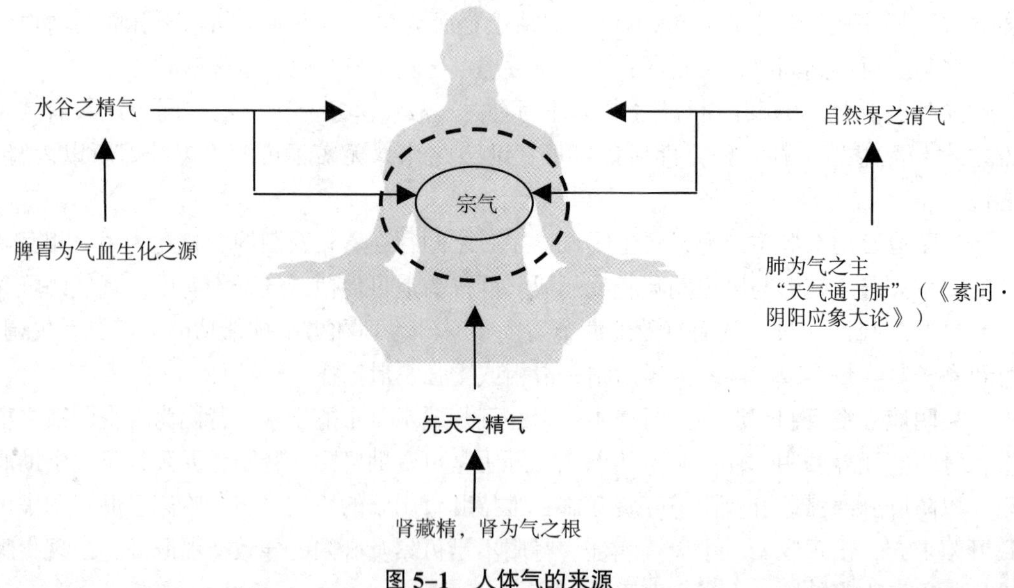

图 5–1 人体气的来源

先天之精气，禀受于父母，与生俱来，包括生命的原始物质以及从母体所获得的各种营养物质。先天之精气要依靠肾的贮藏。水谷之精气，又称水谷精微，是由饮食物中的营养成分经过脾的运化转变而来，能为人体所用。水谷精微是人体生命活动的主要物质基础，而且还能弥补先天精气的不足。自然界之清气，可以理解为富含氧的、清新的空气。它依赖于肺的呼吸功能，通过不断的气体交换，完成人体之气的吐故纳新。人体气的来源主要与三个脏有关：肺、脾、肾。其中尤以脾的功能最为重要。中医将脾称为后天之本，气血生化之源。

二、气的运动

气的运动称为气机。气的运动形式：升、降、出、入。人体的生命活动是气升、降、出、入运动的表现。《素问・六微旨大论》曰“是以升降出入，无器不有”“故非出入，则无以生、长、壮、老、已；非升降，则无以生长化收藏”。“出入废，则神机化灭；升降息，则气立孤危”，脏腑气机升降的特点是升已而降，降已而升，升中有降，降中有升。脏腑气机升降运动的动态平衡是维持正常生命活动的关键，“死生之机，升降而已”（《素问・六微旨大论》）是对生命规律的高度概括。

古人通过对天地运动的观察，发现气机升降是一种圆运动。人居大地，面南而立，观宇宙星辰自东向南、向西、向北运转不息，分左东、上（前）南、右西、下（后）北，成为一个环周，并有中央居中，这就标示了空间的位置。在一年中，随着天地的运转，又有春、夏、秋、冬四季的更替，这就显示了时间的变化。天地之气在时间和空间中的运动，形成了各种气候的变化，即所谓“东方（春）生风”“南方（夏）生热”“西方（秋）生燥”“北方（冬）生寒”“中央（长夏）生湿”。在上的夏气由南向西、向北地下降，在下的冬气由北向东、向南地上升，就是阳气从右降，阴气从左升。可见阴阳左升右降实际是一种周而复始的圆运动。

地气从左升浮者，为春夏，属阳，天气主之；天气从右而降潜，为秋冬，属阴，地气主之，因而有了四时寒暑的变迁。人与天地相应，人体犹如一个小天地，心火下降，肺气肃降，犹如天气下降；肾水上济，肝气升发如同地气上升。脾主升胃主降，居处中央，斡旋诸气于人体之中。在下之气升，在上之气降，即所谓阴升阳降，从而达到一种协调有序的状态。

人体的气机运动同样是一个圆运动，像个轮子在不停地转动。既然是轮子，就有轮周和轮轴。脾胃居于中央，就是轮轴；而肝、心、肺、肾则是轮周，轮周转动起来的效应就是既有升也有降，升降交替。心肺居上焦，其气以降为顺，肝肾居下焦，其气以升为和。心火下降、肾水上升，心肾相交；肺气清肃下行，以防肝气升发太过；肝气疏泄升发，以助肺气宣发肃降。

气机升降体现了脏腑的生理特性，心位于上焦，君火宜降，降则下温肾水，使肾水不寒；肺主宣发肃降，升降有序，呼吸通畅，但总以下降为主；肝主疏泄，其性升发，升则疏通全身气机；脾主运化，其气宜升，升则气血化源充足；肾位于下焦，肾水宜升，升则制约心火，使心火不亢。脏腑气机的升降趋势是升中有降，降中有升，升已而降，降已而升的多种形式。如六腑传化水谷过程中，小肠吸收精微是为降中有升；肾之气化可将水液之清者升至心肺再次利用，但同时将水液之浊者下降至膀胱排出体外，此为升中有降。总之，脏腑的气机升降运动与脏腑生理特性是基本一致的（图 5–2、图 5–3）。

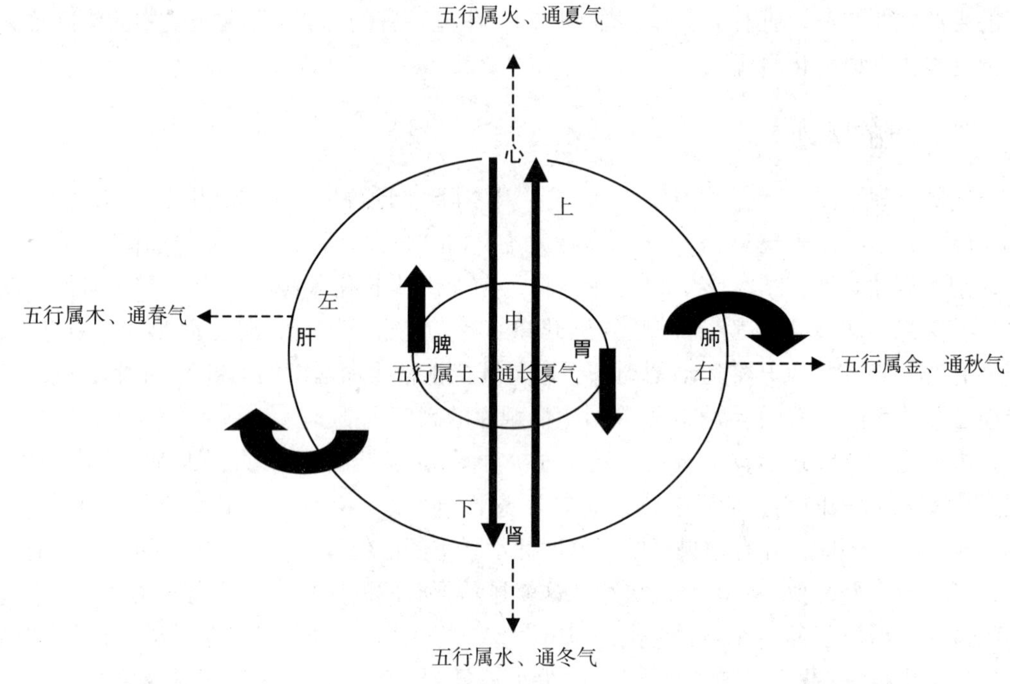

图 5–2　脏腑气机升降图

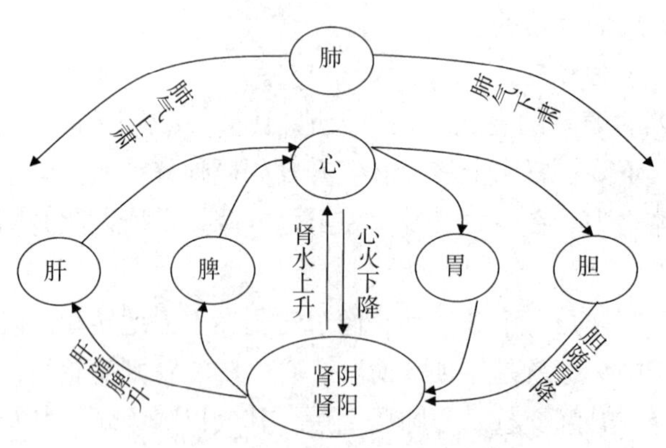

图 5–3　黄元御脏腑气机升降图

肝升肺降是气机升降的关键。肺位最高，中医称之为华盖，肺气肃降，才可使清气布于全身各脏腑组织器官。肝气主升，有助于五脏六腑气血的升发。人体的气机，其升发者则沿肝气升发之道左升，其下降者则沿肺经肃降之道右降，一升一降，犹如太阳东升西落，对全身气机的调畅具有重要的调节作用，气血的运行、津液的输布、脾胃的纳运、水火的升降均依赖于肝和肺的升降协调。左青龙右白虎，所以古人又称肝升肺降为“龙虎回环”。古人标识的空间位置是“左东、右西、上南、下北”，和现在所通用的“左西、右东、上北、下南”正好相反。因为肝气从左边升，所以《黄帝内经》中说“肝生于左”。

脾胃是气机升降的枢纽。脾与胃同居中焦，脾气主升，胃气主降，通上彻下，斡旋阴阳，升清降浊。朱丹溪曰:“脾具坤静之德，而有乾健之运，故能使心肺之阳降，肝肾之阴升，而成天地交泰矣。”《医碥》则明确指出:“脾胃居中焦，为上下升降之枢纽。”脾气升清，才能将精微物质源源不断输送至心肺。胃气降浊，水谷才得以正常消化吸收。肝气从左升发，肺气从右下降，肝升肺降以位居于中的脾升胃降为枢纽。“水火既济”“心肾相交”亦赖脾胃气机的协调。

气机升降失调是脏腑病变的基本病理之一。各种致病因素常可导致气机升降的不及、太过和反作。如胃气以通降为顺，胃失和降则出现脘胀、食少等症。胃气上逆还可致嗳气、呃逆、恶心、呕吐。脾气以升清为职，脾气不升则运化无权，出现腹胀、肠鸣、便溏、泄泻。日久则气血生化无源，头目营养不足而出现面色少华、头昏眼花、耳鸣乏力等清阳不升之证。若脾气下陷，升举无力则见脏腑下垂、脱肛等症。肝为刚脏，主动主升，其气易亢易逆，若肝气逆上则出现头痛而胀、面红目赤、急躁易怒；若血随气逆，络破血溢，则为咯血、吐血，甚则血壅于清窍而突然昏厥，不省人事。胆为中精之腑，主降，若胆气上逆，临床可见目痛、胸胁胀满或两胁疼痛，或目黄、口苦咽干、食欲减退、小便黄，甚则恶心呕吐、周身黄染等。肾主纳气，助肺呼吸，若肾气不足而摄纳无权，可致气逆不降，出现呼吸表浅，动辄气喘等症。肺主宣发肃降，若宣降失常，不相协调，则出现咳嗽、气喘等症。肺与大肠相合，肺气失于肃降则可影响大肠传导功能的发挥，可见大便干结或便秘。大肠腑气不通亦可影响肺气的宣降，发生胸满、气短等症。肝升肺降，肝中气火升发太过，灼伤肺阴，可导致肃降失常，出现面红目赤、急躁易怒、咳嗽、胸痛，甚则咯血等症。若肺失肃降，影响及肝，使肝失疏泄，气机不畅，则在咳嗽的同时，可出现胸胁胀痛等症。

三、气的功能

（一）推动功能

激发和促进人体的生长发育及脏腑经络的功能；推动血液、津液的生成、运行、输布及排泄。

（二）温煦功能

“气主煦之”(《难经·二十二难》) 是说气是人体热量的来源。人体的体温是靠气的温煦作用来维持恒定；各脏腑、经络等组织器官需要在气的温煦作用下进行正常的生理活动；血和津液需要气的温煦作用，进行正常的循行输布。

（三）防御功能

《素问·评热病论》云："邪之所凑，其气必虚。""气得其和则为正气，气失其和则为邪气"（《医门法律·先哲格言》），"正气旺者，虽有强邪，亦不能感，感亦必轻，故多无病，病亦易愈；正气弱者，虽即微邪，亦得易袭，袭则必重，故最多病，病亦难痊"（《冯氏锦囊秘录》），可见气的防御功能主要体现在：①护卫肌表，抵御外邪。②正邪交争，驱邪外出。③自我修复，恢复健康。

（四）固摄功能

气的固摄作用，主要是对血、津液等液态物质具有防止其无故流失的作用。具体表现在以下几方面：固摄血液，可使血液循脉而行，防止其逸出脉外；固摄汗液、尿液、唾液、胃液、肠液和精液等，控制其分泌排泄量，以防止其无故流失。

（五）气化功能

气化在中医学中主要有三方面含义：一是指自然界六气变化与疾病发生、发展的关系规律。五运六气学说认为，疾病的发生、发展皆因于自然界六气的太过与不及，影响了人体的阴阳平衡而致。而六气的变化是随运气的变迁而变化的，因此可以用五运六气的推演方法来认识疾病的发生与发展规律。其具体运用方法，主要见于标本中气理论。二是根据《黄帝内经》标本中气理论，用气化的观点对六经病的证治规律进行阐释，也即《伤寒论》之气化说。三是指气的运动所产生的各种变化。具体地说，是指精、气、血、津液各自的新陈代谢及其相互转化。例如：气、血、津液的生成，都需要将饮食物转化成水谷之精气，然后再化成气、血、津液等；津液经过代谢，转化成汗液和尿液；饮食物经过消化和吸收后，其残渣转化成糟粕等，都是气化作用的具体表现。清末、民国初医家陆锦燧所撰《景景室医稿杂存》对气化论有详尽解释："浑沌初开，气分阴阳，天气轻清，地气重凝，人物亦感气而生。三才并立，人类伊始，气化之也。两间既有人类，先由气化，继由形化。父母精血，子孳孙生。然必历十阅月，备受四时阴阳之气，而后免怀。是成胎全形，仍关气化也。免怀而后，鼻受天之气，口受地之味。其气所化，宗气、营、卫，分而为之。由是化津、化液，化精、化血，精复化气，以奉养生身。"《素问·阴阳应象大论》记载道"味归形，形归气，气归精，精归化，精食气，形食味，化生精，气生形……精化为气"，此为气化过程的概括。《素问·六微旨大论》曰"物之生，从于化，物之极，由乎变；变化之相薄，成败之所由也"，说明气化功能的实质是物质与能量转化的过程，气化是生命最基本的特征。

四、气的分类

人体之气大致可做如下分类（图 5-4）。

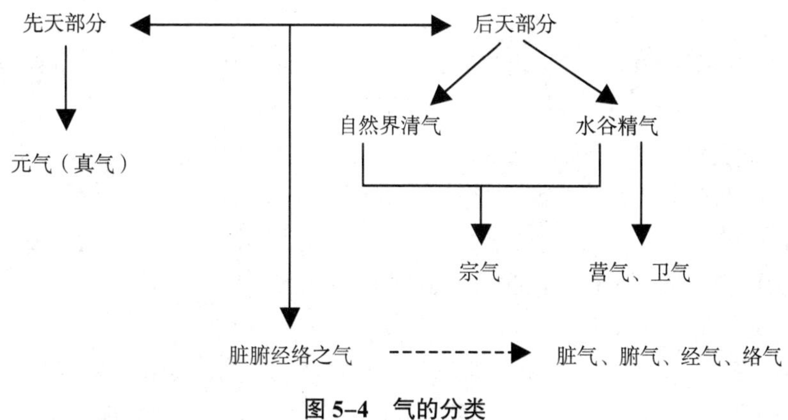

图 5-4　气的分类

（一）元气

元气根源于肾，由肾所藏的先天之精气所化生。元气生成之后，依赖后天脾胃运化的水谷精气的不断培育和充养，才能维持其正常的生理作用。故元气充盛与否，不仅与来源于父母的先天之精气有关，而且还与脾胃运化的后天之精气是否充盛有关。元气通过三焦循行全身，具有推动人体生长发育和生殖，激发和调节各个脏腑、经络等组织器官生理功能的作用，为生命活动的原动力。《黄帝内经》中有真气之论而无元气之说，《难经》有原气或元气之论而无真气之说。《春秋繁露·重政》指出："元者，为万物之本。"《说文解字》对"元"的解释为"元，始也"。对中医所论的元气具有以下两方面的理解：一是单从物质角度而言，元气是指禀受于父母的先天之精所化生的先天之气，而且是有其定数的，此为狭义的元气；二是从物质与功能相统一的角度而言，元气是指先后天精气相互作用而产生的一种全身综合性的生理作用或功能。换而言之，元气是以先后天精气为基础的全身功能的综合体现，此为广义的元气。

（二）宗气

宗气由肺吸入的清气和脾胃化生的水谷精气结合而成，积于胸中（上气海、膻中），下蓄丹田（下气海），注于气街。"胸中大气""大气"等是宗气的别称。

宗气命名的关键字是"宗"字，杨上善云："宗，尊也。此之大络，一身之中血气所尊，故曰宗气。"王冰云："宗，尊也，主也，谓十二经脉之尊主也。"此外，《广雅释诂》和《辞海》对"宗"字的解释还有"聚、众"之义。所以，宗气不同于其他气之处在于，它位高而尊，气聚而众，是人体诸气之尊，是一身气之宗主，对人体生命活动至关重要。《类经·经络类》云："宗气之行，以息往来，通达三焦，而五脏六腑皆以受之。"《黄帝内经素问集注》云："宗气者，五脏六腑、十二经脉之宗始，故曰宗气。"喻嘉言《医门法律》曰："五脏六腑，大经小络，昼夜循环不息，必赖胸中大气斡旋其间，大气一衰，则出入废，升降息，神机化灭，气立孤危矣。"

宗气的功能包括：

1. 走息道而行呼吸　宗气是激发、推动与维持肺呼吸的根本动力，是"呼吸之枢机”，在宗气的主导与管理下，肺开阖有度，吐故纳新；呼吸的频率、节律依靠宗气的调节与燮理。张锡纯曾认为“肺司呼吸，人之所共知也，而谓肺之所以能呼吸者，实赖胸中大气”“此气（指宗气）一虚，即觉呼吸不利”。

2. 贯心脉而行气血 全身的血液，都依赖于心的搏动而输送到全身，发挥其濡养作用。心行血的功能须赖宗气的温煦鼓动，《素问·平人气象论》云：“胃之大络名虚里，贯膈络肺出入左乳下，其应动衣，脉宗气也。”充分说明宗气具有推动心脏的搏动、调节心率和心律等功能。临床上常通过诊察左乳下心尖搏动处（虚里）的搏动情况和脉象来了解宗气的盛衰。

3. 抵御外邪 “营气卫气，无非资籍宗气，故宗气盛则营卫和，宗气衰则营卫弱矣”（《类经·经络类》）。肺卫抵御外邪功能离不开宗气，临床上，宗气虚衰则反复易感。张锡纯《医学衷中参西录》云：“一身之外表，卫气主之，卫气本于胸中大气，又因肺主皮毛，与肺脏亦有密切关系。”

4. 司视、听、声、色、嗅、动 视、听、声、色、嗅、动等的产生，固然是脏腑之气作用于相应官窍的结果，同时也离不开宗气推动血气的供养。石寿棠《医原》云：“虽各窍自有其本气，而要皆宗气所贯通也。”清·周学海《读医随笔》云：“宗气者，动气也。凡呼吸言语声，以及肢体运动，筋力强弱者，宗气之功用也。”

5. 振作精神，维持心思脑力 《灵枢·口问》云：“上气不足，脑为之不满，耳为之苦鸣，头为之倾，目为之眩。”张锡纯认为，所谓上气者，即宗气上行，贯注于脑，并有“此气（指宗气）且能撑持全身，振作精神，以及心思脑力，官骸动作，莫不赖乎此气。此气一虚，呼吸即觉不利，而且肢体酸懒，精神昏聩，脑力心思为之顿减”的叙述记载。

生理情况下，宗气充盛，则呼吸均匀，语言清晰，声音洪亮，脉搏和缓有力，肢体运动灵活，感觉灵敏。若宗气不足，则可见心悸、呼吸表浅、气少言微、语言不清、脉来迟缓、节律不规则、胸闷疼痛、唇舌青紫、肢体厥冷等病证。

（三）营气

营气来源于水谷精微，《灵枢·营卫生会》曰：“人受气于谷，谷入于胃，以传与肺，五脏六腑，皆以受气，其清者为营，浊者为卫，营在脉中，卫在脉外。”《素问·痹论》曰：“营者，水谷之气也，和调于五脏，洒陈于六腑，乃能入于脉也，故循脉上下，贯五脏，络六腑也。”《灵枢·邪客》曰：“营气者，泌其津液，注之于脉，化以为血，以荣四末，内注五脏六腑。”“营气，即营血也”（《中风论·论营血》），《难经正义·论脏腑》云：“血为营而心主血，故营属心。”有关营气的实质、营气与血的关系以及营气的循行途径一直存在着争议。营气是化生血的物质基础，存在于血脉之中，常被称为营血、营阴，因其富有营养，又被称荣气。《灵枢·营卫生会》云：“中焦亦并胃中，出上焦之后，此所受气者，泌糟粕，蒸津液，化其精微，上注于肺脉，乃化而为血，以全身，莫贵于此，故得独行于经隧，命曰营气。”“清者为营，浊者为卫，营在脉中，卫在脉外。”《灵枢·决气》云：“壅遏营气，令无所避，是谓脉。”《难经·二十二难》云："心者血，肺者气，血为荣，气为卫，相随上下，谓之荣卫，通行经络，营周于外。"《灵枢·寿夭刚柔》云："刺营者出血，刺卫者出气，刺寒痹者内热。"营气的循行路线就是现在的循环系统——行血之脉。《灵枢·胀论》曰："营气循脉。"

（四）卫气

卫气是机体阳气的一部分，又称卫阳，来源于水谷精微。概括而言，卫气由下焦肾中元阳所发出，依靠中焦脾胃运化的水谷精微来温养，通过肺的宣发功能输布于全身肌表。

卫气循行是昼始于足太阳，并分别向各阳经散行，即昼日属阳之经均布有卫气，而不是按十二经脉承接的顺序一经传一经。在夜间卫气从阳入于阴，始于肾，按五行相克规律一脏注于一脏。这里虽称传脏，但其传注仍要依赖各阴经为通路。

营卫皆源于水谷精微，《灵枢·动输》云："营卫之行也，上下相贯，如环之无端。"《难经·三十难》云："营气之行，常与卫气相随。"营卫二气无论是在脏腑、经络，还是在肌肤、腠理、孙络、溪谷总是结伴而行，以营养周身。卫气运行于脉外，营气运行于脉内，但"卫主气而在外，然亦何尝无血，营主血而在内，然亦何尝无气。故营中未必无卫，卫中未必无营。但行于内者便谓之营，行于外者便谓之卫。此人身阴阳交感之道，分之则二，合之则一也"（《类经·经络类》）。薛雪在《医经原旨·经络》中云："人身不过表里，表里不过阴阳，阴阳即营卫，营卫即气血。"

《灵枢·本脏》所论："卫气者，所以温分肉，充皮肤，肥腠理，司开阖者也。"是对卫气功能的高度概括。卫气的功能包括：①温养脏腑组织。②调节腠理开阖，汗液排泄，维持体温的相对恒定。③抗御外邪。④主导寤寐，调节睡眠节律。卫气出入失常，阴阳失交，是睡眠节律失常的基本病机。

五、气的失常

气的失常主要包括气虚和气机失调两方面内容。

（一）气虚

是指由于先天禀赋不足，或饮食不调，或劳倦内伤，久病不复，或年老体弱等因素，导致机体元气不足，脏腑组织机能减退所表现的证候。

临床可见面色淡白，或㿠白，神疲乏力，少气懒言，语声低微，头晕目眩，自汗畏风，活动时加剧，平时易患感冒，舌质淡白，苔白，脉虚无力等症状。

阳虚与气虚的区别。阳虚必以气虚为基础，但气虚并不一定发展为阳虚，其病理表现亦非必有虚寒之象。

（二）气机失调

气机失调主要包括气滞、气逆、气陷、气闭、气脱。

1. 气滞 又名气郁证、气结证。是指由于情志不畅，或饮食失调，或感受外邪，或用力闪挫等原因，导致某脏腑、组织或局部气机阻滞，运行不畅，以胀闷，疼痛为主要表现的证候。临床可见胸部胀满闷痛，胁肋胀痛走窜不定，或乳房胀痛随情绪的变化而增减，胃脘胀闷攻撑作痛，得嗳气或呕吐后减轻，腹部胀痛矢气后减轻，腰部走窜胀痛，少腹或小腹胀痛时轻时重，四肢肌肉，关节胀痛无定处。舌质淡红，舌苔薄白，脉弦等症状。“闷、胀、痛”是气滞的共同病理表现。

2. 气逆 是指由于外邪侵袭，或痰浊食滞阻遏，或恼怒惊恐等原因，导致气机升降失常，脏腑气逆上冲所表现的证候。临床可见咳逆上气，喘息，嗳气或呃逆频作不止，恶心呕吐，眩晕，头痛每因恼怒而发作或加重，头胀，昏厥骤作，自觉有气从少腹上冲胸咽。舌质淡红，舌苔薄白，脉弦等症状。气逆多见于肺、胃、肝等脏腑病变。肺气上逆可见咳逆、气喘；肝气上逆可见头目胀痛、眩晕、性急易怒、咯血、吐血，甚则昏厥；胃气上逆可见恶心、呕吐、嗳气、呃逆。

3. 气陷 多由气虚发展所致，又名脾虚下陷证、中气下陷证。多因久泄久痢，或过度疲劳，而致气虚之极所表现的证候。临床可见头晕耳鸣，眼花，神疲乏力，少气懒言，纳呆，食后腹胀，大便溏泄不止或滑泄日久不止，下痢脓血白多赤少而缠绵难愈或见肛门脱出，子宫脱垂，胃下垂，肾下垂等症状。气陷还包括宗气下陷。

4. 气闭 是指因情志内伤，气郁之极，或痰浊食滞内停，气机受阻，或外邪侵袭，阻遏气机等原因，导致气机壅塞，清窍不利，以昏迷和脏腑功能闭塞不通为主要表现的证候。临床可见昏迷或突然昏仆，呼吸气粗，或短暂屏息气闭，牙关紧闭，两手握固，肢体强痉，大小便闭。舌见舌质青紫晦暗，舌苔薄白。脉沉弦或伏等症状。

5. 气脱 是指由于急病邪盛，正气大伤；或久病正气耗伤；或大出血、大汗、大吐、大泻亡血伤液，气失依附，导致气不内守而外脱，以及脏腑功能虚衰为主要表现的证候。临床可见昏迷或忽然昏仆，呼吸微弱，面色苍白、口合目开，全身软瘫，二便失禁，大汗淋漓，脉微弱等症状。

第二节　血

中医学中血的概念内涵应包括三个方面：一是指循行于脉中的富有营养的红色液态物质，是构成人体和维持人体生命活动的基本物质之一。二是依据气一元论，血与气异名而同类，《灵枢·营卫生会》曰：“夫血之与气，异名而同类。”《灵枢·决气》也将血归于“六气”之一，血与气在本质上属同类，只是存在形态、特性、作用不同而已，但两者又相互化生，互根互用。因此，血有气的概念。《素问·调经论》云：“血有余则怒，不足则恐。”“有余”与“不足”显然不只限于血，主要与肝气盛衰有关，故《灵枢·本神》又云：“肝气虚则恐，实则怒。”《医宗金鉴·删补名医方论》云：“如遇血崩血晕等证，四物不能骤补，而反助其滑脱，则又当补气生血，助阳生阴长之理，盖此方能补有形之血于平时不能生无形之血于仓卒。”三是血相对于气而言，虽为有形，但中医并不关注其组成成分，或从形、质上对其作定性定量的研究，而是更注重于血的濡养功能。临床上，中医所谓的血虚并不完全等同于西医所谓的贫血。中医所谓的血是濡养功能的一种反映。

一、血的化生

血的生成以水谷精微和肾精为主要物质基础，通过脾胃、心肺、肝肾等相关脏腑的综合作用而成（图 5–5）。

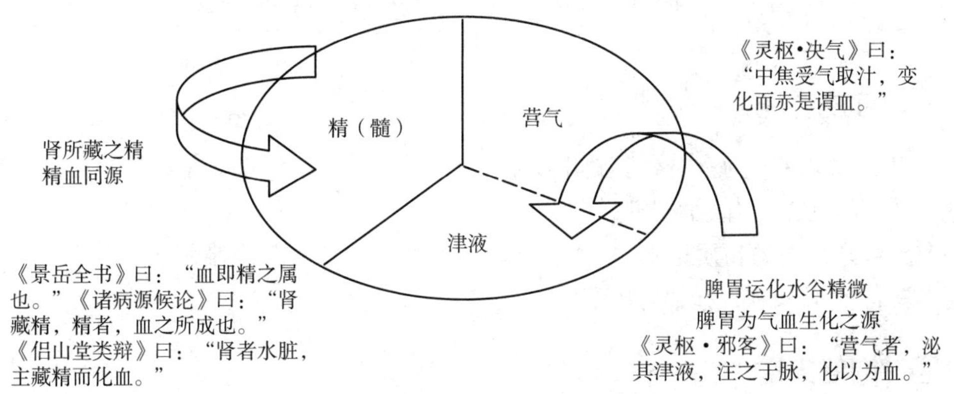

图 5–5 血的生成

二、血的运行

《黄帝内经》是血液循环的最早发现者，《素问·经脉别论》云："食气入胃，散精于肝……食气入胃，浊气归心，淫精于脉，脉气流经，经气归于肺，肺朝百脉，输精于皮毛，毛脉合精，行气于府，府精神明，留于四脏，气归于权衡。"该篇最早提出血液由心→经脉→肺→心→经脉→四脏（全身）的运行路线，指出水谷精微化为血液并进入血液循环的大体方向，见图 5–6。

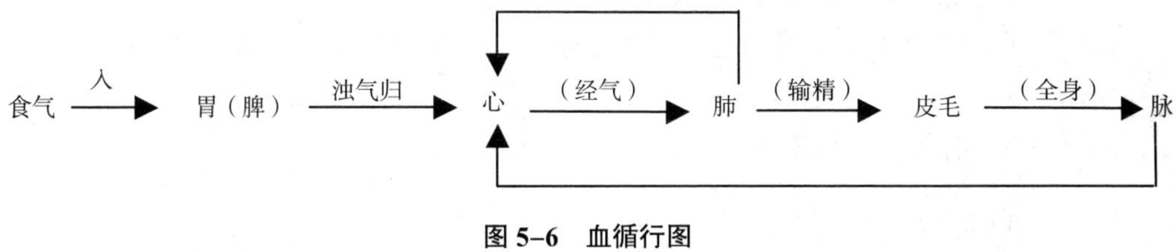

图 5–6 血循行图

血液正常运行的基本条件：①血液要充盈。②脉道要完整通畅。③全身各脏腑功能正常，特别是心、肺、肝、脾四脏，见图 5–7。

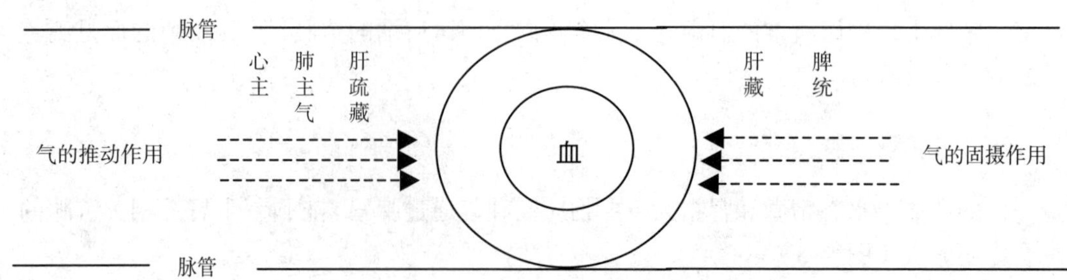

图 5-7 心、肺、肝、脾对血液运行的作用

三、血的功能

1. 营养和滋润 为全身各脏腑组织器官的功能提供营养。《难经·二十二难》将血的这一作用概括为“血主濡之”。

2. 为神志活动的物质基础 《灵枢·营卫生会》曰：“血者，神气也。”《灵枢·平人绝谷》曰：“血脉和利，精神乃居。”

四、血的失常

血的失常包括血虚、血运失常以及血热、血寒。

（一）血虚

血虚是指血液不足，血的营养和滋润功能减退，以致脏腑百骸组织器官失养的病理状态。血虚的形成，主要有两方面的原因，其一，血损过多，新生之血来不及补充，如各种急性或慢性出血；或温热久羁，耗损营血，或误用汗吐下之法，耗津伤血；或用药不慎，直接损伤营血。其二，生化不及，如饮食营养摄取不足，或脾胃虚弱，运化无力，则水谷精气化生太少，血液生化乏源；或化生血液的功能减退，如气虚，肮脏功能减退，则即使化源不匮乏，亦难生化成血液。

临床可见面白无华或萎黄，毛发萎黄或枯黄，唇爪甲色淡苍白，头晕，两目干涩，视物模糊，心悸失眠，手足麻木不仁，屈伸不利，妇女经血量少色淡，月经衍期或闭经，舌淡苔白，脉细无力等症状。

（二）血运失常

血运失常包括血瘀和出血。

1. 血瘀 是指血液运行迟缓或运行不畅的一种病理变化。形成原因包括气滞或气虚、血寒（凝）或血热（煎熬）、湿热、痰火、外伤、跌仆等（图 5-8）。血瘀和瘀血两者互为因果。血瘀证的一般临床表现见表 5-1。

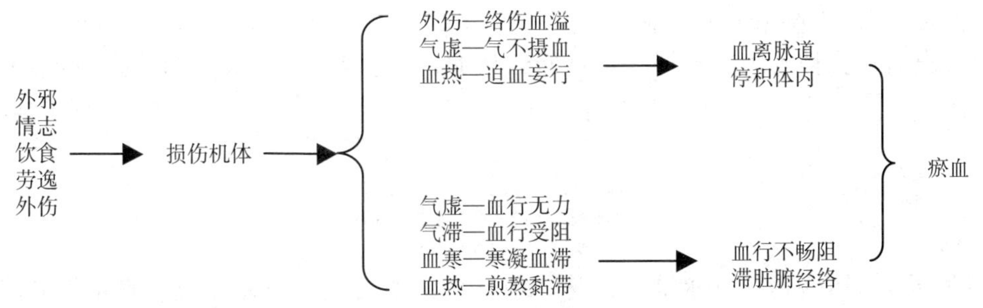

图 5-8 瘀血的形成

表 5-1 血瘀证的一般临床表现

临床表现	性质和特点
疼痛	性质多为刺痛，亦可发为绞痛；部位固定不移，疼痛拒按
肿块	固定不移，在体表局部青紫肿胀（外伤性）；在体内多为癥积（质硬、压痛）
出血	血色紫暗，夹有血块
望诊	面部、口唇、爪甲青紫；舌质紫暗或有瘀点瘀斑；皮下紫斑；面色黧黑、肌肤甲错
脉象	涩、迟、弦、结、代

整理归纳中医对“血瘀”的认识，主要有《金匮要略》的“内结为血瘀”说，明代王肯堂在《证治准绳》中从“百病由污血者多”的观点出发所提出的“污秽之血为血瘀”说，清代唐容川《血证论》的“离经之血为血瘀”说以及清代王清任《医林改错》的“久病入络为血瘀”说。“内结为血瘀”主要与血栓形成性疾病有关。“内结为血瘀”的主要病理生理学基础是血液循环障碍，与动脉粥样硬化、血栓形成等缺血性疾病的病理变化相似。“离经之血为血瘀”主要与出血有关。“久病入络为血瘀”主要与因长期慢性疾病而导致微血管或微循环障碍有关。“污秽之血为血瘀”可能与血液成分异常变化有关。“污秽之血”的共同特点是血液处于高度浓、黏、凝、聚状态，其结果都会引起血流不畅和微循环障碍。

2. 出血 是指血液逸出脉外的病理变化。形成原因包括血热、气虚、外伤、瘀血内阻等。大量出血可致气随血脱而引起全身功能的衰竭。

（三）血寒

血寒是指局部脉络寒凝气滞，血行不畅所表现的证候。常因感受寒邪引起。临床可见疼痛，多见于手足，肤色紫暗发凉，喜暖恶寒，得温痛减，或少腹疼痛，形寒肢冷，月经衍期，经色紫暗，夹有血块，舌淡暗苔白，脉沉迟涩等症。

（四）血热

血热是指血内有热，使血液运行加速，脉道扩张，或使血液妄行而出血的病理状态。多由邪热入于血分，或外感寒邪，入里化热，伤及血分等所致。另外，若因情志郁结，五志过极，郁久化热伤及血分，亦可导致血热。血热病变，临床以既有热象，又有动血、出血、扰神等为其特征，可见面红目赤、身热夜甚，舌质红绛，心烦或躁扰发狂、谵语，甚则昏迷，或衄血、吐血、尿血、皮肤斑疹、月经提前量多、脉数等症状。

第三节　津液

津液是人体一切正常水液的总称，包括各脏腑组织的内在体液及其正常分泌物，如胃液、肠液、涕、泪、唾等。津：性质较清稀，流动性较大，布散于体表皮肤、肌肉和孔窍，并渗注于血脉，起滋润作用。液：性质较稠厚，流动性较小，灌注于骨节、脏腑、脑、髓等组织，起濡养作用。《灵枢·五癃津液别》云："腠理发泄，汗出溱溱，是谓津……谷入气满，淖泽注于骨，骨属屈伸，泄泽补益脑髓，皮肤润泽，是谓液。""津液各走其道，故三焦出气，以温肌肉，充皮肤，为其津，其流而不行者为液"，津和液虽有区别，但生理上津液常并称，几无分别；在病理上，伤津轻而脱液重。

一、津液的生成、输布和排泄

（一）津液的生成

津液的生成是在脾的主导下，由胃、小肠、大肠等脏腑参与而共同完成的（图5-9）。

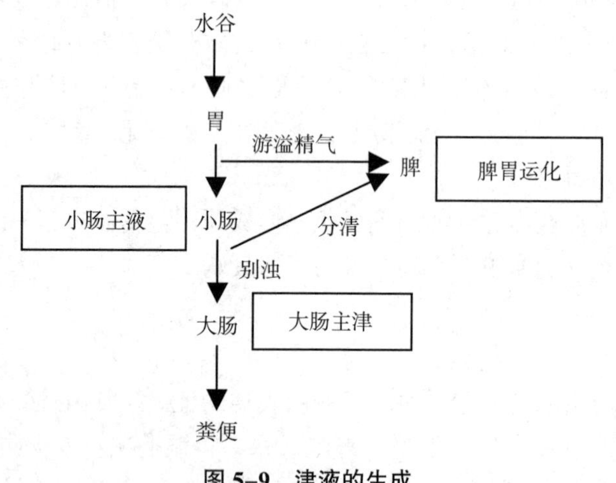

图5-9　津液的生成

（二）津液的输布与排泄

《素问·经脉别论》："饮入于胃，游溢精气，上输与脾，脾气散精，上归于肺，通调水道，下输膀胱，水精四布，五经并行。"

津液输布与排泄的生理过程，需要多个脏腑的综合调节，其中尤以肺、脾、肾三脏为要（图 5-10），其中，尤以肾的功能最为关键。《景岳全书·肿胀》曰："盖水为至阴，故其本在肾；水化于气，故其标在肺；水惟畏土，故其制在脾。"《素问·逆调论》曰："肾者水脏，主津液。"津液的代谢与心亦有关系：①心为君主之官，五脏六腑之大主。②"中焦蒸水谷之津液，化而为血，独行于经隧"（《侣山堂类辩·辩血》），"津液和调，变化而赤为血"（《灵枢·痈疽》）。心属火，为阳中之太阳，主一身之血脉。津液和血液赖心阳之动力，方能正常运行。③心主血脉，津血同源，在运行输布过程中相辅相成、相互交会、相互化生。④心在液为汗。李中梓《医宗必读》中有"心之所藏，在内者为血，发于外者为汗，汗者心之液也"，故中医有"血汗同源"之说。

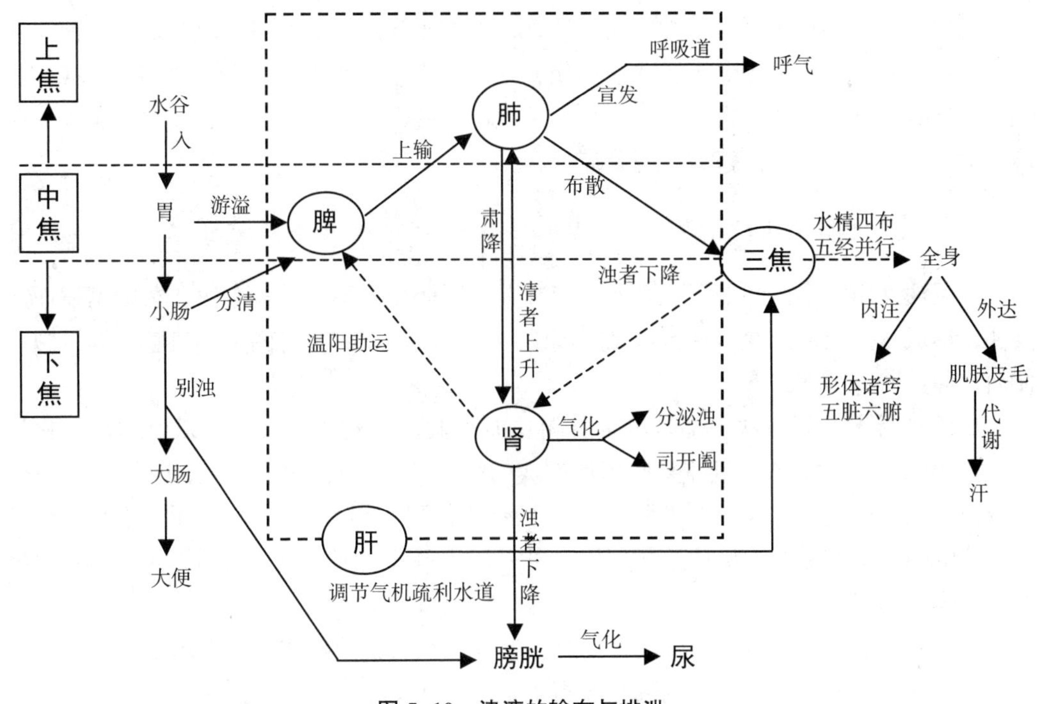

图 5-10　津液的输布与排泄

二、津液的功能

1. 滋润和濡养作用。

2. 化生血液　津液经孙络渗入血脉之中，成为化生血液的基本成分之一。《灵枢·痈疽》曰："中焦出气如雾，上注溪谷，而渗孙脉，津液和调，变化而赤为血。"

3. 调节机体的阴阳平衡。

4. 排泄代谢产物。

5. 运载全身之气。

三、津液代谢的失常

津液代谢的失常主要包括津液不足、津液输布排泄障碍。

（一）津液不足

津液不足是指机体津液的数量亏少，使脏腑、形体、官窍等得不到充分的濡润和滋养，因而产生一系列干燥枯涩的病理状态。形成原因：①热盛伤津。②津液丢失太多，如严重的吐泻、大汗、大面积烧伤等。③生成不足，如体虚久病脏腑功能减退等。④慢性疾病的耗伤。

伤津与脱液是存在一定区别的。伤津主要是水分的丢失，伤津未必脱液；脱液不但丢失水分，更损失精微营养物质，脱液必兼津伤。伤津的临床表现：肺津不足，则口鼻、唇、舌、咽喉干燥，声嘶或失音，甚或肤燥便干，胸满气逆，干咳无痰，苔干而燥等。胃津不足，则口干唇燥，知饥而不欲食，食则干涩难咽，干呕，肌肉瘦削，面色萎黄，大便秘结，脉细数等。大肠津液耗伤，则大便燥结，坚硬难出等。热病后期或久病耗伤可导致脱液，临床上常出现形瘦骨立，大肉尽脱，肌肤毛发枯槁，或手足震颤、肌肉瞤动、唇焦、舌光红无苔或少苔等症状。

（二）津液输布排泄障碍

1. 湿浊困阻　多由脾虚运化水液功能减退，因而津液不能转输布散，久则聚积而成湿浊，形成湿浊内困病变。临床可见胸闷呕恶，脘腹痞满，头身困重，口腻不渴，腹泻便溏，面黄肤肿等症状。

2. 痰饮凝聚　痰与饮，都是由于脏腑功能失调，津液代谢障碍，以致津液气化失常，因而水湿停聚凝结于机体某些部位而成的病理产物。且又是多种疾患的致病因素。水聚而成饮，饮凝而成痰，即可形成多种痰证或饮证。痰可随气升降，无处不到，病及不同的脏腑经络或滞留于机体某些部位，可表现为多种病理反映。饮邪为病，随其停聚部位之不同而有不同的名称。

3. 水液贮留　此多由肺、脾、肾等脏腑功能失调，水液代谢障碍，水不化气，因而潴留于肌肤或体内，发为水肿或腹水等病变。

第四节　气、血、津液之间的关系

一、气和血的关系

《难经本义》曰："气中有血，血中有气，气与血不可须臾相离，乃阴阳互根，自然之理也。"《医学真传·气血》中记载道："人之一身，皆气血之所循行，气非血不和，血非气不运，故曰：气主煦之，血主濡之。"气和血的关系可概括为气为血之帅和血为气之母两种。

气为血之帅包含三方面的意义。

1. 气能生血　《温病条辨·治血论》云："血虚者，补其气而血自生。"《本草求真》曰："血属有形之物，必赖无形之气以为之宰，故参、芪最为生血之药。"

2. 气能行血 “气行乃血流”（《素问·五脏生成论》），宋·杨士瀛的《仁斋直指方·血荣气卫气论》云：“盖气者，血之帅也。气行则血行，气止则血止，气温则血滑，气寒则血凝，气有一息之不运，则血有一息之不行。”“运血者即是气”（《血证论·阴阳水火气血论》）。

3. 气能摄血 “人身之生，总之以气统血”“血之运行上下，全赖乎脾”（《血证论·脏腑病机论》），清·程国彭在《医学心悟》中云：“有形之血不能速生，无形之气所当急固。”

4. 血为气之母 是指血能养气和血能载气，《血证论·阴阳水火气血论》云“载气者，血也”及“守气者即是血”。清·王九峰《王九峰医案》云“气赖血补”，清·高世宗《医学真传》云“气非血不和”。

二、气和津液的关系

气和津液的关系类似于气与血的关系，主要表现在气能生津、气能行津、气能摄津、津能化气、津能载气等几个方面。

1. 气能生津 是指气的气化作用能促进和激发津液的生成。若脾胃等脏腑之气虚亏，日久可导致津液不足的病变，治疗时往往采取补气生津的治疗方法。

2. 气能行津 是指气具有推动津液的输布和排泄作用。当气的升降出入和气化运动异常时，可导致津液输布、排泄过程出现障碍。如气虚、气滞可导致津液停滞，形成水湿、痰饮等病理产物，称为气不行水；反之，由津液停聚而导致的气机不利，称为水停气滞，两者常互为因果。这是在临床上治疗水肿行气与利水法经常并用的理论依据之一。

3. 气能摄津 是指气具有固摄控制津液排泄，防止其无故流失的作用。若气虚不能固摄，可出现口角流涎、多汗、漏汗、多尿、遗尿、小便失禁、流涎、流泪等病症，治疗时常采用补气摄津之法。

4. 津液化气 是指气的化生及其功能发挥离不开津液的滋养。体现在以下几方面：其一，津液能滋养肺、脾胃、肾等与气生成的相关脏腑，使其化气的功能活跃，不断地产生人体所需之气，以敷布于脏腑、组织、形体、官窍，促进正常的生理活动。同时，津液因具有濡养滋润作用，机体内各脏腑组织得其营养，功能活动才能得以维持，气的活力才能得以发挥。其二，蕴涵于津液之中的气从津液之中游离出来，便可补充机体所需之气。因此，津足则气旺，津液亏耗不足，多汗、多尿、吐泻太过等所致津液不足的病症，均能导致气虚之证。

5. 津液载气 是指津液是气的载体，气必须依附于有形之津液，依赖津液之运载作用存在于体内，才能正常运行并流布全身。当津液输布运行受到阻碍时，也往往会引起气机的郁滞不畅。二者之间互相影响，往往形成恶性循环。津液的输布障碍或丢失，导致气行不利或亡失，津液输布障碍时，引起气机郁滞不畅，称之为津停气阻；大汗、大吐、大泻、多尿等津液大量丢失时，气无所依附而随之大量外脱，称为气随津脱，故有“吐下之余，定无完气”之说。因此，临床使用汗法、下法和吐法时，必须做到有所节制，中病即止，勿因过多使用而产生变证。

三、血和津液的关系

津液和血液同源于水谷精微，被输布于肌肉、腠理等处的津液，不断地渗入孙络，成为血的组成部分，即所谓津血同源。血与津液在运行输布过程中相辅相成，互相交会，津可入血，血可成津，“水中有血，血中有水”“水与血原并行而不悖”（《血证论·阴阳水火气血论》）。在病理上血与津液又相互影响，失血过多时，脉外之津液渗入脉中以补偿血的不足，因而导致脉外津液的不足，出现口渴、尿少、皮肤干燥等症状；津液大量损耗，不仅渗入脉内之津液不足，甚至脉内之津液还要渗出于脉外，形成血脉空虚、津枯血燥的病变。所以中医有“夺血者无汗”“夺汗者无血”“衄家不可发汗”“亡血家不可发汗”之说。

气、血、津液三者之间的关系总结如图 5–11。

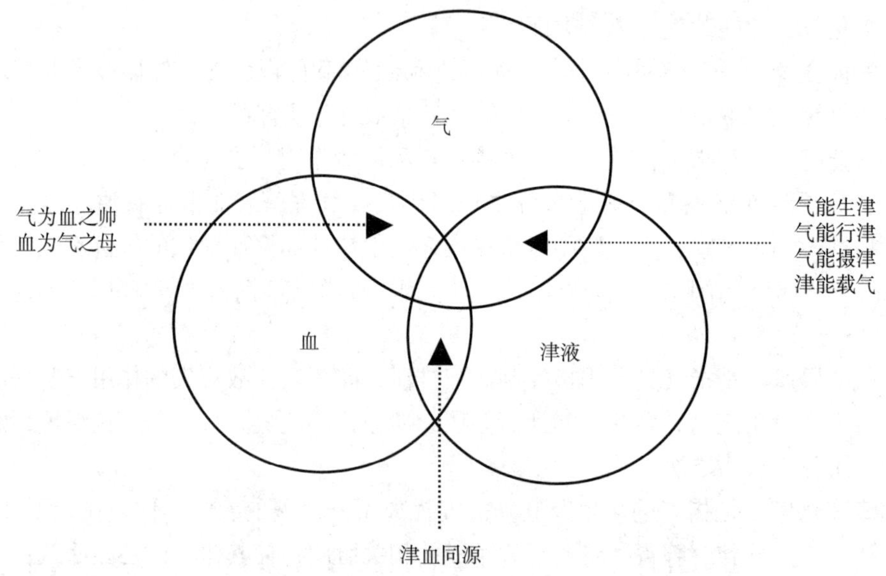

图 5–11　气、血、津液之间的关系

四、气血津液关系失调

（一）气血关系失调

气血关系失调主要包括气滞血瘀、气虚血瘀、气不摄血、气随血脱、气血两虚。

（二）津液与气血关系失调

1. 水停气阻　是指水液停贮，导致气机阻滞的病理状态。

2. 气随津脱　指由于津液大量丢失，气失其依附而随津液外泄，从而导致暴脱亡失的病理状态。多由于高热伤津，或大汗伤津脱液，或严重吐泻，耗伤津液等所致。

3. 津枯血燥　指津液亏乏，甚则枯竭，从而导致血燥虚热内生，或血燥生风的病理状态。

4. 津亏血瘀　指津液亏损，血液运行郁滞不畅的病理状态。津液充足是保持血脉充盈，血液运行通畅的重要条件。若因高热、烧伤、吐泻、大汗出等因素，从而使津液大量消耗，则津液亏少，血容量不足，血液循行滞涩不畅，即可发生血瘀之病变。临床上即可在原有津液不足的基础上，出现舌质紫绛，或见瘀点、瘀斑，故则斑疹显露等临床表现。故《读医随笔》曰："夫血犹舟也，津液水也。""津液为火灼竭，则血行愈滞"，此即说明津亏可以导致血瘀的机理。

5. 水停血瘀　指津液输布代谢障碍导致血液运行郁滞不畅的病理状态。外感六淫、内伤七情、饮食失宜等，引起肺、脾、肾及三焦功能失调，使津液不得正常输布与排泄，遂停聚于体内形成水湿痰饮。其中痰湿易于胶结凝固，留滞不去，若注入血脉，壅塞脉道，则直接影响血液的正常运行，导致血瘀为患。水饮虽为清稀之物，澄澈清冷，由于津血同源，相互渗透为用，故津液渗于脉内，水阻经隧，亦会使经脉不通，血液运行阻滞而瘀水相混，形成血瘀。《素问·调经论》云："孙络水溢，则经有留血。"《灵枢·刺节真邪》云："津液内溢，乃下流于睾，血道不通，日大不休，俯仰不便，趋翔不能。"此外，水湿痰饮易阻遏气机，气机不畅，势必导致血行不畅而产生瘀血。《灵枢·百病始生》云："汁沫与血相抟，则并合凝聚不得散，而积成矣。"李用粹《证治汇补》云："胃脘之血，为痰浊所滞，日积月累，渐成噎膈反胃。"

6. 血瘀水停　是指因血脉瘀阻导致津液输布障碍而水液停聚的病理变化。张仲景在《金匮要略·水气病》中曰"血不利则为水"，意即妇女月经当行不行或行而不畅，继而出现水肿，这种水肿病之本并不在水，而在经血不利所致，病在血分。治当调畅经血，经血畅行则水肿自除。唐容川《血症论》曰"瘀血化水，亦为水肿，是血病而兼水也"，瘀血引起水肿是因血中有水，血瘀不行则令水液停聚而发生水肿。唐容川认为："气即水也，血中有气即有水……是水与血并行不悖，失血家，其血既病则亦累及于水。"再如，心病日久，心阳不足，血行不利，则可瘀阻于皮下、脏腑组织间而成为水肿，类似于现代医学临床上的心源性水肿。

第六章　病因与发病

第一节　病因概述

病因即致病因素，亦称病源、病原、病邪等，是破坏人体阴阳动态平衡状态而形成病证的原因。中医病因包括六淫、疠气、七情、饮食、劳逸、痰饮、瘀血、结石、外伤、寄生虫、药邪、先天因素、医过等（表 6–1）。

表 6–1　中西医病因分类

中医病因	西医病因
六淫、疠气、七情、饮食、劳逸、痰饮、瘀血、结石、外伤、寄生虫、药邪、先天因素、医过等	生物病原、物理因素、化学因素、营养因素、精神因素、遗传因素等

中医认识病因的方法主要有三种：一是通过发病的客观条件认识病因。如自然界风、寒、暑、湿、燥、火六种邪气的侵袭，情志刺激，饮食失节，外伤等。二是采用取象比类的方法。六淫概念的形成，基本上是古代医家将长期临床观察和反复实践所获得的认识与五行特性相类比的结果。比如，古代医家将头痛、咽喉痒痛、关节疼痛部位不固定，疹块此起彼伏，肢体抽搐震颤，头晕、目眩、肌肤麻木、瘙痒等症状与自然界空气流动产生风时的飘忽不定，风引起的云物飘摇等生活体验进行类比，并在此基础上将引起上述症状的病因抽象概括为风邪。三是辨证求因。也就是根据病证所表现出来的临床症状和体征，进行综合分析，来推求病因。这是一种由果析因的"反证倒推式"确定病因的方法。比如，病人有跌倒或摔倒的情况，现在的症状表现是体内某一部位刺痛，固定不移，昼轻夜重，拒按，或可触摸到肿块，舌质紫暗，舌上面有瘀斑瘀点，根据病人的症状，中医诊断出的病因是瘀血，针对病因的治疗就是活血化瘀。

在辨证求因的过程中，"取象比类"是中医常用的方法。比如，病人出现恶寒、肢蜷、鼻流清涕，或脘腹冷痛、喜暖、喜热饮、舌苔白腻、脉沉紧等症状，类似于自然界寒邪致病的特点，医生就可以推理出病因是寒邪。再如，中医临床上把肢体疼痛，游走不定称为风痹；把外伤患者出现抽搐痉挛，颈项强直等称为破伤风，这些疾病的致病因素之所以都称为风邪，并不是因为它们发病前曾经受到过气候变化中直观感觉上的"风"的侵袭，而是因为它们发病过程中，有和"风"的性质特点相类似的临床表现。

第二节 外感病因——六淫

外感病因亦称外邪，是指存在于自然界的致病因素，它们多从肌表、口鼻侵犯人体，导致疾病的发生。外感病因引起的疾病称之为外感病，一般具有发病急、病位浅、病程短、传变快等特点。外感病初起多为表证，以恶寒或恶风发热、舌苔薄白、脉浮为主要临床表现，兼见头身痛、咽喉肿痛、鼻塞等症。外感病因主要包括六淫和疠气。

一、概述

（一）六气

所谓六气是指自然界六种正常的气候，即风、寒、暑、湿、燥、火。六气是万物生长的自然条件，也是人类赖以生存的自然条件。自然界一年四季的变化就是六气的运动，六气的运动体现了阴阳的转化，形成了宇宙间生、长、化、收、藏的自然造化和万物孕育。

中医五运六气学说是研究气候变化与人体健康和疾病关系的学说，具体而言是在中医整体观念指导下，以阴阳五行学说为基础，运用天干地支等符号作为演绎工具，来推论气候变化规律及其对人体健康和疾病的影响。

中医运气学说中六气是指：①初之气：厥阴风木；②二之气：少阴君火；③三之气：少阳相火；④四之气：太阴湿土；⑤五之气：阳明燥金；⑥六之气：太阳寒水。六气与五行、五季相配，即风—春—木、寒—冬—水、暑—夏—火、湿—长夏—土、燥—秋—金。在此要说明的是，火又分为君火和相火。君火替代了热气，相火替代了暑气。一年之内六气是如何运动变化的？其运动变化过程见图 6–1、图 6–2。

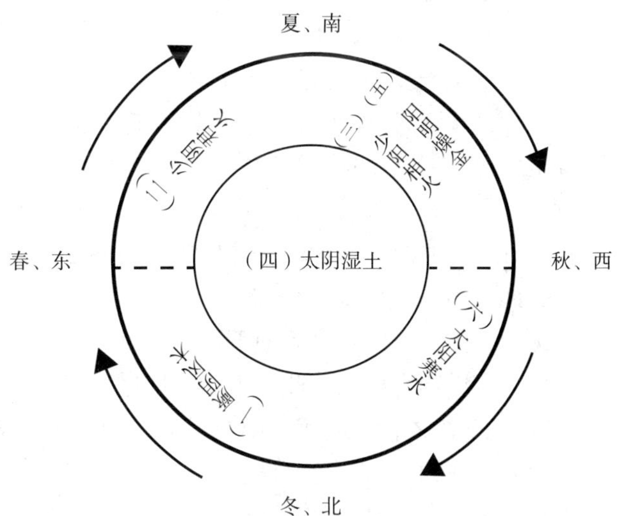

图 6–1　六气的运动变化

二十四节气是根据太阳在黄道（即地球绕太阳公转的轨道）上的位置来划分的。视太阳从春分点（黄经零度，此刻太阳垂直照射赤道）出发，每前进 15°为一个节气；运行一周又回到春分点，为一回归年，合 360°，因此分为 24 个节气。

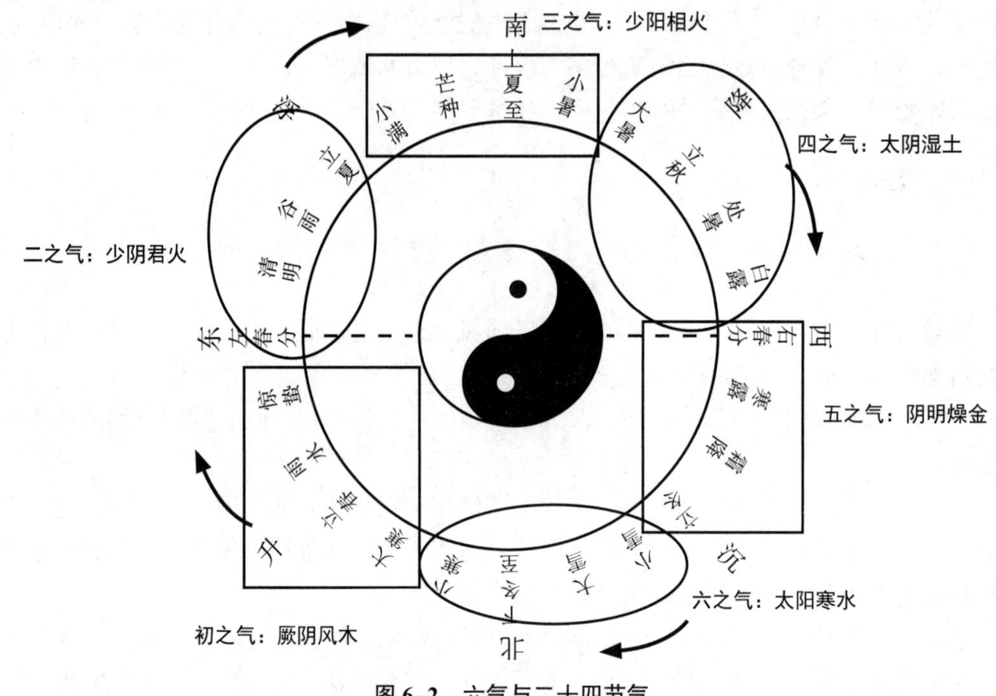

图 6–2　六气与二十四节气

1. 初之气　厥阴风木。地面以上属阳，地面以下属阴。初气之时，大气由寒变温。地下水中所封藏的经秋季收来的阳热，开始运动上升。此阳热与水化合，就是木气。木气是一年的阳根。厥者，极也，是阴盛极而衰的状态。大寒节气，是阴极之时，所以称为厥阴。木气主动，动而不通，则成风，所以称为风木。

2. 二之气　少阴君火。二之气，也就是从地下升出地面，木气上升之气。此时大气较热，已经不是阴极了，所以称为少阴。木气上升之气，也就是上年秋时下降的阳气。这一阳气由地下升至地上，照临宇宙，光明四达；上升之象，犹如君位，所以称为君火。

3. 三之气　少阳相火。三气之时，地面上阳热盛满，经暮夜大气之凉降，降入地面下之水中。当暑热上腾之时，边降边升。此阳热为生命之本，地面上阳热盛满，地而下所得阳热不多，所以称为少阳。此阳热降入地下水中，以生中气。中气旋转，犹如枢纽，发挥着相臣辅助之职，所以称为相火。此火不降，暑热熏蒸，又称暑火。

4. 四之气　太阴湿土。四气之时，地面上阳热盛满，地面下旧有的阳气，亦升上来。地面上非常之热，地面下非常之寒。热属阳，寒属阴，大气阴多，故称太阴。此时地面上阳热盛满，尚未降入土下。寒热相逼，化生湿气。土气为升降之枢，故称湿土。

5. 五之气　阳明燥金。五气之时，地面上盛满的阳热，经秋气收敛开始下降。中土之下，阳气充足。湿气已收，宇宙光明，阳盛而明，所以称为阳明。金气当旺，湿气收则燥热气结。此时地面上空的金气，压力极大，故称燥金。

6. 六之气　太阳寒水。六气之时，地面上的阳热经秋气之收敛，全部降入土下的水中。中下阳多，故称太阳。此阳热降入水中，水即将之封藏不泄。水内藏阳，水外为寒，故称寒水。

总结如下：六气的运动无非就是气的升、降、浮、沉，其本质是自然界的阴阳转化。所谓升，是指沉入水中的热升至土上。所谓降，是指夏时太阳射到地面的热，降入土中。所谓浮，是指升出土上的热又与夏时太阳射到地面的热，同浮于地面之上。所谓沉，是指降入土中的热沉入土下之水中。还有一个中，所谓中，就是指升降浮沉的枢纽。立秋为降之起点，立冬为沉之起点，立春为升之起点，立夏为浮之起点。

秋分前，土上热多，土下热少。秋分则土上与土下的热平分。春分前，土下热多，土上热少。春分则土上土下的热平分。所以春分和秋分是自然界六气运动变化过程中阴阳相对比较平衡的一段时间。冬至者，由立秋降入土下的热，多至极也。夏至者，由立春升出地上的热，多至极也。降极则升，升极则降，升降不已，化生万物。即为六气运动的精髓之所在。

就植物而言，秋天落叶是自体的阳热下降，冬天添根是阳热下沉；春天发芽是阳热上升，夏天枝繁叶茂是阳热上浮。升降浮沉的圆运动是宇宙万物永恒不变的生命法则。

万物的化育必须依靠太阳照射到地面的热，今夏太阳照射到地面的火热，即是来年生物的生命之根。但这一火热，必须经过秋时降入土下，经过冬时，藏于土下的水中，然后才能成为万物化生的根本。水封藏得越好，阳气就会越充足，生命力也就越强。

厥阴、少阴、太阴与少阳、阳明、太阳是中医理论中的三阴三阳。三阴三阳具有多种含义，这里讲的三阴三阳是五运六气学说中的概念。运气学说中的三阴三阳的排序及其对应关系为，一阳少阳，二阳阳明，三阳太阳，一阴厥阴，二阴少阴，三阴太阴（表6–2）。

表 6–2　天之六气与地之五运之气的对应关系

天之六气	阴阳	地之五运之气	天地合气
风	厥阴	木	厥阴风木
火	少阴	君火	少阴君火
暑	少阳	相火	少阳相火
湿	太阴	土	太阴湿土
燥	阳明	金	阳明燥金
寒	太阳	水	太阳寒水

为什么要讲六气？因为六气可以成为致病的因素。古人说，木气偏见则病风，君火之气偏见则病热，相火之气偏见则病暑，金气偏见则病燥，水气偏见则病寒，土气偏见则病湿。偏见即是指不正常地出现。

当气候变化异常，非其时而有其气（如春天气候应温而反寒，秋天应凉而反热等），或气候变化过于急骤（如暴冷暴热等），六气就会成为致病因素。这时就不能再叫“六气”了，而应叫“六淫”。所以中医所说的外感六淫是由六气变异而来。

（二）六淫

“淫”的意思是太过和浸淫。六淫就是六气太过，是风、寒、暑、湿、燥、热六种外感病邪的总称。

在很多中医古籍中，都将六淫称为风、寒、暑、湿、燥、火，这是一种习惯化的称谓。温、热、火三者具有程度上的差别，温为热之渐，火为热之极。但火不属于一种气候，《黄帝内经》说：“在天为热，在地为火；在天为湿，在地为土；在天为燥，在地为金；在天为寒，在地为水。故在天为气，在地成形。”临床上，中医很少将火当作是一种外邪，多认为火是由内而生的。

暑实际上就是热，是夏季的主气，它具有明显的季节性。也就是说可以把夏季的热叫“暑”，把夏季以外的热叫“热”。

现代医学气象学认为，气象因素中的气温、气压、湿度和气流对人体的健康具有重要的影响，而气温与寒、热，湿度与燥、湿，气流与风又有着密切的关系。比如，在春季，主要是气压和气温的变化，大风和冷锋面的出现，诱发了儿童急性呼吸道感染发病增加，受凉、寒冷、干燥是诱发感冒和呼吸道疾病的重要诱因。寒冷降低了呼吸道黏膜的抵抗力，干燥使鼻黏膜极易发生细小的皲裂，使细菌、病毒等容易入侵。

六淫实际上并不是单纯指气候因素，还包括细菌、病毒等生物致病因素和机体的反应在内。六淫为病，从现代医学观点来看，多为感染性疾病。

风寒病邪的实质与现代微生物学、气象学、物理学有一定的相关性。风寒环境中生存的各种病原微生物，低温下宿主的免疫功能以及风寒二气的气象性、物理性刺激直接作用于人体才是风寒邪气致病的真正实质。对湿的现代研究表明，外感湿邪与病毒、细菌等病原体的感染有直接关系。临床观察发现，成人呼吸道病毒感染患者的临床表现多见“湿”的症状，证明呼吸道病毒感染与湿有一定的相关性。

此外，还要重视机体的反应。六淫所包括的气象因素、生物因素等可以导致机体出现类似自然现象的病理反应，通过取象比类，推导出病因。比如，病人出现发热恶风、头痛、汗出、舌淡红、苔薄白、脉浮缓等症状，这种表现与自然界的“风”的属性相类似，因此，通过辨证求因，得出其病因为风邪。

六淫致病具有一定的共性：①六淫之邪多从肌表、口鼻侵入人体。温热之邪一般是从口鼻而入，而寒邪多自皮毛而入。②六淫致病常具有明显的季节性，并与居处地区环境有关。如春天多风病，夏天多热病和暑病，长夏多湿病，秋天多燥病，冬天多寒病。一般而言，西北地区气候多燥、寒，故多寒病、燥病；东南地区气候多湿、热，故多湿病和热病。③可以是一种邪气致病，也可以是两种或两种以上邪气共同致病。比如，常会说到的风热、风寒、风湿、风寒湿、湿热等。④病邪在一定条件下可以相互转化，主要与个体的体质有关。

二、风邪

（一）基本概念

风无处不在，无孔不入。古人特别强调避风，说“圣人避风，如避矢石焉”。矢石就是箭和石头，是古人打仗时的武器弹药，可见古人怕风。女人坐月子最怕吹到风，所以常常把身子捂严。古人认为刚生完孩子的产妇全身的骨缝都是打开的，风很容易由此进入，给产妇落下身体疼痛的病根。

风邪是指具有轻扬开泄、善动不居特性的外感病因。风邪侵犯人体导致外风病证。通常六气各有其主时，风为春季的主气，故风邪致病多见于春季。但风气终岁常在，故四季皆可见到受外风的病证。

（二）风邪的性质及致病特征

1. 风为阳邪，轻扬开泄，易袭阳位 风邪具有质轻浮越、发散透泄的特性，易于向上、向外运动，故为阳邪。“轻扬”一词是用来形容向上向外，也就是浮越。风邪容易侵袭人体的上部，尤其是头部。头颈结合的部位，也就是常说的后脑勺，是风邪特别喜欢骚扰的地方，为什么呢？因为后脑勺部位有风池、风府等这些穴位，使风邪有机可乘，引起头晕头痛。所以老百姓也常说“神仙难挡脑后风”。开泄是指风邪可以使人体的腠理打开，汗孔又叫“气门”，所以腠理一开，气和津液都会外泄，出现恶风、汗出的症状。《伤寒论·辨太阳病脉证并治》说：“太阳病，发热，汗出，恶风，脉缓者，名为中风。”风邪上升外越，常易侵袭人体的肌表、头面、腰背、阳经等属阳的部位。如风邪客于肌表，汗孔开阖失常可见汗出、恶风、发热等症；风邪侵扰头面，可见头昏头痛、颈项强直、口眼歪斜、鼻塞流涕、咽痒咳嗽等症。《素问·太阴阳明论》谓：“故犯贼风虚邪，阳受之……伤于风者，上先受之。”

2. 风邪善行而数变 “善行”指风邪具有善动不居、行无定处的特性，故风邪所致病变部位游走不定。如以风邪为主的某些外感病因侵犯机体而引发的行痹，表现为四肢关节游走性疼痛；再如风疹、荨麻疹的病位发无定处、此起彼伏等。风湿性关节炎或类风湿关节炎，属中医痹证的范畴，它们常表现出游走性的多关节疼痛。中医用“风湿”一词是对病因的诊断，虽然西医也沿用这一说法，但却不是指病因，这也就带来了治疗上的差异。在西医的眼里，除了能认识到风和湿的产生与居住环境有关外，风和湿在哪里？实验室和影像学检查能否发现？都无从谈起。当然，西医也不会针对风或湿去治疗，也没有这样的西药。但中医就不同了，既然认为病因是“风湿”，那对因治疗就是祛风除湿。风是看不见的，流动性又强，中医是如何对付它的呢？“介类潜阳，虫类搜风”是中药理论中的一句名言，所以，中医会选用一些虫类药如全蝎、蜈蚣、蛇类、地龙等搜风通络。为什么虫类药能搜风通络呢？因为此类药物的走窜性强，既能深入脏腑关节骨髓，又能到达肌表皮肤，无处不达。所以，中医用虫类药的目的就是既搜风祛风又活血通络。这也是中医取象比类思维方法的一种运用。

“数变”指风邪致病，表现出发病急、病理变化无常、传变快的特性。比如常见的瘾疹，也就是“风疹”“荨麻疹”。其特点是皮肤异常瘙痒、出现成块、成片状风团。因其时隐时起，遇风易发，所以叫“瘾疹”。小儿风水病，虽然病变初起仅有表证的临床表现，但是短时间内即可出现全身浮肿、小便短少等症。

3. 风邪主动 风邪致病，临床表现具有动摇不定的特点。如风邪袭表，常见颈项强直；风邪侵犯头面，可见肌肉抽掣、震颤、眩晕；风中经络，可见口眼㖞斜；金刃外伤，复感风毒之邪，可见四肢抽搐、角弓反张等症。外风病证表现出来的眩晕、震颤、痉挛、抽搐、角弓反张等症，均为风邪主动的具体体现。

4. 风邪为百病之长 一年四季，风无时不在，所以风邪是六淫中最常见的伤人之邪。它既是先导，又是其他邪气的载体，像寒、湿、热都可以依附于风而侵犯人体，比如风寒、风湿、风热等。所以古人称风为“百病之长”和“百病之始”。

三、寒邪

（一）基本概念

寒邪是指具有寒冷、凝结、收引特性的外感病因。寒邪侵犯人体导致外寒病证。通常六气各有其主时，寒为冬季的主气，故寒邪致病多见于冬季。但其他季节也可出现外寒病证，如气温骤降，贪凉露宿，过食寒凉，或空调制冷、室温过低等，均可使机体感受寒邪。根据寒邪侵犯机体的部位，外寒病可分为伤寒和中寒两类。寒邪伤于肌腠，阻遏阳气，形成“伤寒”；寒邪直中于里，伤及脏腑阳气，则形成“中寒”。

（二）寒邪的性质及致病特征

1. 寒为阴邪，易伤阳气 寒冷属阴，寒邪侵犯人体，邪并于阴，机体阴寒过盛。阴阳对立制约，《素问·阴阳应象大论》说：“阴盛则寒”“阴胜则阳病。”寒邪袭人，阴寒过盛，损伤阳气，温煦失职，可见局部或全身的寒象，如寒邪束表，卫阳郁遏，可见恶寒、发热、无汗、流清涕等症。什么叫恶寒？恶寒就是怕冷的意思。患者的症状是身体有寒冷的感觉，但多穿衣多盖被子也缓解不了。恶寒和畏寒是有区别的，畏寒可以通过加衣盖被得到缓解。

寒邪侵袭人体为什么会引起恶寒的症状呢？寒邪侵袭肌表后会影响到卫气的功能，卫气属阳，有防御外邪和温煦肌表的作用，卫气受到影响，对肌肤的温煦作用就会减弱，所以会出现恶寒。

恶寒和发热常常同时出现，发热是病人体温升高，或体温正常，但病人全身或局部有发热的感觉。为什么会发热？还是跟卫气有关。寒邪一侵袭肌表，卫气就会自然地奋起抗邪，但寒邪又会使腠理闭塞，汗孔不开。汗液排不出来，阳气不能宣发，所以就郁而发热了。中医临床治疗一些感冒发烧，采用发汗解表的方法，其原理就在于此。一方面通过发汗使邪随汗出，另一方面，通过发汗使体温降低。出现恶寒发热的症状，说明人体处在一种正邪相争的状态，这种正邪相搏，也使得恶寒发热会持续而不间断。

中医诊断学中还有一个名词术语叫恶风，恶风是指病人有遇风觉冷，避风则缓解的症状。恶风和恶寒常常并见，两者也都可兼有发热，但却有有汗和无汗的区别。风轻扬开泄，所以恶风有出汗的表现。有汗，风吹则寒。虽也有发热，但一般是低烧。而恶寒无汗则发热程度较高

此外，寒邪直中于里，损伤脾胃阳气，受纳与运化水谷精微功能失常，可见脘腹冷痛、吐泻清稀等症；若寒邪直中少阴，心肾阳气受损，则见精神萎靡、恶寒蜷卧、下利清谷、手足厥冷、脉微细等症。

2. 寒性凝滞而主痛 所谓凝滞，即凝结、阻滞之意。机体的气血津液能够循行周身、运动不息，有赖于阳气的温煦和推动作用。寒邪侵袭，使气血津液凝结、经络阻滞不通，不通则痛，故寒邪伤人多见疼痛症状。《素问·痹论》曰："寒气胜者为痛痹……痛者，寒气多也，有寒故痛也。"寒邪侵犯机体的不同部位，表现各不相同。其疼痛的性质为冷痛，得温则减，遇寒加剧。如寒邪客于肌表，凝滞经脉，阳气阻滞，运行不畅，则头身、肢体关节疼痛；以寒邪为主的某些外感病因侵犯机体而引发的痛痹，又称之为寒痹，表现为四肢关节疼痛剧烈；寒邪直中胃肠，则见脘腹冷痛；寒邪痹阻胸阳，可见胸背剧痛；寒凝肝经，则见少腹或阴部冷痛。由于疼痛是寒邪为病的重要临床表现，所以有"寒性凝滞而主痛"之说。

3. 寒性收引 所谓收引，即收缩、牵引之意。寒邪侵袭，气机收敛，腠理闭塞，经络、筋脉等收缩挛急。《素问·举痛论》说："寒气客于脉外则寒，脉寒则缩蜷，缩蜷则脉绌急，绌急则外应小络，故猝然而痛。"如寒邪侵袭肌表，腠理闭塞，卫阳被遏，失于宣畅，可见恶寒发热、无汗等症；寒舍经脉，则血脉挛缩，可见脉紧；寒客筋脉，则筋脉收缩拘急，可见筋肉关节拘挛作痛、肢体屈伸不利，甚至冷厥不仁等症。

四、湿邪

（一）基本概念

湿邪是指具有重浊、黏滞、趋下特性的外感病因。湿是长夏的主气，长夏相当于雨季，在中原一带为夏秋之交。此时雨水较多，湿热熏蒸，气候潮湿，为一年之中湿气最盛之时。其他季节也可出现外湿病证，如居处潮湿、淋雨涉水、水中作业等，均可使机体感受湿邪。

（二）湿邪的性质及致病特征

1. 湿为阴邪，易伤阳气，阻遏气机 湿类于水，水散为湿，湿聚为水，水性属阴，所以湿邪属于阴邪。《素问·阴阳应象大论》说："阴胜则阳病。"湿邪侵犯人体，邪并于阴，阴寒偏盛，阳气受损，温煦失职。叶天士《温热论·外感温热篇》说："湿胜则阳微。"根据"土－长夏－湿－脾"的对应模式以及"同气相求"的原理，所以湿邪最易困脾，损伤脾阳，导致脾胃气机升降失调。感受湿邪之人常出现纳呆、脘腹痞闷胀痛

（痞闷是指饱胀，满闷不舒的感觉）、恶心呕吐、大便溏泻、水肿、尿少等症状。

湿邪停留在体内会阻滞气机，使气血运行不畅。比如，湿邪阻滞在上焦，会导致胸闷、咳喘等；阻滞在脾胃，会导致脘腹痞胀、便溏不爽等；阻滞在下焦，会导致小腹胀痛、里急后重（里急是指肚子里面的内急，一阵一阵的肠痉挛既疼痛又想大便；后重是指大便刺激肛门时产生的便意，但实际上已经没有大便，即使排泄出也只是水样便或极少量的伴有脓血样便）、尿急、小便涩痛等；阻滞在经络关节，会导致四肢困重倦怠乏力、关节重痛等。

2. 湿性重浊 重即沉重、附着之意。六淫之中，唯有湿邪是有质之邪，湿与水同类，本有重力，加上它又能困住阳气，所以，湿邪致病的临床症状大都有沉重感或重着不移的特征。如湿邪袭表，阻遏气机，清阳不升，可见周身困重、四肢倦怠难移、头重如束布帛等症。《素问·生气通天论》说："因于湿，首如裹。"如以湿邪为主的某些外感病因侵犯机体而引发的着痹，又称之为湿痹，由于湿邪留滞于经络关节，气血阻滞，阳气不达，表现为四肢关节沉重疼痛，肌肤不仁。

浊即秽浊、垢腻之意，多指分泌物和排泄物的秽浊不清。湿邪致病常可导致人体出现各种秽浊症状，如面垢（面部油腻），眵多（眵：音chī，俗称眼屎）、浊涕浓痰、大便溏泻、下痢黏液脓血（下痢是指腹泻，排出稀样粪便）、小便混浊、女性白带过多、湿疹流水等。

3. 湿性黏滞 所谓黏滞，即黏腻、停滞之意。中医临床医生常说："千寒易除，一湿难去。"为什么呢？因为湿性黏滞。湿可以说是一种百搭之邪，湿与寒在一起是寒湿，与热在一起是湿热，与风在一起是风湿，与暑在一起是暑湿，湿还可以和瘀血掺杂在一起。中医很形象地将黏滞形容为如油入面。"湿性黏滞"具体体现在两个方面：一是症状的黏滞性，即湿邪导致的疾患症状多黏腻不爽。如湿滞大肠，腑气不利，大便黏滞不爽，甚或里急后重，舌苔垢腻；湿阻膀胱，气化不利，小便淋漓不畅，或短赤涩痛，口黏，舌苔厚腻。二是病程的缠绵性，即湿邪致病多起病隐缓，反复发作，病程较长，缠绵难愈。如湿温病，发热时起时伏，病程长，难以迅速治愈；湿疹、湿痹及风湿感冒，皆因湿邪胶着难解，阻滞气机，而致病证反复发作。且因湿邪易与风、寒、热、暑等邪相兼为病，致使病情复杂，亦难治愈，如风湿病证、寒湿病证、湿温病证、暑湿病证、湿痹等。通常皆因其湿邪难除而不易速愈，或反复发作。

4. 湿邪趋下，易袭阴位 阴位指人体下部，即下焦。水曰润下，湿类于水，性重而下行，故湿邪具有趋下的特性，易于伤及人体下部。如湿邪所致的浮肿多以下肢较为明显；其他如小便浑浊、泄泻、下痢、下肢溃疡以及妇女带下等，也多由湿邪下注所致。故《素问·太阴阳明论》说："伤于湿者，下先受之。"

五、燥邪

（一）基本概念

燥邪是指具有干燥、涩滞等特性的外感病因。燥邪侵犯人体导致外燥病证。通常六气各有其主时，燥为秋季的主气，故燥邪致病多见于秋季。但其他季节也可出现外燥病证，如冬季无雪、春季多风、夏季少雨，气候干燥，亦能形成燥邪为患。燥邪伤人，多自口鼻而入，首先侵犯肺卫。外燥病证有温燥、凉燥之分，初秋有夏季余热之气，久晴无雨，燥邪与温热之邪相合，侵犯人体，即为温燥；深秋近冬之时，寒气日重，燥邪与寒邪相合，侵犯人体，即为凉燥。

（二）燥邪的性质及致病特征

1. 燥邪干涩，易伤津液 所谓干涩，即干燥、涩滞之意。燥邪性质干燥，侵犯人体，容易损伤津液，阴液亏虚则滋润濡养功能减退，可见各种干燥、涩滞不畅的表现。如燥邪侵犯肺卫，可见口干唇燥、鼻咽干燥；燥邪伤于肌表，可见皮肤干燥，甚则皲裂，毛发干枯不荣；燥邪损及胃肠，可见小便短少、大便干结。故《素问·阴阳应象大论》曰："燥胜则干。"刘完素在《素问玄机原病式·燥类》说："诸燥枯涩，干劲皴揭，皆属于燥。"

2. 燥邪易于伤肺 根据"金－秋－燥－肺"的对应模式以及"同气相求"的原理，燥邪多从口鼻而入，最易伤肺。燥邪伤肺，耗伤津液，肺气宣肃失职，甚则损伤肺络，出现干咳少痰，或痰黏难以咳出，或痰中带血，甚则喘息胸痛等症。

六、火（热）邪

（一）基本概念

火（热）邪是指具有炎热、升发等特性的外感病因。火（热）邪侵犯人体导致外火（热）病证。火（热）之气旺于夏季，但不具明显的季节特性，终岁常有。故火（热）之邪伤人致病，一年均可发生。温邪、热邪、火邪三者异名同类，皆为阳邪，常统称为温热之邪或火热之邪。但是温为热之渐，火为热之极，三者在程度上有一定的差别。一般温邪是在温病学的范畴中使用的术语。

（二）火（热）邪的性质及致病特征

1. 火（热）为阳邪，其性炎上 炎上即炎热、向上之意。火热之性燔灼、升腾，故火（热）邪属阳。火热之邪侵袭人体，邪并于阳，机体阳偏盛，发为实热证。《素问·阴阳应象大论》说："阳胜则热。"临床上多见高热、恶热、心烦、汗出、脉洪数等症。火热之邪侵犯人体，作用的趋势和部位多表现在上或在外部，火热之邪有升腾向上的特性，故其侵犯人体，症状多表现在上部，尤以头面部多见，如头痛耳鸣、咽喉肿痛、牙龈肿胀、面赤、口舌糜烂等。

2. 火（热）邪易扰心神 心在五行之中属火，火（热）之邪在五行归属上，与心相同，故火热之邪致病，入于营血，常易影响心主神明的功能。轻者心神不宁而心烦、惊悸、失眠；重者可致神不守舍，心神错乱，出现狂躁妄动，神昏谵语等症。故《素问·至真要大论》说"诸热瞀瘛，皆属于火""诸躁狂越，皆属于火"。

3. 火（热）邪易伤津耗气 火热之邪耗伤津液的病机主要表现为两个方面：一是火热之邪燔灼蒸腾，邪热迫津外泄；二是火热之邪侵袭，机体阳偏盛，直接消灼，煎熬阴津。《素问·阴阳应象大论》说"阳胜则阴病"。故火热之邪致病，临床症状除热象显著之外，常伴有口渴喜饮、咽干舌燥、小便短赤、大便秘结等津液耗伤的症状。津液能运载一身之气，火热之邪迫津外泄，气也随之耗伤。此外，邪热亢盛势必耗伤正气，即《素问·阴阳应象大论》所说的"壮火食气"。壮火是指病理之火（邪热），食是损害损耗的意思。因此，火热之邪致病，还可出现体倦乏力、少气懒言等气虚症状，甚至气随津脱而致神昏。

4. 火（热）邪易生风动血 所谓生风是指肝风内动；所谓动血是指血液妄行。指火热之邪侵犯人体，容易引起燔灼肝经，耗竭津液，致使筋脉失于润养的病证。肝主藏血，在体合筋，火热之邪侵犯人体，"阳胜则阴病"，耗伤阴液，燔灼肝经，筋失濡养，表现为高热神昏、四肢抽搐、两目上视、颈项强直、角弓反张等肝风内动之象。火热之邪侵犯血脉，灼伤脉络，迫血妄行，引起各种出血病证，如吐血、咯血、便血、尿血、皮肤发斑、崩漏等。

5. 火（热）邪易致阳性疮痈 火热之邪侵入血分，聚于局部，腐蚀血肉而发为阳性疮疡痈肿。临床表现以局部红、肿、热、痛为特征，甚至溃破流脓。故《灵枢·痈疽》说"大热不止，热盛则肉腐，肉腐则为脓……故命曰痈"。

七、暑邪

（一）基本概念

暑邪是指夏至以后，立秋以前，具有炎热、升散等特性的外感病因。暑邪为夏季的火热之邪，侵犯人体导致暑病。通常六气各有其主时，暑为夏季的主气，暑邪致病具有明显的季节性，此与六淫之中的其他邪气有所不同，暑病独见于夏至以后、立秋以前。《素问·热论》曰："先夏至日者为病温，后夏至日者为病暑。"暑邪致病，有伤暑和中暑之分。感受暑邪，发病相对缓慢，病情较轻者，为伤暑；感受暑邪，发病相对急迫、病情较重者，为中暑。

（二）暑邪的性质及致病特征

1. 暑为阳邪，其性炎热 暑邪为盛夏的火热之邪，故属阳邪。《素问·阴阳应象大论》说："阳胜则热。"暑邪致病，人体会出现一派阳热亢盛之象，如壮热、心烦、面赤、大汗、脉洪大等。

2. 暑邪升散，易扰心神，伤津耗气 所谓升散即上升、发散之意。暑邪不仅性质炎热，而且有上升的趋势，故暑邪致病，易于侵犯头目，可见头昏、目眩、面赤等症；依据"夏一火（暑）一心"的对应模式，暑邪之炎热最易上扰心神，轻者出现心烦不宁，重者出现突然昏倒、不省人事。暑邪侵犯机体，邪并于阳，"阳胜则阴病"，直接耗伤阴津，且暑邪不仅性质炎热，还有发散的趋势，故暑邪致病，可使腠理开张，汗液大泄而耗散津液，出现口渴喜饮、唇干舌燥、尿赤短少等症；气随津泄可致正气虚损，出现气短乏力，甚则突然昏倒、不省人事。

3. 暑邪多挟湿邪 盛夏之季，不仅气候炎热，而且多雨潮湿，热蒸湿蕴。故暑邪致病，多与湿邪相兼为患，其临床表现除发热、烦渴等暑热之象外，常兼见四肢困倦、胸闷呕恶、大便溏泄不爽等湿阻症状，因此又有"暑必夹湿"之说。尽管暑邪多挟湿邪侵犯人体而致暑湿之证并存，但仍以暑热为主，湿浊为次。

六淫性质及致病特点总结归纳见表 6–3。

表 6–3 六淫性质及致病特点

邪气	性质	致病特点	主要病证
风	轻扬开泄	易袭阳位（人体上部，如头面、咽喉、皮肤和肌表）	头痛、项强、鼻塞、咽痒，汗出恶风、发热、面肌麻痹等
	善行而数变	病位游走不定，症状变化多端	如行痹之四肢关节疼痛，游走不定；风疹块之皮疹时隐时现，此起彼伏；发病急、变化快之小儿风水
	主动	肢体异常运动	如肢体动摇不定，震颤抽搐，眩晕等
	为百病之长	易与他邪结合，为外邪致病的先导	如形成风寒、风热、风湿、风寒湿等兼夹证
寒	寒为阴邪	易伤阳气	全身或局部有明显的寒象。如形寒肢冷、脘腹冷痛等
	凝滞	气血运行迟滞甚至凝结不通	不通则痛。如寒痹之关节冷痛，伤寒之头身疼痛，中寒之脘腹冷痛等
	收引	腠理汗孔收缩，筋脉牵引拘急	如恶寒、发热、无汗、四肢拘急，屈伸不利或冷厥不仁等
暑	炎热	为阳邪，形成实热证	高热、汗出、烦渴、面红、目赤、肌肤灼热、脉洪大等
	升散	上犯头目，上扰心神，腠理开泄，伤津耗气	伤暑：头昏、目眩。中暑：突然昏倒，不省人事。多汗口渴多饮，尿少短赤，舌红少津，气短乏力等
	多夹湿	暑热夹有湿邪	身热不扬，烦渴，身重倦怠，胸闷脘痞，呕恶，便溏不爽，苔黄腻等
湿	重浊	沉重感，重着不移；分泌物排泄物秽浊不清	头身困重，四肢发沉，关节重着疼痛，面垢眵多，小便混浊、大便溏泄、下痢黏液脓血等
	黏滞	症状的黏滞性，病程的缠绵性	大便黏滞不爽，小便涩而不畅，苔腻。湿痹、湿温、湿疹等的病程长、反复发作
	为阴邪	阻遏气机，损伤阳气（尤其是脾阳）	脘腹胀满，纳呆；腹泻、水肿等
	趋下	伤及人体下部，症状多见于人体下部	淋浊、带下、泄泻痢疾、下肢水肿、阴部湿疹等
燥	干涩	易伤津液，出现各种干燥症状，易伤肺阴	鼻咽口唇干燥，皮肤皲裂，小便短少，大便干结。干咳少痰或痰黏难咳，痰中带血
火	炎热升腾、燔灼、躁动	为阳邪，形成实热证；炎上，症状多见于上部；易伤津耗气；易生风动血；易扰心神；易致肿疡	高热，烦渴，尿赤，脉洪；头昏头痛，面红目赤，咽喉红肿疼痛，口舌糜烂；口渴喜饮，咽干唇焦，舌质红绛，体倦乏力少气；四肢抽搐，角弓反张；吐血、咯血、衄血、尿血、皮肤发斑等；狂躁，神昏谵语；痈肿疮疡，局部红肿热痛，化脓等

第三节　情志异常

一、七情的概念

《礼记・礼运篇》曰："何谓人情？喜怒哀惧爱恶欲七者弗学而能。"《素问・阴阳应象大论》云："人有五脏化五气，以生喜怒悲忧恐。"《素问・举痛论》云："怒则气上，喜则气缓，悲则气消，恐则气下，寒则气收，炅则气泄，惊则气乱，劳则气耗，思则气结。"《三因极一病证方论・卷之八》云："喜、怒、忧、思、悲、恐、惊，七者不同，各随其本脏所生所伤而为病。""七情，人之常性，动之先自脏腑郁发，外形于肢体，为内所因也"。七情：喜、怒、忧、思、悲、恐、惊，是指人类的基本情绪，是对人外在情绪变化的总结，并且是先天性的、本能的。一般而言，思指思考、思维，属于心理活动和认知系统和过程，但思在七情概念中的含义不是指思维活动、认知，而是指在所思问题不解、事件未决时所处的一种思（忧）虑不安的复合情绪状态。

二、情志的概念

情志本属于中国古代文化中的问题，是指情感与志趣。中医学对情志的系统论述，首见于《黄帝内经》。《素问・阴阳应象大论》曰："人有五脏化五气，以生喜怒悲忧恐。"并曰："肝……在志为怒，心……在志为喜，肺……在志为忧，脾……在志为思，肾……在志为恐。"由此创立了"五志"概念，将人的情绪心理概括为五种基本的情志，并论述了五志与人体生理、病理的关系。对情志的并称则首见于明代张景岳《类经》中的情志九气，并提出了情志病的病名。由此，情志学说已基本定型成熟，成为中医学基本理论的重要组成部分。所谓情志是指机体以脏腑、经络精、气、血、津液为物质基础，以相互协调的脏腑经络功能活动为内在条件，在外界环境的刺激和影响下，通过内外综合作用，对客观事物能否符合自身需求做出判断时所产生体验的一种个体的特殊反映形式。它包括了现代医学心理学中所论述的情感、情绪过程，也包含认知和行为过程，涉及到心理和生理的复杂反应，并与个性心理特征有关。

尽管情志与情绪的概念和内涵有很多共同之处，但情志并不等于情绪，情志亦不同于七情。中医学认为情志活动是五脏功能的体现，五脏并于精而生五志，即七情由内而发；情志失调可扰乱心神，引起气机失调而发病；疾病又可导致情志异常，同时强调个体差异与情志失调、健康、疾病的关系。因此，情志已不仅仅包括七情、五志。

三、情志与脏腑气血的关系

情志是以心神为主导的，与五脏活动（气血）有关，是相互协调的脏腑功能活动的一种表现形式（图 6–3）。《素问・灵兰秘典论》曰："心者，君主之官，神明出焉。"《类经・疾病类》云："心为五脏六腑之大主，而总统魂魄，兼赅意志，故忧动于心则肺应，思动于心则脾应，怒动于心则肝应，恐动于心则肾应，此所以五志唯心所使也。"

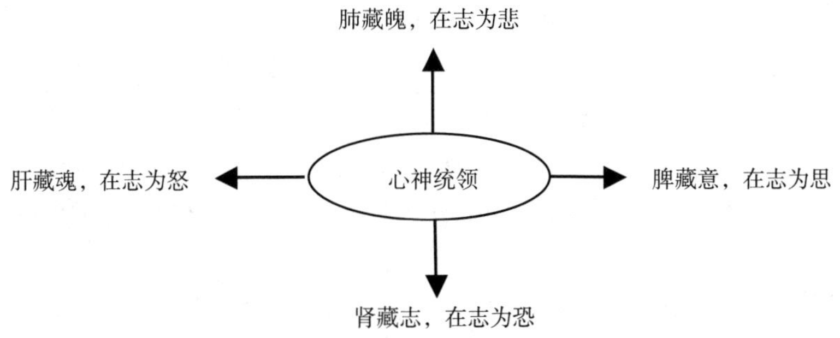

图 6-3 情志与脏腑气血关系

四、情志致病的条件

情志致病的条件，见图 6-4。

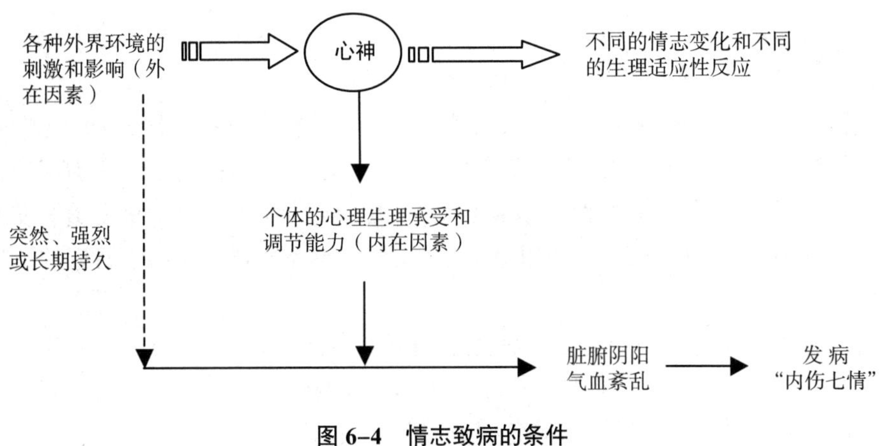

图 6-4 情志致病的条件

五、情志致病的特点

（一）直接伤及内脏

首先影响心神；伤及相应脏腑：喜伤心、怒伤肝、思伤脾、悲伤肺、恐伤肾，故伤及内脏中以心、肝、脾三脏为多见。

（二）影响脏腑气机

七情内伤致病，主要是通过影响脏腑气机，导致气机失调、气血逆乱而发病。脏腑气机失常的具体表现如《素问·举痛论》说“喜则气缓”“怒则气上”“思则气结”“悲则气消”“惊则气乱”“恐则气下”。

喜则气缓：气缓，即气机涣散之意。喜则气缓，指暴喜过度，可使心气涣散，神不守舍，临床可见乏力、懈怠、精神不能集中，甚者心悸、失神、狂乱等。

怒则气上：气上，即气机逆上之意。怒则气上，指过度愤怒可使肝气疏泄太过而上冲，血随气逆，并走于上，临床可见面红目赤、头痛头晕、耳鸣，甚者呕血或昏厥等症。

思则气结：气结，即气机郁结不畅。思则气结，指思虑劳神过度，可伤神损脾致气机郁结。心脾受伤，暗耗阴血，心神失养；或气机郁结阻滞，脾的运化无力，胃的受纳腐熟失职，临床可见心悸，健忘，失眠，多梦或纳呆、脘腹胀满、便溏，甚者肌肉消瘦等。

悲则气消：气消，即气的消散或功能减退。悲则气消，指过度悲忧可使肺气耗伤，意志消沉，临床可见气短胸闷、精神萎靡不振、乏力懒言，甚者呼吸衰竭、厥脱等症。

惊则气乱：气乱，即气机紊乱。惊则气乱，指突然受惊，可使心无所倚，神无所归，虑无所定，惊慌失措。临床可见心悸、失眠、心烦、气短，甚者精神错乱等。

恐则气下：气下，即气机下陷。恐则气下，指恐惧过度，可使肾气不固，气陷于下，临床可见二便失禁、伤精，甚者发生骨酸痿厥、遗精等症。

（三）多发为情志病证

情志异常是指外界环境的刺激和影响过于突然或强烈或长期持久，个体心理应对能力不足，机体脏腑经络组织功能失衡所产生的一种以心理和生理异常反应为主的病理状态。情志病证指以精神心理异常为主要症状表现的一类疾病以及在疾病发生、发展、转归和防治过程中，情志因素起重要作用的一类疾病。具体而言，中医学所论的情志疾病主要包括有：

1. 情志异常所致的以精神心理症状为主的一类疾病 如郁证、厥证、脏躁、不寐、癫证、狂证、痫病等，亦包括现代医学中的人格障碍与情感障碍、重型精神病、精神发育迟滞、神经症、创伤后应激障碍等各种精神心理疾病。

2. 情志异常所致的以形体症状为主的一类疾病 如哮喘、噎膈、泄泻、阳痿、痛经等，这类疾病基本等同于现代医学中的心身疾病，涉及范围较广，包括内、外、妇、儿各科的多种疾患。

3. 由于形体病变所致的以精神心理症状为主的一类疾病 如《伤寒论》中的太阳蓄血证、妇科绝经前后诸证等，亦包括现代医学中的卒中后抑郁症等。情志异常强调的是一种病理状态或过程，而情志疾病所强调的是一些具体的精神心理疾患和心身疾病。

（四）情志变化影响病情

病势变化与情志活动关系密切，或有利于疾病康复，或使病情加重、恶化。

第四节 痰饮

一、痰饮的概念与形成

痰饮是脏腑气化失司，水液代谢障碍所形成的病理产物，属继发性致病因素。痰与饮同出脾胃，俱为水液代谢障碍的产物，此其同也。一般说来，痰得阳气煎熬而成，炼液为痰，浓度较大，其质稠黏；饮得阴气凝聚而成，聚水为饮，浓度较小，其质清稀。故有“积水为饮，饮凝为痰”。

痰可分为有形之痰和无形之痰。有形之痰是指视之可见，闻之有声，触之可及的实质性的痰浊和水饮，如咳嗽吐痰，喉中痰鸣等；无形之痰只见其征象，不见其形质，可见痰饮引起的特殊症状和体征，如头晕目眩、神昏谵语等，多以苔腻、脉滑为重要临床特征。此外，中医提出无形之痰的概念，实际上还运用了反证法。也就是说，中医对临床上出现的一些病证采用化痰祛痰药治疗后取得显著疗效，从而推断出病证的成因是由于痰。一些研究表明，中医所谓的无形之痰不仅包括机体脏腑组织器官形态结构的异常，还与血液、脂代谢、糖代谢、能量代谢等的异常有关。因此，中医学对“痰”的认识，主要是以临床征象为依据来进行分析；饮则多留积于人体脏腑组织的间隙或疏松部位，并因其所停留的部位不同而名称各异，如《金匮要略·痰饮咳嗽病脉证治》有“痰饮”“悬饮”“溢饮”“支饮”等不同病名。

痰饮是由外感六淫、饮食失常、七情内伤、劳逸太过等原因，导致肺、脾、肾、三焦等脏腑对水液的气化功能失常，津液代谢障碍以致水液停滞而生成。

二、痰饮的致病特点

痰可随气机的升降流行，内而脏腑，外达筋骨皮肉，无处不到，病位广泛。清·沈金鳌《杂病源流犀烛·痰饮源流》曰：“其为物则流动不测，故其为害，上至巅顶，下至涌泉，随气升降，周身内外皆到，五脏六腑俱有。”并指出“痰为诸病之源，怪病皆因痰成也”。《景岳全书·非风·论痰之本》亦云“痰在周身，为病莫测”，古代医家总结为“百病多由痰作祟”。

（一）致病部位及主要病症举例

痰饮致病部位及主要病症举例，见表 6-4。

表 6-4 痰饮致病部位及主要病症举例

部位	主要病症
饮停于肺	胸闷、咳喘不能平卧、其形如肿、吐清稀痰液（支饮）
饮在肠胃	脘腹胀痛、肠鸣辘辘有声、呕吐清水痰涎（痰饮）
饮在胸胁	胸胁胀满、咳嗽引胁作痛（悬饮）
饮溢肌肤	水肿、身重无汗、尿少（溢饮）
饮停腹中	腹胀大如鼓、尿少、腹壁青筋显露（腹水）

支饮是指饮停留在胸膈以上，常出现咳嗽气喘，不能平卧、胸闷、呼吸困难等症状，相当于西医所说的肺水肿、渗出性心包炎、右心衰等。

悬饮是指饮停留在胸胁，出现胸胁胀满、咳嗽吐唾沫都会牵引胸胁的疼痛等症状，相当于西医所说的胸腔积液，结核病、癌症、肺炎引起的渗出性胸膜炎、左心衰、低蛋白血症引起的漏出性胸腔积液以及脓胸、血胸等。

（二）致病特点

1. 阻滞气机，阻碍气血　如痰阻于肺，则胸闷、咳嗽、喘促；湿困中焦，则脘腹胀满，恶心呕吐；痰阻经络，则肢体麻木，屈伸不利；痰聚于局部，则生痰核（指皮下肿起如核的结块，不红不肿，不硬不痛，能移动，一般不会化脓溃破）、瘰疬（民间俗称老鼠疮，西医称之为颈淋巴结结核）、阴疽流注（发生在肌肉深部的转移性、多发性脓肿为表现的全身感染性疾病。其特点是漫肿疼痛，皮色正常，好发于四肢、躯干肌肉丰厚之深处，并有此处未愈他处又起的特点。相当于西医学的脓血症、肌肉深部脓肿等）等。

2. 致病广泛，变化多端　痰饮在不同的部位可表现出不同的症状，其临床表现可基本归纳为咳、喘、满、肿、悸、痛、眩、呕八大症。

3. 病势缠绵，病程较长　如咳喘、眩晕、瘰疬、胸痹、癫痫、流注、中风、痰核、阴疽等病证。

4. 易扰乱神明　如出现神志失常的病证：精神不振，失眠易怒；喜笑不休，甚则发狂等病证。

5. 多见滑腻舌苔。

第五节　瘀血（见第五章）

瘀血部分的内容请参见第五章。

第六节　毒与浊

一、毒

中医理论中，毒的内涵则比较丰富，主要包括以下几方面。

（一）药物或药物的毒性、偏性和峻烈之性

毒药在古代医药文献中就是对药物的总称，凡是药都可称为毒药，所谓“是药三分毒”。“毒”也可以指药物对人体的某种偏性。中医认为，药物之所以能治病，就是在于它具有某种或某些特定的，有别于其他药物的偏性。中医常常取其偏性以祛邪，调节脏腑功能，恢复阴阳的相对平衡，达到治愈疾病的目的。古人将这种偏性称之为“毒”，《神农本草经》把药物分为上、中、下三品，就是根据药物的有毒无毒来分类的，大体上是把能攻邪治病的药物称为毒，而可以久服补虚的药物称为无毒。

药物的毒性是指药物对人体的毒害性，包括毒性、烈性、副作用等。凡有毒的药物，如砒霜、巴豆、芫花、乌头、马钱子等，大多性质强烈、作用峻猛，容易伤害人体，所以治疗用量很少。

以偏纠偏，补偏救弊是毒药抗癌的基本原理。中医在恶性肿瘤的治疗上常使用大量的有毒中药，甚至剧毒中药。比如，来源于《外科正宗》的中医名方“蟾酥丸”，便使用了轻粉、雄黄、蟾酥等剧毒中药；从砒霜中提取 As_2O_3 治疗白血病取得显著疗效。使用毒药治疗恶性肿瘤，正是利用了毒药的偏性来纠正肿瘤的偏性，使其亢盛的邪气得以驱除，达到补偏救弊，平衡阴阳的目的，这也就是为什么用以毒攻毒疗法治疗肿瘤有效的原因。

（二）致病性质强烈的外感邪气

邪气亢盛之极可以成毒，如火热之邪可成热毒，寒极可成寒毒。邪气长期蕴结不解，可以化而为毒，如湿热之邪长期不解，可成湿热毒。

六淫中凡是能够引起局部乃至全身红肿、斑、疹、痘、痧、化脓、溃疡等使形体组织器官损伤者，能够引起生风、动血、厥脱、神智异常等全身严重病变乃至危及生命者，能够引起痈、疔、疖等外科疮疡者，皆为毒邪。引起瘟疫的各种各样的疠气也属于毒邪。

（三）致病微生物

乙肝病毒、艾滋病病毒、严重急性呼吸综合征（SARS）病毒、幽门螺杆菌（HP）等，在中医常被称为毒邪。

（四）外来之毒

食物毒、动物毒、环境毒（如大气污染，水质异常、辐射等）等。

（五）内生之毒

凡是来源于体内、人体不需要的，以及有害于健康的物质都可称为内生之毒。比如粪毒、尿毒、湿毒、糖毒、脂毒、瘀毒、痰毒、水毒等。

不同的毒邪，虽具有不同的性质，但也有共同的致病特点。

1. 发病急骤，病势凶险 毒邪致病，来势凶猛，发病急骤、重笃、善变，传变迅速，或直中脏腑，变化多端，易成险证危候。如毒气、蛇毒等。

2. 毒邪深伏，败坏脏腑 指毒邪内伏，营卫失和，气血亏损，败坏脏腑，损其形质，影响功能，变化多端，导致复杂病症。如瘀毒、痰毒、热毒等。

3. 兼挟他邪，致病广泛 指毒邪极少单独致病、外来者常依附六淫；内生者常附着于瘀血、痰浊、积滞等病理产物。致病面广，发病部位不一，累及多部位、多脏腑，临床表现多样，可见疼痛烦闷，肿痈生疮，下利，发热、出血、斑疹疱等。如风寒湿毒、热毒、瘀毒等。

4. 易于传染，广泛流行 指毒邪可在动物之间、人与动物之间、人与人之间相互传染。在气候变化异常或恶劣的环境条件下，还会造成疾病的广泛流行。如疫毒等。

综上所述，毒邪致病，多复杂而广泛、顽固而难治，早期多留于肌肤，晚期多伤及脏腑，不仅耗损正气，还易损伤形体。毒邪致病尽管临床表现各异，但由于毒邪致病有其共同的病理基础，其临床症状多有类似。如邪气入侵脏腑、反应剧烈时，可见脏腑功能失常或神志异常之症；当邪气侵入皮肤肌肉或黏膜时，可见局部红、肿、热、痛、斑、疹、溃烂、脓腐等症状。

二、浊

浊是相对于清的概念，有不洁净的意思。在中医理论中，浊可以是指水谷中浓厚而有营养的成分；也可以是指有形的东西，是相对于无形轻清之气而言的。本节主要是从邪气的角度谈浊邪。

一般而言，如果病症是由于体内某类物质（如代谢废物、病理产物等）多余堆积所引发，或表现出秽浊重浊之象的，或用化浊、泄浊、祛浊、降浊、导浊之法能取得显著疗效的，都可认为是浊邪作祟。

中医所讲的浊邪一般包括痰浊、湿浊、瘀浊、脂浊、溺浊、秽浊、毒浊等。痰浊、湿浊和瘀浊之前已讲过，不再赘述。

脂浊，可以理解为体内超出正常值的血脂。中医认为人体内的物质，即使是生理所必需的，也有量的要求。适度的是正常，匮乏的是虚和亏，而多余的则是会成为邪和浊。血中之脂，是事物中厚浊富有营养的部分所化，是身体的必需，适度则对身体有利；而过多则会为害。中医采用泄浊、化浊之法治疗高脂血症，血中超出正常值的胆固醇、甘油三酯等都可降低，恢复正常，血黏度也会降低。机体所出现的头晕、目眩、胸闷、嗜睡、气短、体倦乏力、肢体及指（趾）麻木等症状也会随之减轻。像高脂血症、动脉粥样硬化、冠心病、卒中、血管性痴呆等多种心脑血管疾病都属于中医所谓浊邪致病的范畴。

溺浊，又称尿浊，是指小便混浊不清，但小便时并无尿道涩痛。溺浊色白像淘米水一样的，称为白浊，而颜色红的则称为赤浊。

溺浊的产生多由于湿热下注、脾肾亏虚。丝虫病、肾痨、尿毒症、肾病综合征、肾系癌瘤，小儿外感或内伤，胸腹部创伤或手术等常可引起溺浊。

什么是毒浊呢？以痛风为例，痛风是由于长期嘌呤代谢异常，致使尿酸盐沉积在皮下、肌肉、关节囊、滑囊、软骨、骨质、肾脏等组织中所引起的。中医认为，嗜食膏粱厚味、醇酒浊乳，使脾胃不能正常运化，是导致浊毒伏留的主要原因。凡物过分聚集，即可为害，成为毒。毒物堆集可导致肿胀，隆起，使经络不通，郁久发热，损伤骨肉，出现剧痛。中医对痛风急性发作的治疗主要是排毒祛湿化浊，像防己、土茯苓、萆薢、泽泻、薏苡仁、金钱草、车前子、茯苓、赤小豆、木通、滑石等都是常用中药。

虽然有不同的浊邪，但它们有一些共性：①浊邪常为代谢废物或病理产物、体内异物。浊邪性质秽浊，多见其分泌物排泄物增多，色状浑浊污秽，味臭。②浊邪作为一种病理产物，郁久可以化毒。毒浊一旦形成，会严重损伤机体，对脏腑组织造成不可逆的伤害，而且缠绵难愈，形成顽证、痼疾。③浊邪为什么会损伤机体，关键在于浊邪能阻塞脏腑经络以及窍道，导致气滞血瘀。比如毒浊沉滞于关节，脂浊阻于脉道，痰浊阻于气管或蒙蔽清窍，出现头目不清、昏迷或痴呆等症状。

人体内为什么会产生浊邪？主要有以下几方面的原因：一是与生活环境和生活方式改变有关。随着各种现代化生活设施不断地介入，人们不必再通过运动去抗寒或纳凉以避暑，而是悠然地生活在人工营造的舒适环境之中。即使夏季室外酷暑炎热，室内也可以冷气习习；冬季户外冰雪凛冽，屋内也可以暖气融融。人们出入于乍热乍凉，或乍寒乍暖温度悬殊的环境，腠理汗孔骤开骤闭，卫气的防御功能难以适应，久而久之，闭阻体内的浊气就可化为浊邪而致病。适当的体力劳动和体育锻炼，会有助于人体气血的运行，促进人体的新陈代谢。像长年伏案工作，以车代步，室外活动减少，不仅可以导致气血亏虚，而且还可以使气机阻滞，津液运化，布散失常，血行缓慢，脉道涩滞，湿、痰、瘀浊之邪难免滋生。二是嗜食膏粱厚味。《素问·脏气法时论》指出：“五谷为养，五果为助，五畜为益，五菜为充，气味合而服之，以补精益气。”这就要求以植物性食物为主，动物性食物为辅，并配合果、蔬，使饮食性味柔和，不偏不倚，以保证机体阴阳平衡，气血充沛。然而，随着人们生活水平的不断提高，传统的饮食习惯已被打破，鸡鸭鱼肉等副食品已经成为普通百姓的日常饮食，高热量、高蛋白、高脂肪的西式快餐被国人奉为美味佳肴，暴饮暴食现象非常普遍。过食肥甘厚味，会导致浊邪内生，影响气血运行，这也是目前高脂血症、高血压病、心脑血管疾病、糖尿病、肥胖病等发病率大大增高的主要原因之一。三是长期嗜烟好酒。中医认为酒气热而质湿，过饮会生痰动火，所以大量饮酒后常出现头目不爽、倦怠乏力、口干口黏、舌苔厚腻等湿浊阻滞之象，而长期嗜酒者常会见到面垢多眵、食少脘闷、口干口苦、舌苔黄腻等湿热阻滞的症状。四是不良的情志刺激。突然、强烈或持久的情志刺激会使人体气机失调，脏腑功能紊乱，气血运行失常，津液水湿不化，痰浊瘀血内停，疾病由此而生。

第七节　发病原理概述

中医学认为疾病的发生和变化虽然错综复杂，但从总体而言，主要是正气和邪气两个方面。发病就是机体处于正、邪双方的斗争过程，邪正相搏是疾病从发生、发展等病理过程中最基本的原理。“正气存内，邪不可干”是中医发病学的基本原理，主要包括三个方面内容：①正气不足是疾病发生的内在因素。②邪气是发病的重要条件。③正邪斗争的胜负决定发病与否。

邪气泛指各种致病因素。邪气对机体的损害作用主要通过三个方面体现出来：①损伤脏腑组织的形质。②导致生理机能异常。③使抗病修复能力下降以及改变体质类型。

正气是指人体的正常机能活动，以及在此基础上产生的各种维护健康的能力。包括自我调节、适应环境、抗病祛邪以及康复自愈等能力。正气充足可以体现在四个方面：一是脏腑形体等组织结构的完好无损，二是精、气、血、津液等精微物质的充足，三是各种功能活动的正常以及相互间的和谐有序，四是良好的精神心理状态。

人体正气的强弱与先天遗传、生活环境、个人生活方式以及精神心理状况等密切相关。正气具有自我调节能力，能使机体适应内外环境的变化，维持阴阳的协调平衡。正气能抗邪防病，或者虽然感受邪气，但能驱邪外出。正气的作用还体现在病后或体虚状态时的自我修复，也就是自我康复的能力。

一般而言，正邪之间的斗争胜负决定了发不发病，正气能战胜邪气，则不发病；反之，则发病。

虽然说“正气存内，邪不可干”，但这并不是绝对的。一是因为人体正气抗邪的能力是有限的；二是有些情况下邪气对疾病的发生起主导作用。比如，金刃伤、跌打损伤、禽兽咬伤、水火雷电伤、物理化学损伤、疫疠之邪侵害等，即使正气强盛，也难免被损伤。所以《黄帝内经》提出“避其毒气”的观点。此外，突然、强烈的精神刺激也会直接伤害人体，并不取决于正气的强弱。

发病类型决定于病邪和正气的强弱。由于人体正气强弱有差异，病邪性质种类各不同。因此，发病可以划分为感邪即发、徐发、伏而后发、继发、合病与并病、复发等不同类型。其中，引起复发的机理是余邪未尽，正气未复，同时有某种诱因的存在。复发的诱因归纳起来有以下几个方面：①重感致复。②食复。③劳复。④药复。⑤情志复等。

第七章 病机

第一节 概述

“病机”二字，最早见于《黄帝内经》。《素问·至真要大论》说“谨守病机，各司其属”。病机的病，指的是疾病；机，指的是机要。明代著名医家张景岳说“机者，要也，变也”。关于病机，王冰解释为“病机者，病之机要也”。那么，现在普遍以疾病发生、发展和变化的机理作为病机的基本概念。疾病是复杂的，因此，病机也分为多个层次。

第一层次是基本病机。它是从整体上探讨病机规律。任何病邪作用于人体，都会形成正邪相争，导致阴阳失衡，出现精气血津液的病变，从而产生全身或局部的各种病理变化。因此，尽管疾病种类繁多，临床表现千变万化，但总的来说，都离不开邪正盛衰、阴阳失调、气血失常、津液失常等。

第二层次是系统病机。就是从脏腑、经络等某一系统研究病机规律。如脏腑病机、经络病机等。

第三层次是研究某一类疾病的病机规律，如外感病的六经传变病机、卫气营血病机和三焦传变病机等。

第四层次是研究某一病证的病机规律。如瘀血的病机、痰饮的病机、水肿的病机、感冒的病机、哮喘的病机等。

第五层次是研究某一症状的病机。如疼痛病机、发热病机、咳嗽病机等。

中医病机学的特点为整体观和辩证观。整体观就是立足于整体联系的病理观，而辩证观则是以整体联系和运动变化的观点去认识和研究病证。基本病机，是指机体在致病因素作用下所产生的基本病理反应，是病机变化的一般规律，亦是各脏腑、经络系统病机和具体病证病机的基础。一般认为，基本病机主要包括邪正盛衰、阴阳失调、气血失常、津液失常等。

第二节 基本病机

一、邪正盛衰

（一）邪正盛衰与虚实基本病机

邪正盛衰，是指在疾病的发生、发展过程中，致病邪气与机体正气之间相互斗争所发生的盛衰变化。邪正斗争的盛衰变化不仅关系着疾病的发生、发展和转归，更重要的是决定着病机、病证的虚实变化。

在疾病的发展变化过程中，正气和邪气之间不断地进行斗争，必然会导致双方力量的盛衰变化。《素问·通评虚实论》说："邪气盛则实，精气夺则虚。"虚主要是正气衰，实主要是邪气盛。随着邪正盛衰的病理变化，相应地表现出或虚或实的病理状态。在复杂的疾病过程中，随着邪正双方力量的消长盛衰，还可以出现虚实错杂、虚实真假、虚实转化的病理变化。

"邪气盛则实，精气夺则虚"，这句话概括了虚实的基本原理。

通过表 7–1 来阐述和比较一下虚实病机的不同。实，是指邪气盛而正气未虚，以邪气盛为矛盾主要方面的一种病理表现。实所表现的证候称之为实证，实证的病机特点是致病邪气虽然亢盛，但机体正气的抗病能力未衰，正邪相搏，斗争剧烈，临床上出现一系列病理反应比较亢奋有余的证候表现。

实证的形成一是由于有六淫、疠气等外邪的入侵；二是由于体内有水湿痰饮、瘀血、食积等病理产物的滞留。实证一般多见于疾病的初期或中期，病程相对较短。实证的临床表现以有余、亢奋、不通等为主，常见的有邪热内蕴、痰浊壅盛、食积不化、水湿阻滞、腑实不通等病证，常表现出壮热、狂躁、声高气粗、腹痛拒按、二便不通、脉实有力等症状。

虚，是指正气不足，抗病能力减弱，以正气不足为矛盾主要方面的一种病理表现。虚所表现的证候，称之为虚证，虚证的病机特点是机体正气虚弱，虽能抗邪，但力量明显不足，因而难以出现正邪斗争剧烈的病理反应。

虚证的形成一是由于素体虚弱，也就是先天禀赋不足或后天失养；二是由于大病或久病或多种慢性病耗损正气；三是由于邪气损害，机体精微物质生化不足。虚证的临床表现不一，多以不足、虚弱为主，由于气血阴阳的亏虚，常见有神疲乏力，气短，面色无华，自汗，盗汗，或五心烦热，或畏寒肢冷，脉虚无力等症状。

表 7–1　虚实病机比较

	邪气盛则实	精气夺则虚
含义	主要指邪气亢盛，是以邪气盛为矛盾主要方面的病理反应	主要指正气不足，以正气虚为矛盾主要方面的病理反应
特点	邪气较盛，正气未衰，正邪斗争剧烈的一系列证候	精、气血津液亏少或脏腑经络功能减退，使机体抗病能力低下，正邪斗争不剧烈的一系列虚弱、不足的证候
形成	外感六淫初、中期，或痰、食、血、水滞留体内的内伤病	先天禀赋不足、病后亏虚、多种慢性病耗损、邪气损害等
表现	精神亢奋，壮热烦躁，疼痛拒按，二便不通，脉实有力等	神疲乏力，气短，自汗，盗汗，五心烦热，畏寒肢冷，脉虚无力等

（二）虚实错杂

虚实错杂是指疾病过程中，邪盛与正虚同时存在的病理状态。一般包括虚中夹实和实中夹虚。分析虚实错杂的病机，应根据邪正之孰缓孰急，虚实之孰多孰少，来确定虚实之主次。由于病邪所处部位不同，尚有表实里虚、表虚里实、下虚上实、上虚下实之分，临床又当详细辨识。

比如，因患者平素卫气不足，感邪后邪热内结；或患者素有胃肠积热，复感外邪；再或表证治疗失当等，患者表现出既有恶风、汗出、身热等表虚证，又有腹痛、便秘、舌苔厚黄等里实证，这即属于表虚里实。

再如上实下虚证，指邪气实于上、正气虚于下的证候。上和下是相对而言。如脾胃虚弱、中气不足而复感寒邪，一方面有腹痛、大便溏、肢冷等下虚证；另一方面因寒邪外束肺卫，也可出现恶寒、头项痛、喘咳等相对属于上的表实证。此外，由肝肾不足，阴虚于下，而阳亢于上，出现腰膝酸软无力、遗精等下虚证的同时，兼见胁痛、头眩、头痛、目赤、烦躁易怒等肝阳上亢的证候，也属于上实下虚。

举例说明：

1. 患者 1　主要症状：纳少腹胀、面色萎黄、身体倦怠乏力、肢体浮肿、脉沉迟无力等。从患者所表现出的纳少腹胀、面色萎黄、身体倦怠乏力、脉沉迟无力等症状，判断其病机是脾阳不振或脾阳虚；肢体浮肿，说明患者体内又有水湿停聚。之所以出现水湿停聚，其根本原因是由于脾阳不振，运化无权。以上患者的症状是一种虚实错杂的病理表现。其病机特点是以虚为主，兼有邪实。属于虚中夹实。

2. 患者 2　主要症状：高热、汗出、口干舌燥、口渴引饮、尿短赤、气短喘促、乏力、便秘、舌红、脉数等。从患者所表现出的高热、汗出、舌红、脉数等症状，判断其病机是邪热炽盛。而口干舌燥、口渴引饮、尿短赤、气短喘促、乏力等症状，说明邪热损耗了患者体内的气和津液，导致气阴两伤。以上患者的症状也是一种虚实错杂的病理表现。其病机特点是以邪实为主，兼有正虚，属于实中夹虚。

（三）虚实转化

虚实转化，指疾病过程中邪正斗争双方力量的对比经常发生变化，从而产生由实转虚或因虚致实的病理变化。其虚实的判定主要是根据在疾病过程中邪盛与正衰所处的矛盾主次地位而决定的。

1. 由实转虚　疾病在发展过程中，邪气亢盛，正气不衰，由于误治、失治，病情迁延，虽然邪气渐去，但是人的正气已受到损伤，因而疾病的病理变化由实转虚。例如：表寒证或表热证等外感性疾患，疾病初期多属于实，由于治疗不及时或治疗不当，护理失宜，或年高体弱，抗病能力较差，从而病情迁延不愈，正气日损，可逐渐形成形体消瘦、神疲乏力、面色无华、纳呆食少等肺脾功能衰弱之虚象，此为由实转虚。

2. 由虚转实　指由于正气本虚，脏腑生理功能低下，无力驱邪外出，或导致气、血、津液等不能正常运行，从而产生气滞、血瘀、痰饮、水湿等实邪停留体内的病理表现。此时，虽邪实明显，但正气亦衰，故谓之由虚转实或因虚致实。如肾阳虚衰，不能蒸腾气化，而形成的阳虚水停之候，既有肾脏温化功能减退的虚象，又有水液停留于体内的一派邪实之象。这种水湿泛滥，乃由肾阳不足，气化失常所致，故称之为因虚致实。实际上，因虚致实是正气不足，邪气亢盛的一种虚实错杂的病理变化。

相对而言，虚实错杂侧重于邪正斗争的结果，而虚实转化侧重于阐释疾病的病理过程。

（四）虚实真假

在某些特殊情况下，疾病的临床表现可出现与其病机的虚实本质不符的假象。主要有真实假虚和真虚假实两种情况。明代著名医家李中梓在《医宗必读》指出“大实有羸状，至虚有盛候”。

真虚假实，也称为“至虚有盛候”，是指某些病证属于正气虚损至极，临床上反可见到部分类似实证的表现。出现这种假实现象多是由于气血不足，脏腑虚衰，运化、推动无力所致。

真实假虚，也称为“大实有羸状”，是指某些病证的本质是邪气亢盛至极，但临床上却出现类似虚羸的表现。出现这种假象多是由于热结肠胃、痰食壅滞、湿热内蕴、大积大聚等，阻滞经络，气血不能畅达所致。

附：案例讨论实录医案

患者王某，男，70 岁，2007 年 8 月 25 日因腹泻就诊。刻诊：患者面色淡黄，消瘦，纳呆，乏力畏寒，肢体困倦，下肢浮肿，每日大便溏泻 4~5 次，舌淡苔厚腻而润，脉缓无力。以附子理中丸加减治疗。5 剂后，病情不减反增。进一步详问病史，得知患者一个半月前冒雨返家后，出现身倦乏力，肢体困重，不时的发热恶寒等症状。患者自服抗感冒药后，恶寒发热以午后为甚，时轻时重，同时伴有胸脘痞闷，下肢浮肿，每天泄泻 3~4 次，消瘦，神疲乏力以及肢体困重加重。上述症状一直持续至今。于是，改用三仁汤加减 10 剂后，再以参苓白术散 5 剂巩固，最终治愈。

师：同学们好！一起来分析上面这则案例。前面讲述了有关虚实病机的内容，请同学们从虚实病机的角度分析一下为什么医生在治疗这一病例时会出现前后不同的治法？为什么第一次治疗无效而第二次却获效？

学生一：我认为对这一案例分析的重点在于对患者症状的虚实病机应有准确的判断。第一次治疗无效，说明医生对患者症状病机的判断出现失误。

学生二：但根据患者就诊时的症状表现，像面黄，消瘦，纳呆，乏力，肢体困倦，脉缓无力等，应该很容易判断为虚证，医生也选用了附子理中丸加减治疗，但却无效。

师：请注意医生对病史的询问。

学生一：患者一个半月前因返家淋雨，而且时值夏季，所以，我认为应考虑暑湿的因素。病起于外感。

学生二：恶寒发热以午后为甚，时轻时重，苔厚腻而润，泄泻，下肢水肿等症状也支持这种判断。此外，病情缠绵半月，还说明患者体内有外邪羁留不去。

师：第二次治疗效果可以反证，患者的确病起于外感，而且属于湿温，所以，用三仁汤加减治疗取得疗效。那么，如何解释患者所出现的一派虚象呢？

学生一：我认为，像纳呆，胸脘痞闷等症，是由于湿邪阻滞气机所致；而泄泻，消瘦则是因为湿邪困脾，使脾不健运，水谷不化。

学生二：还有，湿性重着，又为阴邪，容易损伤阳气，所以，患者出现了体倦乏力，困重，脉缓无力的症状。湿邪损伤脾阳，运化水液失常，内外湿交困，又会出现下肢浮肿。

师：那么，为什么医生第一次会出现误治？第二次又会治疗成功？

学生一：患者病情缠绵日久，出现了一些虚弱之象，但通过前面对虚弱之象的病机分析，我认为，这些虚象应属于假象，属于真实假虚，大实有羸状。

学生二：医生初诊时被虚羸假象所迷惑，误投了补益之剂，导致闭门留寇，所以治疗无效。第二次治疗则是抓住了病机本质，采用宣化表里湿邪的治法，在解决了主要矛盾之后，以健脾之法巩固，所以最终能治愈疾病。

师：以上大家分析得很好，说明同学们对有关虚实病机的变化有了较为深刻的理解和掌握。病机的虚或实，在临床上均有一定的征象。必须指出的是，临床上的征象，仅仅是疾病的现象。在一般情况下，现象与本质相符，可以比较客观地反映病机的虚或实。但在特殊情况下，现象与本质不完全相符时，就会出现许多与疾病本质不符的假象。因此，必须详细地收集临床资料，全面地分析疾病的现象，从而揭示疾病真正的本质。

（五）邪正盛衰与疾病转归

1. 正胜邪退 病证好转，或痊愈。

2. 邪胜正衰 病情加重，病势恶化，甚至死亡。

3. 邪去正虚 多见于病证恢复期，将息调养，方能康复。

4. 邪正相持 多见于疾病中期，或慢性病迁延期。

5. 正虚邪恋 多见于疾病的后期，急性转为慢性；或慢性病经久不愈；或留下后遗症。

二、阴阳失调

（一）阴阳偏胜

参见第二章第四节中“三、说明人体的病理变化”相关内容。

（二）阴阳偏衰

参见第二章第四节中“三、说明人体的病理变化”相关内容。

（三）阴阳互损

参见第二章第四节中“三、说明人体的病理变化”相关内容。

（四）阴阳格拒

阴阳格拒，是指阴或阳一方偏盛至极而壅盛阻遏于内，格拒另一方于外；或一方极度虚弱而导致另一方相对亢盛、雄踞于内，将衰弱的一方排斥于外，阴阳之间不相维系，从而导致真寒假热或真热假寒的病理状态。阴阳格拒是阴阳失调中比较特殊的一类病机，包括阴盛格阳和阳盛格阴两方面，病情一般较为严重。

阴盛格阳，又称格阳，是指阳气极端虚弱，阳不制阴，偏盛之阴盘踞于内，逼迫阴阳之间不相维系，相互格拒的一种病理状态，可形成真寒假热证。病机本质是阴寒内盛，格阳于外。临床上可出现面红、烦热、口渴、脉大等假热之象。

阳盛格阴，又称格阴，是指邪热极盛，阳气被郁，深伏于里，不得外达四肢，而格阴于外的一种病理状态，可形成真热假寒证。病机本质是阳盛于内，格阴于外。临床上可出现四肢厥冷，脉沉伏等假寒之象。

附：案例讨论实录医案

患者，男，31岁，云南省姚安县人。1923年3月，已病20余日。始因微感风寒，身热头痛，连进某医方药十余剂，每剂皆以苦寒凉下并重加犀角（现用水牛角替代）、羚羊角、黄连等，愈进愈剧，犹不自反，殆至危在旦夕，始延余诊视。斯时病者目赤，唇肿而焦，赤足露身，烦躁不眠，神昏谵语，身热似火，渴喜滚烫水饮，小便短赤，大便已数日不解，食物不进，脉浮虚欲散。

师：同学们好！一起来分析上面这则案例。这是近代云南名医吴佩衡的一则医案。前面讲述了阴阳失调病机的有关内容，请同学们根据症状表现，对案例中患者体内的阴阳变化做出分析；同时对患者所出现症状的寒热性质做出判断。

学生一：根据案例中对患者症状的描述，可以看出，患者的病情十分危重，似乎体内的阴阳之间出现了不能相互维系的局面。

学生二：患者开始只是感受风寒，且病情不重。但首诊医生却连续让病人服用了十余剂的苦寒凉下之剂，才导致后来的病情危重。大量的苦寒凉下之剂严重损伤了患者体内的阳气，导致体内出现了阴寒内盛的病理变化。

学生一：我也是这样考虑的。体内阴寒过盛，会发生格阳，也就是逼迫阳气浮越于外的病理变化。所以，我对患者体内阴阳失调病机的判断是阴盛格阳。

学生二：我也基本同意这一判断。但患者所表现出的症状，像目赤，唇肿而焦，赤足露身，烦躁不眠，神昏谵语，身热似火，小便短赤，大便已数日不解等，似乎全是一派热象。哪些症状能反映出是阴寒内盛发生了格阳呢？

师：请大家再仔细品读一下医案中有关症状的描述。

学生一：我注意到患者虽然口渴，但却喜饮滚烫热水。

学生二：还有就是患者的脉象出现浮虚欲散。

师：这两个症状很重要，可以说是辨证关键之所在。你们能解释一下吗？

学生一：若是实热证，口渴，应喜饮冷水或冰水；但患者口渴却喜饮滚烫热水，说明体内没有实热，反有阴寒。

学生二：脉象出现虚浮欲散，应是阳气将脱的征兆。加上前面说的口渴喜热饮，能作为阴寒内盛，格阳于外病机的有力证据。

学生一：患者所出现症状的寒热性质应判断为真寒假热。

师：同学们分析得非常好！对本案例中患者症状病机的判断非常准确。其实，这一案例反映的是一种风寒误治导致的变证。患者因误服苦寒凉下之药太过，体内阴寒内盛，逼迫阳气浮越于外，形成阴盛格阳或真寒假热危重之证。虽然在外呈现出一派热象，但却是假热，实质上体内已则寒冷至极，是为真寒。所以，吴佩衡在接手患者后，采用大剂量的回阳救逆之品，成功挽回生机

附：真寒假热证与真热假寒证的临床诊断要点（表 7–2）

表 7–2 真寒假热证与真热假寒证的临床诊断要点

	面色	口鼻气	舌象	脉象	胸腹部情况
真寒假热证	颧红，界限分明，红部虽鲜艳，但不红部则往往白中带青	呼出之气不温、不急促，亦不臭	舌虽干但质淡，或红而质润	虽浮数但按之无力	按之不蒸手，或初按似热，久按不觉
真热假寒证	面色虽滞，但两目炯炯有神	呼出之气必温且急促，或有臭味	舌质燥，苔虽薄但根必厚或黄而疏松或润而齿枯	虽沉细但必兼数急	四肢虽寒，胸腹必热，久按蒸蒸有热感

（五）阴阳亡失

1. 亡阳 是指机体阳气大量亡失，使属阳的功能突然严重衰竭，因而导致生命垂危的一种病理状态。形成原因：邪盛正虚，素体阳虚疲劳过度，汗、吐、下太过等。临床多见大汗淋漓、肌肤手足逆冷、倦卧、神疲、脉微欲绝等危象。

2. 亡阴 是指机体阴气大量亡失，使属阴的功能突然严重衰竭，因而导致生命垂危的一种病理状态。形成原因为热邪炽盛，邪热久留煎熬阴液，中暑，阴损复兼发汗或吐下等。临床多见汗出如油、喘渴烦躁、手足虽温而汗多欲脱、脉数疾躁动等危象。

亡阴和亡阳都是功能的衰竭，亡阳急用补阳药，亡阴急用补阴药；亡阳与亡阴与气的耗损关系密切，在治疗亡阴和亡阳时，应使用大剂量的补气药；亡阴与亡阳都常见大汗淋漓，因此，治疗亡阴和亡阳时，必须重用固摄药。

第三节 内生五邪

内生五邪是指由于脏腑经络、精气血津液的功能失常而产生的内风、内寒、内湿、内燥、内热（火）五种病理变化。

一、内风

即风气内动，是体内阳气亢逆变动所致。《素问·至真要大论》云“诸风掉眩，皆属于肝”，中医临床常有“肝风内动”或“肝阳化风”的病变。清代中医大家叶天士《临证指南医案》明确指出“内风乃身中阳气之变动”，也就是说，内风是机体阳气亢逆变动而形成的一种病理表现。在疾病发展过程中，凡由于阳热亢盛，或阴虚不能制阳，导致阳气亢逆上升无所制约，出现动摇、震颤等病理现象，都可称为“肝风内动”。

肝风内动包括了肝阳化风、肝热生风、阴虚风动、血虚生风四种类型。

1. 肝阳化风 多指肝阳亢逆而化风的病理变化，常由肝阳上亢进一步发展而来。多因情志内伤，肝气郁结，郁久化火而亢逆，或因操劳过度，耗伤肝肾之阴，阴虚不能制阳，抑或暴怒伤肝，肝气亢逆所导致。病机特点为既有肝肾阴虚，阴不制阳的下虚，又有肝阳升发，风阳上扰之上实，兼有动风之象。临床表现有眩晕欲仆、筋惕肉瞤瞤、肢麻震颤，甚则口眼㖞斜、半身不遂。重者血随气逆可出现卒然厥仆。

2. 热极生风 又称热盛动风。即指火热亢盛，化而为风的病理变化。多见于热性病的极期。病机特点乃邪热炽盛，伤及营血，燔灼肝经，筋脉失其柔顺之性，而致风动。临床以高热、痉厥、抽搐、目睛上吊等为常见症状，可伴有神昏、谵语的神志症状。

3. 阴虚风动 阴虚风动，为阴虚而内生之风。多见于大汗、大吐、大泻，或热病后期，或久病伤阴，导致津液亏损。病机特点是津液枯竭，阴气大伤，筋脉失于濡养，阴虚不能制阳，从而阳气相对亢盛，而致虚风内动。临床可见手足蠕动、筋挛肉瞤等动风之象，亦可见低热起伏、舌光少津、脉细如丝等阴竭表现。

4. 血虚生风 血虚生风，为血虚基础上产生的内风之象。常因生血不足或失血过多，或久病耗伤营血，肝血不足，筋脉失养，或血不荣络，虚风内动。病机特点是起病缓慢，风象轻浅。临床可见肢体麻木不仁，筋肉跳动、重者可有手足拘挛不伸。

此外，临床尚有血燥生风、脾虚生风。血燥生风证，多由久病耗血，或年老精亏血少，或长期营养缺乏，生血不足，或瘀血内结，新血生化障碍所引起。其病机是血少津枯，失润化燥，肌肤失于濡养，经脉气血失于和调，于是血燥而化风，风象更为轻浅。临床多见皮肤干燥、瘙痒、落屑，或肌肤甲错等症状。脾虚生风，又名慢惊风，慢脾风，以小儿为多见。由于脾土虚寒，阳气不能外达于四肢，则手足筋脉失于濡润，遂致风气内动，发为拘急、抽搐等症状。其病机特点，多由先天禀赋薄弱，脾胃虚弱，饮食不节，损伤脾胃。临床表现除了手足抽搐，常伴有神倦懒言，面色淡黄或青白相间，唇黯，四肢不温，昏睡露睛，大便色青或下利清谷等症状。

二、内寒

内寒是指机体阳气虚衰，温煦气化功能减退，虚寒内生，或阴寒之气弥漫的病理状态。

内寒的病因多由先天禀赋不足，阳气素虚，或久病伤阳，抑或外感寒邪，过食生冷，损伤阳气，以致阳气虚衰。脾、肾阳虚是形成内寒的主要病机。其中肾阳为人身阳气之根本，尤为重要，脾阳根于肾阳。故《素问·至真要大论》说："诸寒收引，皆属于肾。"可见，阳虚为寒多与肾阳虚衰有关。临床一般可见畏寒喜暖、四肢逆冷、呕吐清水、下利清谷、倦怠嗜卧、舌质淡胖，苔白滑润，脉沉迟弱等症状。

阳气虚衰，则气化功能减退，水液代谢障碍，浊阴潴留，形成水湿、痰饮等病理产物的停积。因此，《素问·至真要大论》曰："诸病水液，澄彻清冷，皆属于寒。"临床表现多为涕唾痰涎的稀薄清冷、尿频清长，或身体浮肿、大便泄泻等症状。“血得温则行，得寒则凝”，阳气虚衰，往往不能温煦血脉，血脉收缩挛急，血流涩滞不行，甚者血寒致瘀。临床可见筋脉拘挛，肢节痹痛，痛处固定，遇寒加重，得热缓解，脉涩、脉紧或迟缓等症状。

三、内湿

湿浊内生，又称内湿，因为脾主运化水液，故内湿多见于脾虚，所以又称之为脾虚生湿。故《素问·至真要大论》说“诸湿肿满，皆属于脾”。湿浊内生即是指由于脾运化水湿的功能障碍，导致津液代谢失常，从而引起湿浊蓄积停滞的病理状态。

内湿的病因多由过食肥甘，饮酒过度，恣食生冷，内伤脾胃；素体肥胖，喜静少动；以及劳倦思虑等，终致气机不利，津液输布障碍，聚而成湿，甚至积而成水。内湿的病机主要是脾胃气虚、湿气内阻。

脾主运化有赖于肾阳的温煦气化。所以，当命火衰微，火不生土，致脾阳不振，脾的运化受到影响，最终形成内湿。

湿性重浊黏滞，易阻滞气机，故其临床症状多为沉重、胀闷、分泌物和排泄物秽浊不清，苔腻等，且常随湿邪阻滞部位的不同而异。如湿犯上焦，则胸闷咳嗽；湿阻中焦，则脘腹胀满、食欲不振、口中甜腻、舌苔厚腻；湿滞下焦，则腹胀便溏，小便不利；水湿泛溢于皮肤肌腠，则发为水肿；湿滞经脉，则见头重如裹，肢体重着或屈伸不利，正如《素问·至真要大论》所说“诸痉项强，皆属于湿”。总之，仍以湿阻中焦脾胃最为常见。

四、内燥

津伤化燥，又称内燥。是指机体津液不足，人体各组织器官和孔窍失于濡润，而出现干燥枯涩的病理状态。内燥之起，多数为生于热者，亦有生于寒者。但不外津液精血枯竭致病。津液精血之不足，本于五脏内虚，不能资生精血，津液亦不能化生，于是脏腑失于滋润而成燥。大抵内燥以虚为本，虚热为标。加之《素问·阴阳应象大论》说“燥胜则干”，所以临床常见干燥不润和虚热的症状。具体表现有肌肤干燥不泽，起皮脱屑，甚则皲裂，毛发焦枯，爪甲脆裂，口唇燥裂，舌上无津，甚或光红龟裂，鼻干目涩，大便燥结，小便短少等。正如金·刘完素《素问玄机原病式·六气为病》所说：“诸涩枯涸，干劲皴揭，皆属于燥。”

内燥病变可发生于各脏腑组织，以肺、胃、大肠尤为多见。如燥伤肺气，可兼见干咳无痰，甚则咯血；以胃燥为主，可兼见食少，舌光红无苔；倘若津枯肠燥，可兼见大便燥结等症。

五、内火

火热内生，又称内火或内热，是指由于脏腑阴阳偏盛偏衰，或由于病邪郁结而产生的火热内扰、机能亢奋的病理状态。

火热内生有虚实之分，其病机主要有如下几个方面：

1. 阳盛化火 人体之阳气在生理情况下，有温煦脏腑经络等作用，中医学称之为少火。但是在病理情况下，阳气过盛，机能亢奋，必然使物质的消耗增加，以致损伤耗蚀人体正气。故谓之“壮火食气”，也被喻为“气有余便是火”。

2. 邪郁化火 邪郁化火包括两方面的内容：一是外感六淫病邪，在疾病过程中，皆可郁滞而从阳化热化火，如寒郁化热、湿郁化火等。二是体内的病理性代谢产物（如痰湿、瘀血、结石等）和食积、虫积等，都能郁而化火。邪郁化火的机理，主要是由于这些因素导致人体之气的郁滞，气郁则生热化火。

3. 五志化火 又称为“五志过极化火”。常指由于情志刺激，影响了脏腑精气阴阳的协调平衡，造成气机郁结或亢逆。气郁日久则化热、化火。如情志内伤，抑郁不畅，则常引起肝郁气滞，气郁化火，发为肝火；或思虑气结，气结日久，生热化火。

4. 阴虚火旺 此属虚火。常见于热病后期，伤及肾阴，或久病虚劳等，导致阴虚内热、水亏火旺。通常认为，阴虚火旺多集中在机体上部出现火热征象，如虚火上炎所致的齿衄、牙痛、咽痛、颧红升火等；而阴虚内热多出现全身性的虚热征象，如骨蒸潮热、五心烦热、面部烘热、消瘦、盗汗、咽干口燥、舌红少苔、脉细数无力等。

内生火热，可见于各脏腑，如心火、肝火、相火（肾火）及胃火等，由于脏腑之部位、功能各不相同，其病变和证候也各不相同。

第四节　病证传变概述

所谓病证传变是指病证在机体脏腑经络等组织中的传移和变化。从本质上讲，它是疾病过程中不同时间和不同层次上，人体各种脏腑经络及精气血津液等各种病理改变的复杂联系和变化。病证传变通常有两种形式：一是病位的传变，二是病性的转化。

一、病证的过程

病证的过程，见图 7–1。

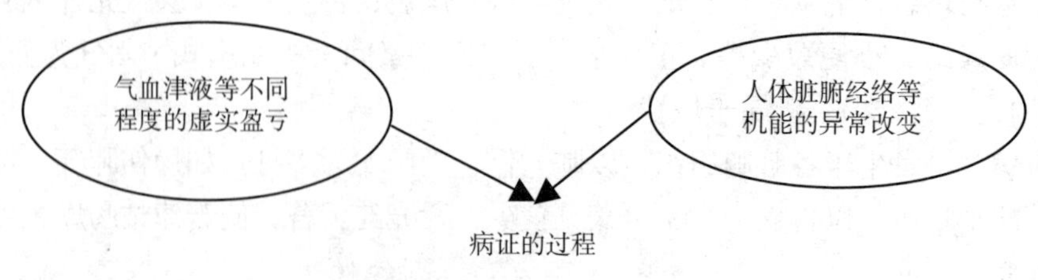

图 7–1　病证的过程

二、影响病证传变的因素

影响病证传变的因素，见图 7–2。

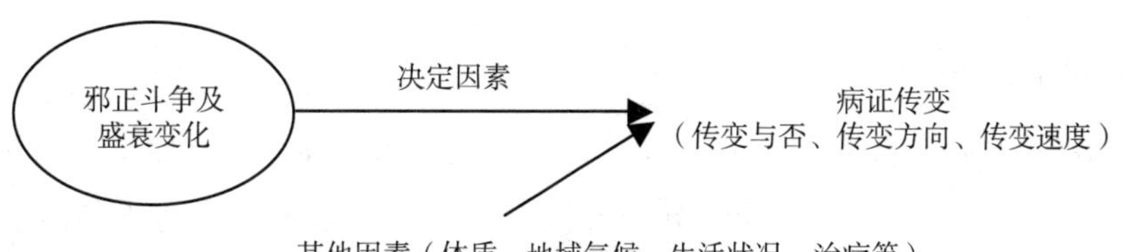

图 7–2　影响病证传变的因素

三、病证传变的形式

病证传变的形式，见图 7–3。

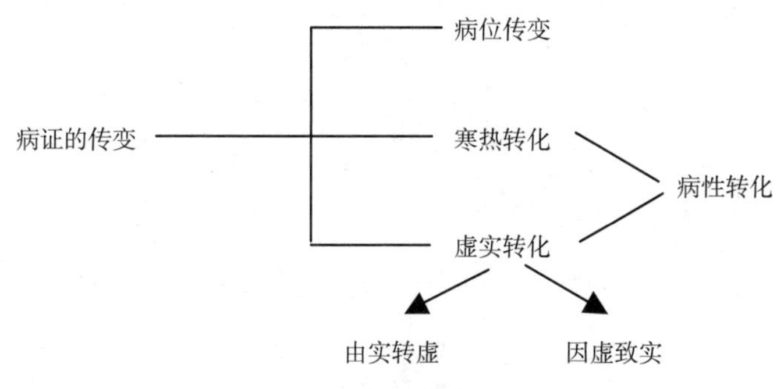

图 7–3　病证传变

（一）病位传变

病位传变，见图 7–4。

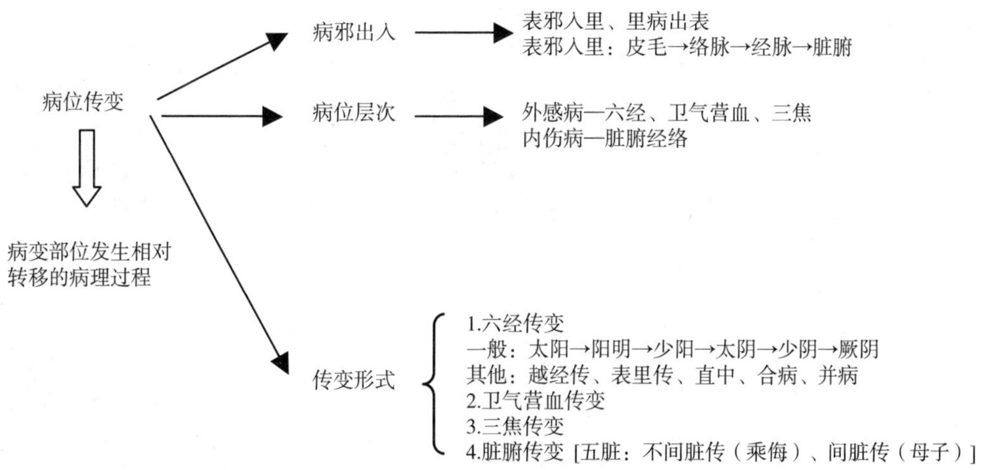

图 7–4　病位传变

（二）病性转化

病性转化包括由寒转热、由热转寒、由实转虚和由虚转实。从化，又称从类化，是指病邪侵入机体，能随人之体质差异、邪气侵犯部位，以及时间变化和治疗不当等各种条件变化而发生性质的改变，形成与原来病邪性质相反而与机体的素质一致的病理变化。

1. 寒热转化 寒热转化的一般规律：阳盛阴虚体质——易热化、燥化；阴盛阳虚体质——易寒化、湿化；受邪脏腑经络属阳——多从阳化热、化燥；受邪脏腑经络属阴——多从阴化寒、化湿；误治伤阳从寒化；误治伤阴从热化。

2. 虚实转化 主要包括由实转虚和因虚致实。

第八章 防治原则

第一节 预防

预防，即采取一定措施，维护机体健康，防止疾病的发生与发展。中医学所谓的预防，又称“治未病”，《素问·四气调神大论》指出：“圣人不治已病治未病，不治已乱治未乱，此之谓也。夫病已成而后药之，乱已成而后治之，譬若渴而穿井，斗而铸锥，不亦晚乎？”治未病包括未病先防和既病防变两方面内容。

未病先防旨在增强正气、提高抗病能力以及防止病邪侵害，方法包括：调节情志、调控饮食、调适居有常、顺应自然、形体锻炼、药物针灸推拿预防和人工免疫以及避其毒气等。既病防变包括早期诊治和防止传变。早期治疗，如《素问·阴阳应象大论》指出：“邪风之至，疾如风雨，故善治者治皮毛，其次治肌肤，其次治经脉，其次治六腑，其次治五脏。治五脏者半死半生。”防止传变的措施包括阻截病邪传变途径以及“先安未受邪之地”。

第二节 治则

治则是治疗病证时所必须遵守的总的法则。治法在一定治则指导下制定的针对于病证的具体治疗方法。治则包括治病求本、扶正祛邪、调整阴阳、调治精气血津液、调治脏腑、调治精神、三因治宜。治法主要是指在治则指导下，根据不同病情，所采取的具体治疗措施与方法，如汗、吐、下、和、温、清、消、补八法。具体的治疗手段包括药物、针灸、推拿按摩、熏洗、手术、敷贴、食疗、心理等。

一、治病求本

《素问·阴阳应象大论》提出：“治病必求于本。”标与本是一个相对概念，有多种含义，可用以说明病变过程中各种矛盾的主次关系。从邪正关系来看，正气为本，邪气为标；从病因与症状来看，病因为本，症状为标；从疾病出现的先后顺序来看，旧病、原发病为本，新病、继发病为标；就病位而言，脏腑精气病为本，肌表经络病为标。因此，标本关系常用来概括说明事物的现象与本质，在中医学中常用来概括病变过程中矛盾的主次、先后关系。

中医对病因和病机的认识，包括认知方法和分析方法，几乎完全不同于西医，通过辨证，中医认识到病因（六淫、七情、饮食、劳倦、痰饮、瘀血等）、病机（虚实寒热、阴阳气血津液等）、病位（脏腑、经络、肌表、形体官窍等）等，那么，接下来的治疗就是针对辨证的结果。因此，中医所治的“本”的基础是“证”（图 8-1）。

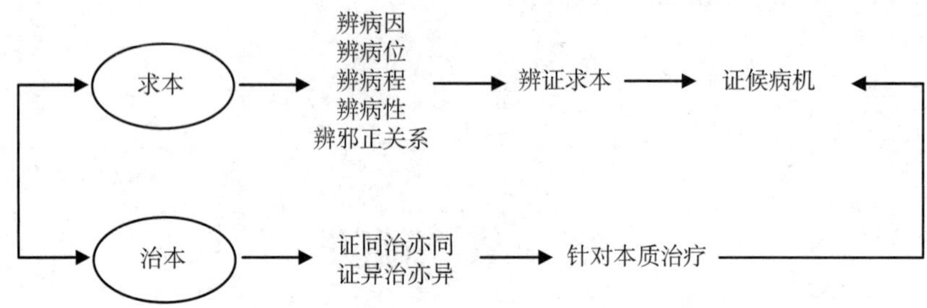

图 8-1　求本与治本

中医临床上常用的治法如驱风、散寒、清热、化湿、解暑、泻火、解毒、逐水、化痰、活血、化瘀、止血、排石、驱虫等都是针对不同病因所采取的治法，都属于治本；同样，健脾、补肺、养心、柔肝、补肾、和胃、利胆，或疏肝利胆、健脾和胃，或滋阴潜阳、滋补肝肾，或滋阴降火、交通心肾，或镇静安神、清心开窍，或滋水涵木、扶土抑木等，都是针对不同脏腑、不同病机而采取的相应治法，同样也是治本。

中医辨证和治疗都强调个体化原则，不同的个体即使患同一种病，也可以出现不同的证，即同病异证；当然在不同的疾病过程中，也会出现相同的证，即异病同证。体质是证形成的一个关键因素，因此，中医所治的“本”包括体质。

中西医治本既有相同点，也有不同点。由于中西医学理论构建的不同，中医所说的“本”的内涵似乎宽泛了很多。对疾病本质的认识往往需要借助于先进的理论和技术手段，尽管现代中医可以和西医一样对疾病的本质进行探索或获得同样的认识，但治疗起来中医又会回到其理论指导之下，用虚实寒热分析病机，将脏腑、经络、阴阳、气血、津液等作为治疗的靶点，并充分考虑患者的体质特点。

以中医名家蒲辅周医话为例进行进一步理解：

三十多年前，我在蜀中曾治两例失眠患者。一例自述不思食、不思睡、夜愈欲睡愈兴奋，昼却头昏然寐亦不能，其他无任何不适。查其舌、脉亦无特殊变化。观其所服方药皆系养阴、清热、重镇安神之类。反复考虑不外如此治疗，何以毫无效验？详细询问，才知道患者在两月之内，几乎天天饮酒食肉。我猛然醒悟，此乃高粱厚味郁积蕴热，热郁阴分，内扰神明，神不安宅。故而精神亢奋。此病虽未见脾胃积滞之实象，但不思食即可以从积滞论治，因高粱厚味郁积发热不能与燥热内结等同，山楂最善消肉积，故用山楂八钱、神曲五钱、麦芽五钱、茯苓三钱，令其煎服。一剂后小便较正常略多，且自觉发烫，极臭；当天即感睡意朦胧，两剂后即能正常入睡。之所以能够通过消积滞以达到安神的目的，就是失眠之“本”，乃是高粱厚味所发之郁热内扰阴分所致。

另一例失眠患者，自述因冒雨行走，自后渐次身重、脘闷、失眠，前后达两月之久。病人极言失眠之苦，迫切希望医生药到寐安。观其所服三十余剂方药，多系养心，和胃，安神之类。我反复推敲，病在淋雨后发生，属湿邪作祟，再仔细询问，果然除上述症外，尚有头胀、呕逆、口苦、舌苔根部微黄腻，脉象沉缓。症与湿邪为病相符合，失眠显系湿邪阻滞气机所致，祛湿即可安神，以藿朴夏苓汤主方，进退加减三剂即告痊愈。两例患者虽同系失眠，但一因膏粱厚味郁积发热所致，一因湿邪内扰所致。致病的根本一经了然，治疗方案便容易解决了。

此外，中医在寻找病因的同时，更会深入思考“人为什么会生病”等问题；在治疗用药的同时，更强调激发人体内在的抗病能力。所以，中医所治的“本”还包括正气。

（一）正治反治

正治与反治的比较，见表8-1。

表8-1 正治与反治

治则	概念	治法及适应证
正治	逆其病证性质而治的一种治疗原则，又称“逆治”	寒者热之、热者寒之、虚者补之、实者泻之，适用于实证、虚证、实热证、实寒证
反治	顺从病证假象而治的一种治疗原则，又称“从治”	热因热用——用温热的方药治疗具有假热现象的病证（真寒假热证）
		寒因寒用——用寒凉的方药治疗具有假寒现象的病证（真热假寒证）
		塞因塞用——用补益的方药治疗具有虚性闭塞不通症状的病证（真虚假实证）。如血虚致闭经者，因血源不足，故当补益气血以充其源，而无须用通经药则经自来。又如肾阳虚衰，推动蒸化无力而致尿少癃闭，当温补肾阳，温煦推动尿液的生成和排泄，则小便自然通利。如脾气虚弱所致的脘腹胀满、便秘等
		通因通用——用通利的方药治疗具有实性通泄症状的病证（真实假虚证）。如食滞内停、阻滞胃肠所致的腹痛泄泻；瘀血内阻、血不循经所致的崩漏；湿热下注所致的淋证等

附：医案1

热因热用（范中林医案：真寒假热证）

车某，男，74岁。1975年4月初，感受风寒，全身不适。自以为年迈体衰，营卫不固，加之经济困难，略知方药，遂自拟温补汤剂服之。拖延十余日，病未减轻，勉强外出散步，受风而病情加重。头昏体痛，面赤高热，神志恍惚。邻友见之急送某医院。查体温39℃，诊为感冒高热，注射庆大霉素，并服西药，高烧仍不退，病势危重，邀余至家中急诊。患者阵阵昏迷不醒，脉微欲绝。已高烧三日，虽身热异常，但重被覆盖，仍觉心中寒冷。饮食未进，二便闭塞。双颧潮红，舌淡润滑，苔厚腻而黑。

病机分析：患者高热，神昏，面赤，苔黑，二便不通，似阳热之象。虽高热，反欲重被覆身；身热面赤，而四肢厥冷。二便不通，却腹无所苦。苔黑厚腻，但舌润有津。高烧神昏，无谵妄狂乱之象，而脉现沉微。参之年已古稀，体弱气衰，实一派少阴孤阳飞越之候，生气欲离，亡在顷刻。治法方药：患者年逾七旬，阴寒过胜，恐有立亡之危。虽兼太阳表证，应先救其里，急投通脉四逆加葱，直追其散失欲绝之阳。生甘草 30g、干姜 60g、制附片 60g（久煎）、葱白 60g。服上方两剂，热退，黑苔显著减少。阳回而阴霾之气初消，阴阳格拒之象已解。但头痛、身痛，表证仍在；肾阳虚衰，不能化气，故仍二便不利。以麻黄附子甘草汤驱其寒而固其阳，加葱生少阳生发之气。麻黄 10g、制附片 60g（久煎）、生甘草 20g、葱白 120g，4 剂。上方服 4 剂，头不觉昏，二便通利，黑苔退尽。唯身痛未除。虽阳回、表解，仍舌淡，肢冷，阴寒内盛，呈阳虚身痛之象。宜温升元阳而祛寒邪，以四逆加辽细辛主之。炙甘草 20g、干姜 30g、制附片 60g（久煎）、辽细辛 6g，服两剂，余证悉除。其大病瘥后，真阳虚衰，以理中汤加味调理之。潞党参 15g、炒白术 10g、炙甘草 10g、干姜片 15g、制附片 30g、茯苓 12g。

医案 2

通因通用（赵绍琴医案 – 真实假虚证）

某女，52 岁，初诊 1965 年秋。患重症肌无力，住院半年，所服皆八珍，十全大补，归脾，左归及右归等温补滋养之类，其效不显。四天前因突然发热 38.5℃，病情陡变，致饭前不注射新斯的明，则无进食之力，且体温渐增，乃请我会诊。患者面色萎黄，形瘦肉削，精神萎靡，两目难睁，舌胖苔白，糙老且干，两脉虚濡，按之略滑，沉取弦细似数。一派虚象，但心烦梦多，小溲色黄，大便两日一行，身热颇壮 39.4℃。诸医皆谓，久病气血大虚，舍甘温除热，别无良法。余久思而曰，阳虚气弱，法当甘温，药量虽小，病势理当少轻，岂可对症之后，热势反增？夫新病多实亦有虚者，久病多虚亦有实证，且虚证可能夹有邪实，实证之中亦有夹虚，真假虚实，错综复杂，变化莫测，病无定体，治有定理。本病高烧，进甘温而病势续增，脉象虚濡之中按之略滑，沉取弦细似数。此属本虚而标实，真虚而新感实邪，似白虎证。可拟试用白虎法，以观动静。经用一剂白虎汤药后，身热即退，体温正常。

（二）治标治本

具体运用法则：急则治其标、缓则治其本、标本兼顾。一般而言，凡病势迁延，暂无危重症候的或标急已解的，则当从本治；凡证候严重，病情危急的，则首先治标；凡标本俱急的，则标本同治。

二、扶正祛邪

扶正是指扶助机体的正气，增强体质，提高机体抗邪、抗病能力的一种治疗原则。祛邪是指祛除邪气，排除或削弱病邪侵袭和损害的一种治疗原则。

扶正的常用方法包括药物、针灸推拿、气功、食疗、精神调摄、体育锻炼等。驱邪的常用方法包括发汗涌吐、攻下、清热利湿、消导、祛痰、活血化瘀等。

扶正祛邪的运用原则：

1. 辨清虚实　虚证宜扶正，实证宜祛邪。

2. 掌握主次　对于正气虚损、邪气不盛的虚性病证或真虚假实证，可单用扶正；对邪气盛、正气不虚的实性病证或真实假虚证，可单用祛邪；对虚实夹杂的病证，扶正与祛邪可同时应用，攻补兼施；对以正虚为主，或正虚较急重的虚实夹杂证，当以扶正为主，兼以祛邪，补中兼攻；对以邪实为主的虚实夹杂证，或邪实而正虽未虚，预计用祛邪泻实法可能损伤正气的病证，当以祛邪为主，兼以扶正；对以正虚为主，机体不能耐受攻伐者，应先扶正后祛邪，即先补后攻；对于以邪盛为主，且扶正反会助邪者或正虚不甚，邪势方张，正气尚能耐攻者，可先祛邪后扶正，即先攻后补。先行祛邪，邪气速去则正亦易复，再补虚以收全功。

3. 扶正而不留邪，祛邪而不伤正　中医祛邪很有特色，一是采用因势利导的方法。因势利导，通俗地讲，就是从最近、最方便的途径祛邪外出，达到在最短时间内治愈疾病的目的。人体有很多官窍，每个官窍都有着各自的功能，但这些官窍同时也是邪路，即邪进出的通路。所以，邪的外出之路主要有三条：一从肌表透散，二从二便排出，三从口中而出。比如，邪在肌表，可用发汗之法，使邪从肌表而外透，随汗出而解；邪在里偏上者，如痰涎，食积或误食有毒之物，可用吐法，使之从口中涌吐而出；偏下者，可用利小便和通大便之法，使邪从小便或大便而去。二是强调祛邪务早、务快、务尽，古人形容为“驱邪如逐寇盗，必亟攻而尽剿”。三是注重顾护正气。祛邪治疗必须权衡病邪之轻重、深浅，并根据药性的峻猛程度，祛邪用药不要过量，以免损伤正气。在用药物攻邪的同时，还主张结合食疗以扶助正气，因为扶正能调动机体内在的积极因素，调整机体内环境的不平衡，提高机体对病邪的抵抗力以及自然修复力，从而彻底治愈病证。

三、三因制宜

三因制宜，是指治疗疾病时根据季节气候、地域环境以及人体的体质、性别、年龄等因素的不同而制定适宜的治疗原则，即所谓因时、因地和因人制宜，这也是治疗疾病所必须遵循的一个基本原则。由于疾病的发生、发展与转归，受多种因素的影响，如时令气候、地理环境等，尤其是患者个体体质因素对疾病的影响更大。因此，治疗疾病时必须考虑这些因素，具体情况具体分析，从而制定出适宜的治疗原则和方法。

（一）因时制宜

时不仅指四时季节，还指时间或时辰。因时制宜就是根据不同的季节气候特点以及不同的时间来制定治疗用药的原则。

四时变化对人体是生理和病理都有重要的影响，《素问·六元正纪大论》说：“用寒远寒，用凉远凉，用温远温，用热远热，食宜同法。”这是对“因时制宜”概念的传统解释。它是从“天人相应”观念出发，认为在治疗疾病时应该充分考虑到不同的季节气候特点对人体的不同影响，即秋冬季节气候多寒凉，阴盛阳衰，人体的腠理致密，阳气内敛，此时治病当少用寒凉之品，即便有热，也当慎用，谨防伤阳；而春夏季节气候渐温渐热，阳气始发，人体腠理疏松开泄，此时治病当少用辛温发散之品，即便是外感风寒证，也应慎用，以免开泄太过，耗伤气阴。

如感冒，由于发病季节不同，而治疗方法迥异。风寒多见于冬夏，宜用麻黄汤、桂枝汤；风热多见于春季及初夏，宜用桑菊饮、银翘散；感冒见于夏季者，常偏暑热，宜用香薷饮、白虎人参汤；感冒见于长夏者，因气候多偏暑湿，方宜用三仁汤、羌活胜湿汤；感冒见于秋季时，因气候多偏燥，方宜用桑杏汤、杏苏散。就是同一证候发病不同季节，用药也不相同。如风寒感冒，冬天会用麻黄、桂枝之类辛温散寒发汗，夏天气候炎热，腠理疏松，易汗伤津，麻桂就当慎用，宜用荆芥、防风、薄荷发汗力较轻的药物，暑盛则用香薷之类。

在实际药物治疗中应用时间药理学的知识来提高疗效，减少不良反应的治疗方法称为时间治疗。因时制宜还包含着中医时间治疗学的思想。

中医时间治疗学有着悠久的历史，以“天人相应”哲学思想为基础。昼夜节律，也称日节律，是古人总结出的各种时间节律中的一种。地球自转一周，产生一昼夜，昼夜交替变化，阴阳消长进退，气机升降开阖，这是大自然与人体共同存在的普遍规律。人体的病理变化也存在着这样的规律。

比如，人体气机升降的昼夜规律是夜半后渐升，午后渐降。中医历史上的金元四大家之一的李东垣，擅长补脾升阳，他在《脾胃论》中指出：用补脾升阳之品，可在早饭后午饭前，令阳气随之升浮。他认为这样能使药效倍增。清代名医王燕昌也持同样的观点，认为早晨空腹服补中益气之品有利于药力的发挥，而午间服用，升降逆乱，药性被挠，药效不易保证。昼夜更替，人体的阴阳不断发生消长盛衰，中医名家岳美中教授曾有一则医案：陈姓女子患经血漏下，久治无效。岳老诊治开方，但也数剂无效。经过仔细询问得知，病人漏血仅在上午，岳老想到上午为阳中之阳，因而断定其漏血属阳气虚而无力固摄，于是以四物汤加炮姜、附子、肉桂治疗，仅用三剂就治愈了漏血。

昼夜时间内，子（23：00~1：00）、午（11：00~13：00）、卯（5：00~7：00）、酉（17：00~19：00）是关键的四个时辰，其中子、午是阴阳的转折点，卯、酉是阴阳的平衡点。此时用药可顺应阴阳交替转化之势而调和阴阳，能达到事半功倍的治疗效果。所以，一般而言，助阳药多宜午前、清晨、黎明之际服，而以寅末卯初之时尤佳；而补阴药多宜午后、晚间服，尤以申末酉初之时为善。

此外，发汗解表、消暑、清热类药物宜在午前服用，因为午前阳气升浮于上于表，卫气也行于阳分，故腠理易开，外邪易透达。利水渗湿药宜在清晨服用，这也是借清晨人体阳气升发以增强药物行水利湿之功。

一天 12 个时辰（古称子、丑、寅、卯、辰、巳、午、未、申、酉、戌、亥），昼夜交替，阴阳消长，进行着程序性的变动，体现了天地阴阳升降与消长的次递改变。人体十二经脉气血流注与盛衰盈亏，亦与之相应（图 8–2）。

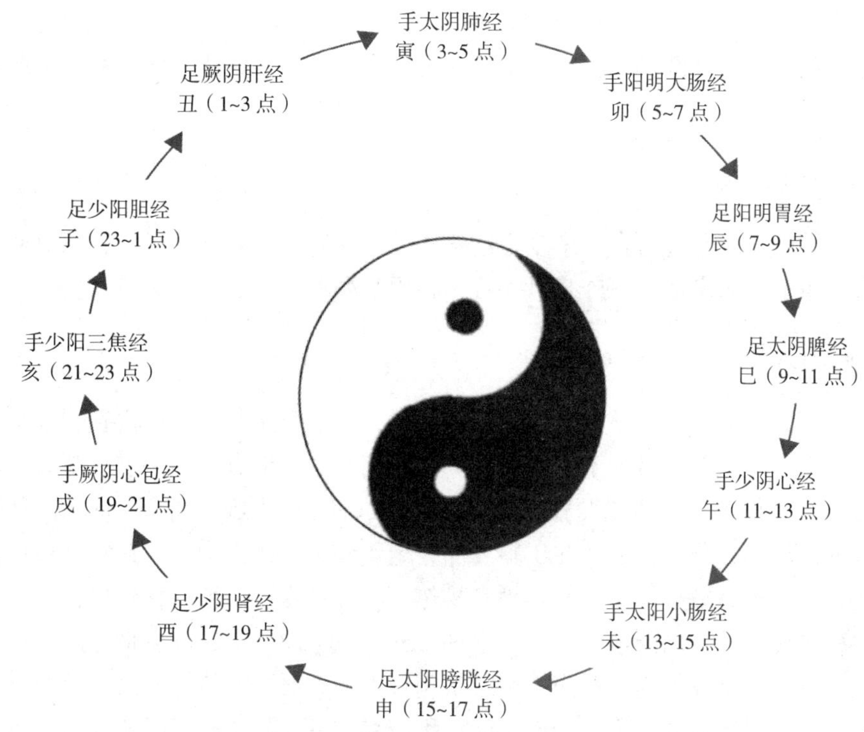

图 8–2 十二经脉气血流注的时辰盛衰变化

中医针灸临床上以十二经脉气血循行流注的时辰的盛衰变动为基础，发明了“子午流注”“灵龟八法”“飞腾八法”等时间治疗方法。但应指出的是，十二经脉虽然对应十二时辰，但某一时辰并非只是单指某一经脉的气血旺盛，由于十二经脉的气血是循环流注的，因此，经脉与时辰的对应主要反映的是整个十二经脉气血流注盛衰的日节律。

根据图 8–2，可以知道早上 7~9 点（辰时）宜服胃药，因为辰时是胃经“值班”，此时足阳明胃经最旺、胃气最活跃，宜服香砂养胃丸等调理肠胃的药物。9~11 点（巳时）宜服健脾药，因为巳时是脾经“当家”，脾胃运化功能不佳的患者，此时服用健脾药最佳，如人参健脾丸等。

一天十二时辰中，十二经脉的气血盛衰不同，归属不同经脉的药物在运用上也存在着所谓的最佳用药时间。如羌活、藁本归膀胱经，其最佳用药时间为申时；桔梗、杏仁归肺经，其最佳用药时间为寅时；黄连、朱砂归心经，其最佳用药时间为午时等。张仲景在《伤寒论》中注明十枣汤的服药时间是在“平旦”（寅时），十枣汤的组成药物甘遂、大戟、芫花均归肺经，平旦寅时，肺经气血旺盛，自有攻逐水饮的趋势。再投以三峻药以相助，故能力专效宏。

再如，温补肾阳药物川断、巴戟天、补骨脂、紫河车、鹿茸等，大都归肾经，可知最佳用药时间在酉时。但酉时正值肾经气血旺盛之时，投以温阳补肾之剂，必犯“重阳”之禁忌，那么应何时给药最佳呢？依据十二经脉十二时辰气血盛衰的变化规律，酉时肾经气血旺，寅卯时肾经气血衰，而寅卯时正是肺经、大肠经旺盛之时，肺和大肠属金，寅卯时亦属金，金旺必生水，此即顺应自然，天人相应。故寅卯清晨之时是温补肾阳的最佳时间。清代名医叶天士在《临证指南医案》中也强调凌晨服温补肾阳药物效果最佳。

（二）因地制宜

根据不同的地理环境特点，来制定治疗用药的原则。如西北地区，外感风寒者，可用辛温解表重剂；东南地区，外感风寒者，宜用辛温解表轻剂。

（三）因人制宜

人有先天禀赋之强弱，亦有后天体质之厚薄，再加上年龄有长幼之别，性别有男女之殊，地位有尊卑之差，可能不同的人在同一时间及同一地点患同一疾病却有不同的证候表现，即为个体差异。所以要根据患者的年龄、性别、体质、生活习惯等不同特点，制定适宜的治法和方药。比如，在年龄方面，老年多虚证或虚中夹实，宜补慎泻；小儿生机旺盛，但脏腑娇嫩，气血未充，易寒易热，易虚易实，病情变化较快，故治小儿病忌投峻攻，少用补益，用药量宜轻。在性别方面，应考虑妇女有经、带、胎、产的特殊生理特点。月经期、妊娠期用药当慎用或禁用峻下、破血、重坠、开窍、滑利、走窜及有毒药物；而带下病以祛湿为主；产后诸疾则应考虑是否有恶露不尽或气血亏虚，从而采用适宜的治法。男子生理上则以精气为主，以肾为先天，病理上精气易亏、精室疾患及男性功能障碍等特有病证，如阳痿、阳强、早泄、遗精、滑精及精液异常等，宜在调肾的基础上结合具体病机而治。在体质方面，不同的人有寒热、强弱之别。偏阳盛或阴虚之体，当慎用温热之剂；偏阴盛或阳虚之体，则当慎用寒凉之品；体质壮实者，攻伐之药量可稍重；体质偏弱者，则应采用补益之剂。

第三节　中医治疗学思想

中医治疗思想深受中国传统哲学文化思想的影响，并伴随着中国传统文化的存在和发展。易学、宗教、兵家、诸子百家哲学文化思想中的对立统一的辩证法思想，天人合一的整体观念以及精气神学说对中医治疗思想的形成、发展产生了巨大推动作用，并烙下深深的印记。

一、天人相应

在病证的治疗过程中，中医学非常重视自然因素对人体的影响，认为治疗病证应当参合天地，察四时，审阴阳，将天人相应思想贯穿于临床治疗的各个方面。

二、以平为期，以和为贵

《黄帝内经》认为人体的健康就是阴阳气血精神、脏腑经络的协调和谐。疾病本质上就是各种致病因素导致人体阴阳气血精神、脏腑经络失和。因此治疗从根本上讲，就是运用各种手段，通过调整阴阳气血精神、脏腑经络，使失和的人体复和，求得新的动态平衡，恢复人体的健康。这即是《黄帝内经》所说的“以平为期”。“平”就是正常、中和的意思，也就是指阴阳的平衡。注重调整，以促使人体恢复到阴阳气血精神、脏腑经络的动态的和谐平衡，是中医治疗学追求的最高目标。

“以平为期”也是儒家“中和”思想的体现。“中和”是世界万物存在的一种理想状态，是宇宙的最高法则。“用中”“执中”“中和”“反对过与不及”的中庸思想与中医学思想相一致，中医学汲取儒家“中和”的思想，强调人体自身稳态平衡以及与自然、社会的和谐，在治则、治法、组方法度、用药方法、治疗目标等方面突出“以和为治”，形成独具特色的中医治疗观。

对于单一病证，采用单一方法治疗时，也不是单纯使用某一类药物，仍要讲究“和”，大多寒药中佐以少量热药，攻伐之品中加以适当扶正，补阳药中佐以养阴，滋阴药中加入壮阳之品等，无不体现着中庸之道。

在八法上强调汗而勿伤、下而勿损、温而勿燥、寒而勿凝、消而勿伐、补而勿滞、吐而勿缓等。在用药剂量方面，强调“适中”，中病即止。比如张仲景在《伤寒论》中对桂枝汤的服法提出以“遍身微似有汗者益佳”，此为中；“不可令如水流漓”，此为过，过则“病必不除”；不汗，为不及，只能“更服依前法”，再取汗。表明“过”与“不及”皆不利于病情，须“无过”“无不及”才佳。

三、因势利导

因势利导，其本义是顺应事物发展的自然趋势而加以疏通引导的意思，治疗上“因势利导”就是以最小的代价，最方便的途径获得最佳的疗效。辨势施治主要包括顺势治疗和逆势治疗两个方面。

顺势治疗就是根据病势的发展与变化，制定相应的治疗原则和方法以及应变措施。顺势治疗主要是祛邪，采用汗、吐、下、消等法，多用于实证。比如，风寒外邪侵袭肌肤，可采取解表发汗的治法，使外邪从皮肤汗孔排出体外；痢疾初起，病邪阻滞肠道，可采取通里攻下的治法，使湿热毒邪大便排出；夏月中暑，采用清利的治法，使暑热从小便排出等。

对于一些危急重证，运用从势方法治疗，可以阻断病势，防止病情恶化；对传变迅速的急性热病，运用从势方法治疗，可以争取主动，做到“药在病先”。

比如，对流行性出血热，考虑到其病机的关键在于血分热毒壅盛、瘀血与毒热互结，因此在早期就急予大剂的加味犀角地黄汤以凉血散血、解毒透邪，集中药效，全力阻截。

逆势治疗就是采用与病势趋向相反的治法，适用于正气虚弱，脏腑亏损，气机升降出入失常所致的病证。逆势治疗多采用补法和调理气机之法。

《素问·至真要大论》曰“高者抑之，下者举之”“散者收之”。这些治法就是古代医家根据病变的部位以及不同的病变趋势所采取的逆势疗法。“高者抑之”，“高”者指病位在上，病势向上冲逆。此时只能使用降抑之法，以平上逆之势，疾病方可向愈。比如医圣张仲景治疗反胃呕吐，用大半夏汤和胃降逆；治疗呃逆干呕，用橘皮竹茹汤理气降逆等。“下者举之”，“下”者是说病位在下，病势下陷，须用升举之法进行治疗。金元时期名医李东垣所创立的补中益气汤，具有补益脾胃、升阳益气的功效，被广泛地用于治疗气虚下陷的脱肛、子宫下垂、久痢等病证。“散者收之”，“散”是说正气耗散，病势向外，“收”是指有收摄固涩作用的方法。比如医圣张仲景治疗下痢不止之证，用赤石脂禹余粮汤或桃花汤，即涩可固脱、散者收之之法。中医临床用玉屏风散、牡蛎散等治疗表虚自汗、盗汗，生脉散、参附汤治疗亡阴亡阳之脱汗等，均属于散者收之的治疗方法。

《素问·阴阳应象大论》曰：“故因其轻而扬之，因其重而减之，因其衰而彰之……其高者，因而越之；其下者，引而竭之；中满者，泻之于内。”分别阐明了疾病初、中、末三期及病位上、中、下不同的顺势治疗措施。中医因势利导的治疗思想与道家“道法自然，无为而治”的思想是有着密切内在联系的。

四、用药如用兵

春秋末期孙武所著的《孙子兵法》以其博大精深的哲理被后世奉为“兵学圣典”及“武经之冠”，把《孙子兵法》所蕴含的哲理运用于政治、经济、外交以及人生成长等方面所产生的现实意义越来越引起人们的高度重视和浓厚兴趣。清代名医徐大椿在《医学源流论·用药如用兵论》中详尽地阐述了“防病如防敌”“治病如治寇”“用药如用兵”等医理，认为“孙武子十三篇，治病之法尽矣”。

《灵枢·逆顺》曰：“兵法曰无迎逢逢之气，无击堂堂之阵。刺法曰无刺熇熇之热，无刺漉漉之汗，无刺浑浑之脉，无刺病与脉相逆者……故曰方其盛也，勿敢毁伤，刺其已衰，事必大昌。”这一段强调了针刺治疗时，热势炽盛时不能用刺法，大汗淋漓时不能用刺法，脉象盛大燥疾的急病不能用刺法，脉象和病情相反时也不能用刺法。在邪气亢盛时不要施用刺法而损伤元气，在邪气衰减的时候进行针刺，就一定能把疾病治愈。《黄帝内经》提出这一观点直接引用了兵法，体现了当时军事学上“避其锐气，击其惰归”的思想。

《孙子兵法·虚实篇》曰：“人皆知我所以胜之形，而莫知吾所以制胜之形。故其战胜不复，而应形于无穷。”意思是说每次取胜的方法都不会相同，而是要根据不同的情况变化无穷。中医临床治疗强调“有是病即用是药”，切不可守一方而治全病，一方贯穿治疗始终。

孙子曰：“三军之众，可使必受敌而无败者，奇正是也。”可见奇正思想是军事家立于不败之地的重要法宝。正，是指常规的、正面的。奇，是指出人意料的、异常的。通过对奇正思想等的运用，可以创造出战胜敌人的强大力量。对医生而言，应当守其常而达其变，在正的基础上求奇。准确把握疾病的病因病机，遣方用药，既能中规中矩，又能出奇制胜，才可以药到病除，效如桴鼓。

“知彼知己，百战不殆”，医者必须详知病证的病因、病位、病性、病势、临床表现、演变发展规律、预后转归等，只有对病证的全貌有一个清晰的认识才能辨证准确，用药如神。《孙子兵法》说："不尽知用兵之害者，则不能尽知用兵之利也。""用药如用兵"，意即医家治病需通晓药性，四气五味，归经功用须熟记于心，用之得当，则疾病立消，如兵家用兵，用之得当，则旗开得胜。若医生不谙药性，用药不当，则不仅不能祛除病邪，反而损伤正气，甚者贻误性命，如同兵家用兵不当，非但不能取胜，反损兵折将，一败涂地。

五、王道

"王道"一词见于《尚书》。《尚书·洪范》说："无偏无党，王道荡荡。无党无偏，王道平平；无反无侧，王道正直。"就是说处事公正，没有偏向，圣王之道就会宽广无边；处事公正，没有偏向，国家的治理就会井然有序；处事没有反复无常，圣王之道就会正直通达不偏斜。

中医的王道思想在于"医乃仁术"以及"中庸而治"。

与"王道"相对的是"霸道"。"霸道"就是以武力、权势、刑罚来进行统治。古代中医深受儒家思想影响，更愿意采用相对温和的治法和药物来治疗疾病，比如补法、和法等，而对作用峻猛的吐法、下法等则多少有些不屑或畏惧。像手术之类更是被视为"霸道"，不到万不得已之时是绝对不用的。

《素问·五常政大论》说："病有久新，方有大小，有毒无毒，固宜常制矣。大毒治病，十去其六；常毒治病，十去其七；小毒治病，十去其八；无毒治病，十去其九；谷肉果菜，食养尽之，无使过之，伤其正也。不尽，行复如法。必先岁气，无伐天和，无盛盛，无虚虚，而遗人夭殃；无致邪，无失正，绝人长命。"即病有新有久，处方有大有小，药物有毒无毒，服用时当然有一定的规则。凡用大毒之药，病去十分之六，不可再服；一般的毒药，病去十分之七，不可再服；小毒的药物，病去十分之八，不可再服；即使没有毒之药，病去十分之九，也不可再服。以后就用谷类、肉类、果类、蔬菜等饮食调养，使邪去正复而病痊愈。不要用药过度，以免伤其正气。如果邪气未尽，再用药时仍如上法。必须了解该年的气候情况，不可违反天人相应规律。不要使实证更实，虚证更虚，造成人的夭折；不要误补而使邪气更盛，不要误泄而损伤人体正气。

中医治法中既有"王道"也有"霸道"，非"霸道"不足以祛邪，非"王道"难以扶正。科学客观地说，使用"王道"和"霸道"都应根据具体病情而定，但即便是使用"霸道"也必须以平为期，以和为贵。

第九章　经络学说

第一节　经络的概念和功能

一、经络的概念

经络学说是研究人体经络系统的组成、循行分布、生理功能、病理变化及其与脏腑、气血相互关系的理论，是中医学分析人体生理、病理以及对疾病进行诊断治疗的主要依据之一。经络学说对指导中医临床各科特别是对针灸、推拿、按摩等治疗方法的运用，具有重要的意义。《灵枢・经脉》曰："经脉者，所以能决死生，处百病，调虚实，不可不通也。"《灵枢・本脏》曰："经脉者，所以行血气而营阴阳，濡筋骨，利关节者也。"《灵枢・海论》曰："夫十二经脉者，内属于脏腑，外络于肢节。"

经络，是人体运行全身气血，联络脏腑形体官窍，沟通贯穿上下内外，调节体内各部分功能活动，感应传导信息的通路系统，是人体特有的组织结构和联络系统。经络一词最早见于《黄帝内经》，《灵枢・邪气脏腑病形》曰："阴之与阳也，异名同类，上下相会，经络之相贯，如环无端。"

经络，是经脉和络脉的总称。经，有路径、途径之意。如东汉・刘熙《释名》曰："经，径也，如径路无所不通。"可见，经脉是经络系统中的主干，即主要通路，比较粗大，以纵行为主。络，有联络、网络之意，如《说文解字・系部》曰："络，絮也。"言其细密繁多。《医学入门・经穴起止》曰："经之支脉旁出者为络。"《灵枢・脉度》曰："支而横者为络。"说明络脉是经脉的分支，其错综联络，遍布全身。

一直以来，经脉的含义都存在着不确定性。因为在中医学中，脉的概念很模糊，可见的血管和不可见的经络都可被称为脉。在不同医籍，不同场合或语境下，经脉或指血脉，或指经络，经脉和血脉在概念上经常被混淆或曲解，但经脉和血脉毕竟是两个相对独立的系统或功能体系，因此，研讨经脉的含义，也是最终回答了经络是什么。

首先，经脉（指经络）是如何被发现的？祝总骧教授在其著作《针灸经络生理物理学》中将学者研究所取得共识归纳为四点：①针灸按摩时出现的感传现象及循经证候群是经脉发现的临床依据。②穴位主治作用的认识和归类是经脉发现的实践基础。③古代解剖生理知识是经脉发现的不可缺少的途径。④古代气功家在修炼过程的内视是经脉发现的另一途径。其中，值得一提的是内视发现经脉的途径。气功古称导引、行气。在春秋战国时代甚至更早时期，导引行气已经成为人们养生祛病和治疗疾病的手段之一。

内视，又称内景返观、内照，是指在某种特殊状态下（通常是气功激发态），人的感知能力可在一定程度上内向地体察自身机体的内在景观，甚至做出适度调控的一种方法。明·李时珍《奇经八脉考》中明确提到："内景隧道，唯返观者能照察之。"意即脏腑内景和经络隧道只有经过特殊修炼，通过内视返观才能体察感知。气功家在修炼过程中机体中会有内气的运行，借助导引、吐纳等心身修炼的方法，可诱使机体进入容易出现内视体验的气功激发状态。因此，《灵枢·经脉》中经脉循行路线的形成存在着导引后内景返观的基础。战国时期的行气玉佩铭、长沙马王堆汉墓出土的导引图、帛书"阴阳十一脉灸经"以及湖北张家山汉墓出土的记载有关导引行气的《引书》与《脉书》等，其上都表明导引与经脉的发现有着密切的关系。

如上所述，古代的解剖和生理知识也是经脉发现所不可缺少的途径。《黄帝内经》中有关经络的认识很多是通过解剖观察得来的。如《灵枢·经水》曰："若夫八尺之士，皮肉在此，外科度量切循而得之，其死可解剖而视之，其脏之坚脆，腑之大小，谷之多少，脉之长短，血之清浊，气之多少，十二经之多血少气，与其少血多气，与其皆多血气，与其皆少血气，皆有大数。""经脉十二者，伏行分肉之间，深而不见……诸脉之浮而常见者，皆络脉也"，《灵枢·骨度》曰："先度其骨节之大小广狭长短，而脉度定矣。"可见，《黄帝内经》以前的解剖知识和生理知识的积累，是经脉概念形成的基础之一。但是需要指出的是，《黄帝内经》所言之脉实质上大多是指血脉或脉象，而极少涉及经脉。《黄帝内经》中已明确指出，脉是血液运行的通道，心气是血液运行的推动力，心、血、脉共同组成了人体内的血液循环系统。此外，在《黄帝内经》中已经形成了以血脉为基础的脉象诊法。《素问·三部九候论》详尽地阐述了上、中、下之天、地、人三部九候脉法，虽然所论中、下部诊脉的部位与大部分经脉重合，但其诊察的要点是从体表能触摸得到的动脉跳动部位。由此，《黄帝内经》中的有关脉的论述实际上表明了中医学理论已将血脉看作是独立于经脉之外的另一个系统。

那么，马王堆出土的帛书"阴阳十一脉灸经"和"足臂十一脉灸经"中的"脉"与《黄帝内经》所论之"脉"是否同义呢？文字的考古与考证研究表明，"𧖴""脈""脉"字形的演变是对人体某一类似自然界江河系统（内含传导沟通联络之意）的会意。而"脉"字见于最早的医学文献就是长沙马王堆汉墓出土的帛书"足臂十一脉灸经"，由"洫"与"目"两部分组成。"十一脉灸经"只有脉名而无经络名，虽然描述了十一脉的起止循行路线，但却没有穴位的名称，脉与脏腑的关系未建立，各脉之间也无联系；1993年四川绵阳西汉木椁墓出土的人体经脉漆雕，也表明古人对经脉路线的描述先于对穴位的确定。古人对经脉路线的描记，可能多半源于对经络感传的体验和把握。因此，"十一脉灸经"中脉的含义主要是指循行性感觉路线，这应当是经脉形成的雏形。也许是早期的医家认为经络的感传现象是人体中血管的活动，或用水流貌来形容经络感传现象，故称之为脉。到《黄帝内经》时，"脉"已写作"𧖴"，《说文解字》解释"𧖴"为"血理之分衺行体者"。可见，《黄帝内经》所论之"脉"主要是指血脉，与"十一脉灸经"之"脉"含义不同。

"十一脉灸经"的出土说明"经络"名词的出现较"脉"晚，从《黄帝内经》开始论及“经络”。《黄帝内经》的问世，标志着经络理论的形成。《黄帝内经》系统论述了十二经脉的循行部位，络属脏腑，以及十二经脉发生病变时的症候；记载了十二经别、别络、筋经、皮部等内容，对奇经八脉也有分散论述。《黄帝内经》还记载了约160个穴位的名称。《黄帝内经》对经络循行起止的论述以及与阴阳、藏象理论结合进而形成较为系统的经络理论，应该是古代医家在导引按摩、针灸治疗过程中观察或体察到经络感传现象，不断实践、归纳总结、提炼升华的结晶。经络感传现象（针感）在《黄帝内经》中被称为“气至”，即“得气”。“中气穴，则针游于巷”（《灵枢·邪气脏腑病形》）、“若行若按，如蚊虻止，如留如还”（《灵枢·九针十二原》）等均是对经络感传现象的描述。“十一脉灸经”只有脉的起止循行路线，而无穴位的名称，证明了经络理论源于感传现象。为了区别大小深浅不等的经络组成部分，古代医家继承、沿用了“十一脉灸经”的“脉”字，并与经、络、孙等相搭配，产生了经脉、络脉乃至孙脉的概念。由此，经脉已经成为经络系统中的特有术语，与“血脉”概念不同。在《黄帝内经》很多篇章中，实际上已经将经与脉分开论述或虽并提，但含义不同。如《素问·经脉别论》曰：“食气入胃，浊气归心，淫精于脉，脉气流经，经气归于肺，肺朝百脉……”在《黄帝内经》后的中医古代文献中，经（络）和脉被论述时的含义也不同，如《汉书·艺文志》曰：“医经者，原人血脉、经络、骨髓、阴阳、表里，以起百病之本。”《素问注释汇粹》记载道：“经络内通血脉，外通皮肤，经络盛则皮肤润泽，经络衰则皮肤涩滞。”《金匮要略·脏腑经络先后病证脉》：“千般疢难，不越三条：一者经络受邪入脏腑，为内所因也；二者四肢九窍，血脉相传，壅塞不通，为外皮肤所中也；三者房室、金刃、虫兽所伤。以此详之，病由都尽。”《金匮要略》的这段论述将“经络”和“血脉”分开，说明邪气可由经络入脏腑，也可以影响血脉，致瘀血生成。

综上所述，经脉（经络）的发现和概念的构建虽然与血脉有着深厚的渊源，但二者是完全不同的系统或功能体系。血脉是血液运行的通道，而经脉（经络）不仅能运行气血（主要是无形之气，血亦不完全等同于血液），更为重要的是能沟通机体的表里上下内外，联系脏腑器官，并具有感应传导作用。

二、经络的功能

经络系统及其自身生命活动和功能，称为经气，包括沟通表、里、上、下，联系脏腑器官；通行气血，濡养脏腑组织；调节机能平衡和感应传导等作用。

第二节　经络系统的组成

经络系统包括：经脉系统、络脉系统和连属体系。经脉和络脉为主体，向内连属于脏腑，在外连属于筋肉、皮肤。经脉系统包括十二经脉、奇经八脉、十二经别；络脉系统包括十五别络、孙络、浮络。连属体系包括内属（脏腑同十二经脉直接络属）和外连（十二经筋和十二皮部）。

第三节 十二经脉的命名、走向交接规律、流注次序以及表里关系

一、命名

十二经脉的命名规则，见表 9–1。

表 9–1 十二经脉的名称分类

	阴经（属脏）	阳经（属腑）	循行部位（阴经行于内侧，阳经行于外侧）	
	太阴肺经	阳明大肠经		前缘
手	厥阴心包经	少阳三焦经	上肢	中线
	少阴心经	太阳小肠经		后缘
	太阴脾经	阳明胃经		前缘
足	厥阴肝经	少阳胆经	下肢	中线
	少阴肾经	太阳膀胱经		后缘

Δ 注：在小腿下半部和足背部，肝经在前部、脾经在中部，至内踝上 8 寸处交叉之后，脾经在前部，肝经在中部。

二、走向交接规律

《灵枢·逆顺肥瘦》曰："手之三阴，从胸走手；手之三阳，从手走头；足之三阳，从头走足；足之三阴，从足走腹。"（图 9–1、图 9–2）《灵枢·营卫生会》曰："阴阳相贯，如环无端。"依据"天人相应"的观点，古人认为手足经脉循行也是按照天地之气的循环模式："天之气为阳，阳必降；地之气为阴，阴必升。故人身手足三阳，自手而头，自头而足；手足三阴自足而脑腹，自脑腹而至于手，此阳降而阴升明矣。"（宋·王逵《蠡海集》）

十二经脉的走向交接规律，见图 9–1、图 9–2。

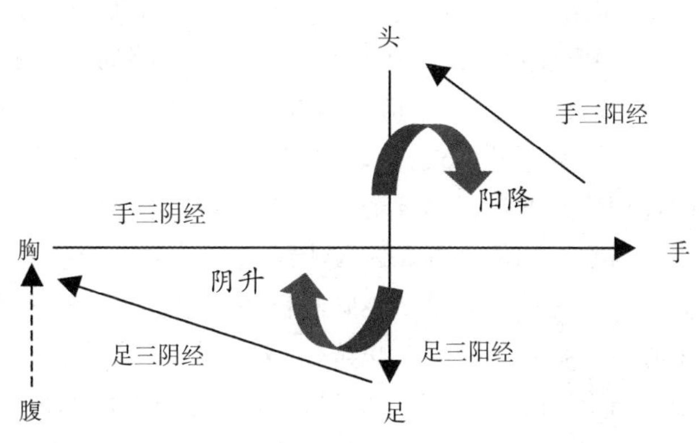

图 9–1 十二经脉走向交接规律

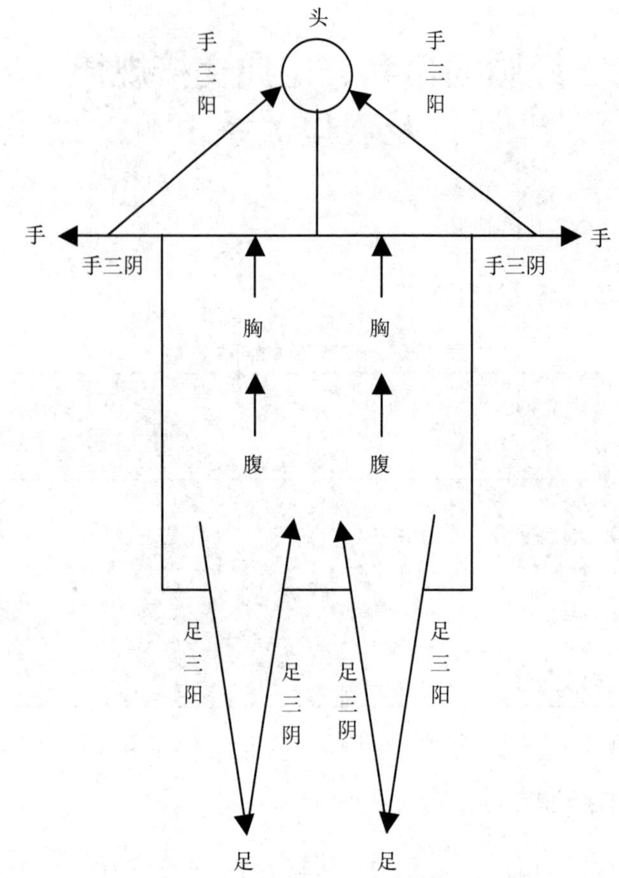

图 9-2　十二经脉走向交接规律

三、流注次序

十二经脉是气血流注的主要通道，与营卫运行密切相关。根据《灵枢·营气》的论述，营气在脉中运行的顺序也就是十二经脉流注的次序，由手太阴肺经起始，见图9-3。但《灵枢·营气》指出还有一别支，注入督脉，而后任脉，复注入手太阴肺经。《灵枢·经脉》是按十二经气血流注次序阐述十二经循行线路的，但未提及督、任二脉，因此,《灵枢·营气》和《灵枢·经脉》应互为补充。

十二经脉气血流注主要有三种形式：一为同名经相传，如手阳明大肠经传注足阳明胃经。此皆阳经与阳经相传，均在头面部交接。二为表里经相传，如手太阴肺经传注手阳明大肠经。此皆阴经与阳经相传，都在四肢末端交接，手经交接于上肢末端，足经交接于下肢末端。三为异名经相传，如足太阴脾经传注于手少阴心经。此皆阴经与阴经相传，均在胸腹内脏（心中、胸中、肺中）交接。

为什么十二经脉气血运行起始于手太阴肺经？主要理论依据包括以下几方面：①十二经脉是气血运行的主要通道，气血由中焦脾胃运化的水谷精气化生，经脉在中焦受气，上注于肺，自手太阴肺经开始逐经依次相传。②手太阴肺经起于中焦，中焦脾胃为气血生化之源，故经脉之气血运行始于手太阴肺经。③肺主一身之气，与宗气的生成密切相关，而宗气是推动血行的重要动力。④肺主气司呼吸，吸清呼浊，完成体内外气体的交换。⑤肺朝百脉，将富含清气的血液通过百脉输送到全身。⑥津液是血的重要组成部分，肺宣发肃降，通调水道，将津液输布于全身。综上所述，肺在气血的化生和运行方面具有极为重要的作用，故十二经脉气血运行起始于手太阴肺经。

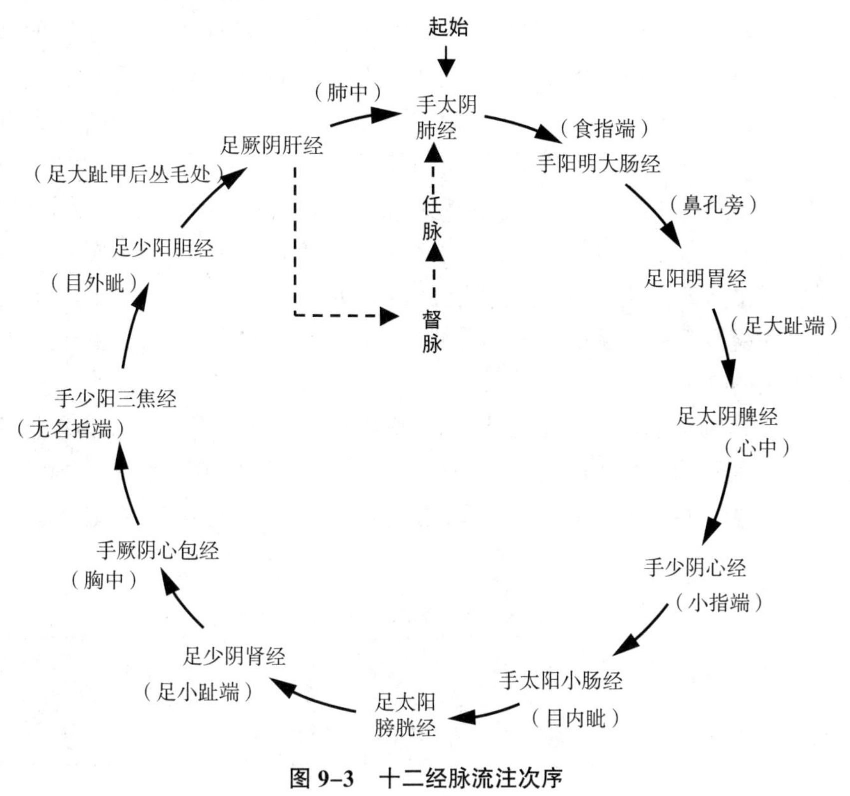

图 9-3　十二经脉流注次序

阴阳学说是中医理论构建的哲学基础，《黄帝内经》以阴阳的运动形式和规律来说明人体的组织结构，概括人体的生理功能，阐释疾病的病理变化以及指导疾病的诊断和防治。经脉是气血运行的通路，气血在经脉中的运行受到多种因素的影响，如个体的体质、年龄、性别以及天地自然阴阳之气的变化等。因此，十二经脉气血的多少始终是动态变化的，并直接影响到经脉 – 经脉间、经脉 – 脏腑间、脏腑 – 脏腑间、脏腑 – 形体官窍间的联系和功能。

《黄帝内经》将阴阳各分为三，《素问・至真要大论》曰："愿闻阴阳之三也，何谓？岐伯曰：气有多少，异用也。"《素问・天元纪大论》曰："阴阳之气各有多少，故曰三阴三阳也。" 三阴为太阴、少阴、厥阴；三阳为太阳、少阳、阳明。所谓大者，大，极也；少者，小也。关于阳明，《素问・至真要大论》曰："阳明何谓也？岐伯曰：两阳合明也。"《灵枢・阴阳系日月》曰："二火并合，故为阳明。" "阳明者，言阳盛之极也"

(《类经·经络类》)；关于厥阴，《素问·至真要大论》曰："厥阴何谓也？岐伯曰：两阴交尽也。"

阴阳学说在中医学领域中的运用，从养生到治疗疾病，其中最核心的思想是"求衡"，这也是中医认识人体生命活动和治疗疾病的重要指导思想。中医始终追求阴阳对立双方的不断量变能够达到一种相对平衡的状态。《黄帝内经》中的三阴三阳模式不仅是符合自然界物质变化的一般规律的，即物质世界的运动都有一个由初生到极盛，再转向衰弱的过程；同时更为具体地阐述了阴阳对立制约、互根互用、消长转化的基本思想。从《黄帝内经》的论述可知，三阴三阳的划分主要是依据阴阳"量"的多少，而"太阳、少阳、阳明，太阴、少阴、厥阴"实际上是表示阴阳量变的不同程度。"阳明"是阳分出少阴、厥阴而成；太阳是阳分出少阴而成；少阳是阴中分出的阳。阳气强弱的次序是：阳明→太阳→少阳。太阴是阴分出少阳而成；少阴是阳中分出的阴；厥阴是太阳分出的阴。阴气的强弱次序是：太阴→少阴→厥阴。阴与阳是两种不同"质"的对立，不同"质"的形成必须有量的积累，存在着量的逐步递增或递减的连续过程，如何看待这一过程或由量变到质变的中间阶段？两阳合明为阳明，是阳最盛的状态；两阴交尽为厥阴，是阴盛极而衰的状态，但二者都是表达了阴阳双方盛极而衰的临界状态，也是发生阴阳质变的临界点。

以三阴三阳作为命名十二经脉的基础，说明十二经脉有阴阳气血盛衰的不同（表9-2）。《素问·血气形志》曰："夫人之常数，太阳常多血少气，少阳常少血多气，阳明常多气多血，少阴常少血多气，厥阴常多血少气，太阴常多气少血，此天之常数。"

表 9-2 《素问·血气形志》所论经脉气血图

经脉名称	阳明	太阳	少阳	太阴	厥阴	少阴
气血状况	多气多血	少气多血	多气少血	多气少血	少气多血	多气少血

依据《素问·血气形志》的论述，十二经脉中属多气多血之经有2条：手阳明大肠经和足阳明胃经；多血少气之经有4条：手太阳小肠经、足太阳膀胱经、手厥阴心包经、足厥阴肝经；多气少血之经有6条：手太阴肺经、足太阴脾经、手少阴心经、足少阴肾经、手少阳三焦经、足少阳胆经。

从十二经脉气血流注来看（图9-4），气血的流注是先经过手足太阴、阳明经（阴阳之气最盛之经脉），然后流注到手足少阴、太阳经（阴阳之气较多之经脉），最后流注到手足厥阴、少阳经脉（阴阳之气最少之经脉），然后由足厥阴肝经再回到手太阴肺经完成大回环并开始新一轮的气血循环流注。

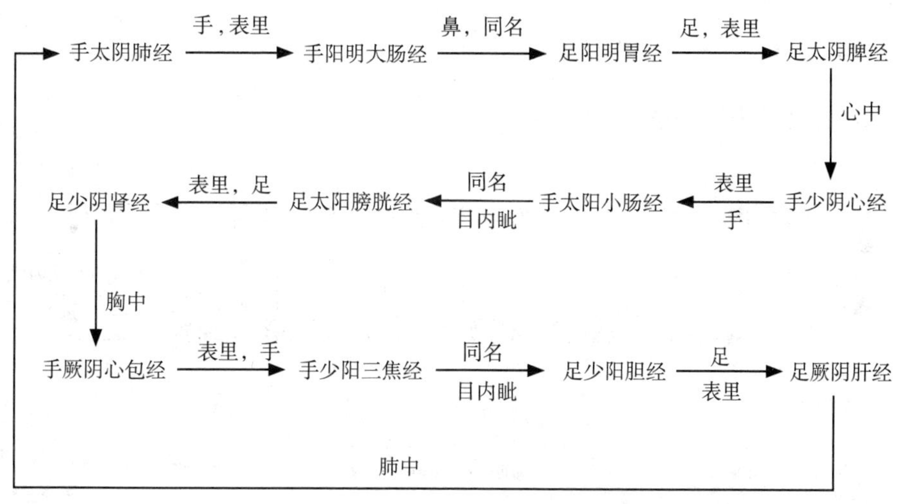

图 9–4 十二经脉阴阳气血盛衰流注

从图 9–4 可发现几条规律：①在头面（头、鼻、目）和手足交接的经脉，表里经和同名经相交接时，阴阳二气为等量变化，如手太阴和手阳明，手阳明和足阳明；手足相交时，则阴阳性质互变（如手太阴与手阳明，足阳明与足太阴）；而在头面相交的经脉，则阴阳性质不变（如手阳明和足阳明）。②在胸部（心中、胸中、肺中）交接的经脉，阴阳二气为不等量变化，由盛变弱或由弱变盛，如足少阴交于手厥阴，足厥阴交于手太阴，足太阴交于手少阴。③阴阳经相交接时，阴阳二气为等量变化，如手太阴交于手阳明，足阳明交于足太阴，足少阳交于足厥阴，足太阳交于足少阴。但阴经交阴经时，阴阳二气则为不等量变化，如足太阴交手少阴。阳经交阳经时，阴阳二气则为等量变化，如手阳明交足阳明。④表里经相交接时，阴阳二气将发生质的变化。因表里经都相交于手足，手足为阳气和阴气的变换之所。⑤经脉由阴变阳，在手；由阳变阴，在足。手在上属阳属天，足在下属阴属地。手足经脉循行也是按照天地之气的循环模式，即“天气为阳，阳必降；地之气为阴，阴必升”。此外，从图 9–4 可知，经脉气血的流注方向是与阴阳气“量”由盛至衰方向相一致的，阴经是由阴气最盛的手太阴经流向阴气最少的足厥阴经，而阳经则是由阳气最多的手阳明经流至阳气最少的足少阳经，这种由盛而衰的落差，使得十二经脉的流注呈现出一种由高向低流动特征，这种落差所产生的势能，也许是经脉气血流注的一种原动力。关于经脉气血流注的动力，也与阴阳的交感有关。如足阳明胃经与足太阴脾经的交接，足阳明经气下行，足太阴脾气上行，上下升降，阴阳交感；再如表里两经的联系，《素问·太阴阳明论》曰：“故阴气从足上行至头，而下行循臂至指端；阳气从手上行至头，而下行至足。”亦体现了阴阳的交感。阴阳相互间的吸引感应也是经脉气血流注的一种动力。

四、表里关系

十二经脉间的表里关系，见图 9-5。

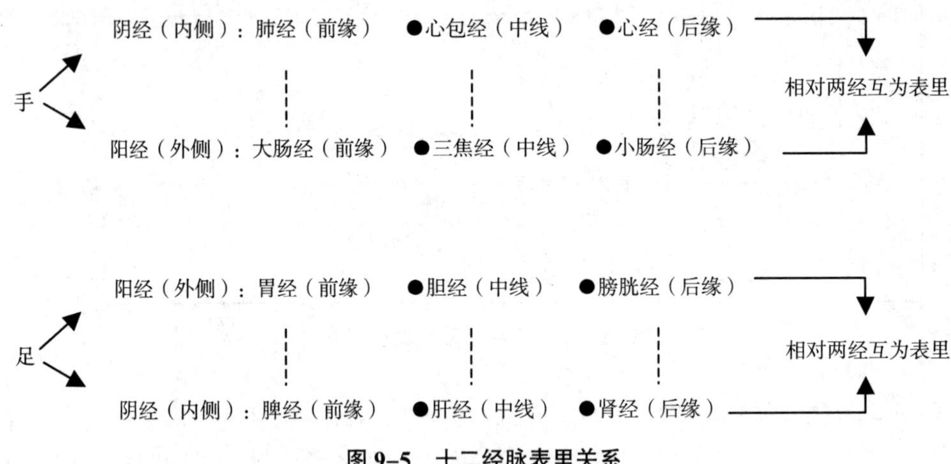

图 9-5　十二经脉表里关系

第四节　十二经脉的分布规律

头面部：手足三阳经皆会于头面部。《难经·四十七难》曰："人头者，诸阳之会也。"

面额部：手足阳明经；面颊部：手太阳经；耳颞部：手、足少阳经；头顶、枕项部：足太阳经。

躯干部：手三阴经均从腋下出于体表。手三阳经行于肩胛部。足三阳经则阳明经行于前（胸腹）、太阳经行于后（背部）、少阳经行于侧面。足三阴经均行于腹面。行于腹面的经脉自内向外是少阴肾经→阳明胃经→太阴脾经→厥阴肝经。

四肢部：阴经行于内侧，阳经行于外侧。一般规律是太阴、阳明行于前缘，少阴、太阳行于后缘，厥阴、少阳行于中线（内踝上 8 寸以下，足厥阴在前，足太阴经在中；内踝上 8 寸以上，足太阴经在前，足厥阴经在中。）

十二经脉以手足、阴阳命名，阳经循行于手足的外侧面，阴经循行于手足的内侧面。四肢内外侧面都以前、中、后分布三阴三阳，一般规律是太阴、阳明行于前缘，少阴、太阳行于后缘，厥阴、少阳行于中线。这样的分布体现了阴阳之间的平衡：一是四肢内外侧面阴阳平衡，也互为表里。如阴气最盛的太阴和阳气最盛的阳明相对应，互为表里；阴阳气次之的少阴和太阳相对应，互为表里；阴阳气最少的厥阴和少阳相对应，互为表里，从而达到内外相对，表里相合，阴阳平衡。二是同一侧面的阴阳平衡。太阴经和阳明经的阴阳气血最盛，分布在四肢最前缘；少阴经和太阳经的阴阳气血次之，分布在四肢后缘；而厥阴经和少阳经的阴阳气血最少，分布在中间，体现了三阴三阳经气血盛衰之间的互补和阴阳的平衡。

第五节 奇经八脉概述

奇经八脉是督脉、任脉、冲脉、带脉、阴跷脉、阳跷脉、阴维脉、阳维脉的总称。奇经八脉分布无特定的规律，同脏腑没有直接的络属关系，彼此之间也无表里关系，故又称奇经。奇经具有加强十二经脉之间联系，调节十二经脉气血的作用，同时参与肝、肾等脏以及女子胞、脑、髓等奇恒之腑的功能活动。

督、任、冲三脉均起于胞中（男子为少腹以下骨盆中央），同出会阴，称为“一源三歧”。

督脉后行于腰、背、项、头后部的正中线，上至头面，入脑，其分支贯心、络肾。督脉能统帅、总督一身阳经（与各阳经都有联系），故被称为阳脉之海；督脉与脑、髓、肾有密切联系，历代医家治疗生殖功能障碍的疾患，多用补督脉之法。

任脉起于胞中，主干沿前正中线上行至下唇。全身的阴脉都交汇于任脉，故称任脉为阴脉之海；因其起于胞中，与女子的月经和妊娠有关，故又有“任主胞胎”之说。

任督二脉，一前一后，一阴一阳，相互交通，《身经通考·督任二脉导引说》曰：“夫人身有督任，犹天地之子午也。人身之任督以腹背言，天地之子午以南北言，可以分，可以合，分之以见阴阳不离，合之以见浑沦无间。此修真者之周行也。”任督二脉对一身的阴阳具有重要的调节作用。督脉属肾，任脉连督，任督二脉皆关乎肾，因此与人的生殖机能密切相关。

冲脉起于胞中夹脐而上，环绕口唇，经喉至鼻咽部。冲脉贯串全身，“通受十二经之气血”（《难经集注·二十八难》），故称为“十二经脉之海”；冲脉与妇女月经来潮有密切关系，故又称为血海。中医治疗月经病和不孕症总以调理冲任二脉为要务。

带脉起于胁下，束腰而前垂，统束纵行诸经，主司妇女带下。

阴跻脉和阳跻脉、阴维脉和阳维脉的循行部位均可参见明·李时珍著《奇经八脉考》。跻脉的功能主要司下肢的运动以及眼睑的开合，维脉的功能主要是维系联络全身的阴经阳经。

第六节 经别、别络、经筋、皮部概述

十二经别是从十二经脉别行分出，循行于胸、腹及头部的重要支脉。循行特点为“离（都从十二经脉的四肢部分，多为肘、膝以上别出）、入（走入体腔深部）、出（浅出体表，上头面）、合（阴经的经别合入阳经的经别而分别注入六阳经脉）”。每一对相为表里的经别组成一“合”，十二经别共组成“六合”。经别的主要功能：①加强十二经。脉中相为表里的两经之间的内在联系和体表与体内、四肢与躯干的向心性联系的作用。②补十二经脉之不足，因而相应扩大了经络穴位的主治范围。

别络是从经脉中分出的支脉，大多分布于体表。十二经脉和任督二脉各别出一络，

加上脾的一条大络，称十五别络；若再加上胃之大络，则称十六别络。别络统摄、主导着浮于表浅的浮络和细小的孙络。别络的主要功能：①加强相为表里的两条经脉之间的联系，②对全身无数细小的络脉起着主导作用和统率作用，③灌渗气血以濡养全身。

经筋是十二经脉“结、聚、散、络”于筋肉、关节的体系，有约束骨骼，主司关节屈伸运动的作用。

皮部是体表的皮肤按经络的分布部位分区。皮部是十二经脉功能反映于体表的部位，也是该正经及所属络脉之气散布的区域。皮部的功能：①保护机体，防御外邪，②用于诊断和实施针灸、敷贴、热熨等治疗。如《素问·皮部》曰：“其色多青则痛，多黑则痹，黄赤则热，多白则寒。”

第七节　经络学说的应用

一、概述

（一）阐释病理变化

经络是传递病邪和反映病变的途径，是脏腑之间病变相互影响的途径（使互为表里的脏腑相互影响），又是脏腑与体表组织器官之间病变相互影响的途径。

（二）指导疾病的诊断

根据症状出现的部位，结合经络循行的路线，以及所络属的脏腑，形成诊断的依据。

（三）指导临床的治疗

运用经络理论进行辨证，以选取穴位进行针灸或按摩治疗。根据药物归经理论，选择相应的药物。此外，引经药物的应用也是经络理论的具体运用。

二、药物归经与引经药

（一）药物归经

经络学说用于指导临床用药的一个重要理论就是药物归经理论。所谓归经是指某一药物对某经或某一脏腑有特殊选择性的作用。药物归经也就是分经用药，即辨明病症所属的经络和脏腑，选用对某经或某一脏腑有特殊选择性作用的药物进行治疗。

药物归经理论的形成可追溯到《黄帝内经》。《素问·宣明五气论》曰：“五味所入，酸入肝，辛入肺，苦入心，咸入肾，甘入脾，是谓五入。”张仲景《伤寒杂病论》的分经用药，也为归经理论的形成奠定了基础。至金元时代，张元素、李东垣明确提出某药入某经，正式把归经作为药性的主要内容加以论述，创立了引经报使理论，提出了十二经的引经药和报使药。清代药学专著如《松崖医经》《务中药性》《得配本草》等系统总结了十二经归经药,《本草分经》等还列出及修订了入奇经八脉的药物。

药物归经理论是以脏腑经络为基础的,尽管古人常常从药物的特性(形、色、气、味等)来分析和归纳药物的作用及其作用特点、部位以及归经(表9–3)。但药物归于何脏腑或何经,最终是由其在临床应用中所表现出的实际效用来确定的。如苍术辛、苦,温,能燥湿健脾,可治疗湿阻中焦证,故归脾胃经。干姜辛热能回阳复脉、温中散寒、温肺化饮,可治亡阳厥逆、脾胃虚寒及寒饮咳喘等证,故归心脾胃和肺经。

表9–3 药物特性与归经

色	味	气	性	归经
青	酸	臊	木	足厥阴肝经、足少阳胆经
赤	苦	焦	火	手少阴心经、手太阳小肠经
黄	甘	香	土	足太阴脾经、足阳明胃经
白	辛	腥	金	手太阴肺经、手阳明大肠经
黑	咸	腐	水	足少阴肾经、足太阳膀胱经

(二)引经药

所谓引经,即引经报使,引经药是指在整个复方中,能够引导诸药直达病所,从而更好地发挥治疗作用的药物。《医医病书》曰:"药之有引经,人之不识路径者,用响导也。"沈石匏言:"引经之药,剂中用为向导,则能接引众药,直入本经,用力寡而获效捷也。"引经药的认识和理论肇始于先秦,《神农本草经》菌桂条就有了"诸药之先聘报使"的记载,魏晋时代的陶弘景在《名医百录》中记载了肉桂"宣导百药"。北宋寇宗奭在《本草衍义》泽泻条说"张仲景八味丸用之者,亦不过引接桂、附等归就肾经,别无他意"。金代张元素列举十二经引经药时称"通经药以为使",李东垣在《用药心法》确定了六经各自的引经药。清代沈金鳌《要药分剂》、姚澜《本草分经》等,则把引经药分类细化,并有专科专属引经药。

1. 引经药分类 综合历代医家对引经药的分类,主要有两种:一种按十二经脉分类(表9–4);一种按六经分类(表9–5)。

表9–4 按十二经脉分类的引经药

经脉名称	引经药物
手太阴肺经	桔梗、升麻、葱白、辛夷
手阳明大肠经	白芷、石膏
足阳明胃经	白芷、石膏、葛根
足太阴脾经	升麻、苍术

经脉名称	引经药物
手少阴心经	细辛、黄连
手太阳小肠经	木通、竹叶
足太阳膀胱经	羌活
足少阴肾经	肉桂、细辛
手厥阴心包络经	柴胡、丹皮
手少阳三焦经	连翘、柴胡
足少阳胆经	柴胡、青皮
足厥阴肝经	柴胡、川芎、青皮、吴茱萸

表 9–5　按六经分类的引经药

经脉名称	引经药物
太阳经	羌活、防风、藁本
阳明经	升麻、白芷、葛根
少阳经	柴胡
太阴经	苍术
少阴经	独活
厥阴经	细辛、川芎、青皮

2. 引经药的主要功效　①引药上行。具有代表性的药物是桔梗。清·汪昂《本草备要》认为桔梗“为诸药舟楫，载之上浮，能引苦泄峻下之剂。至于至高之分成功”。②引药下行。具有代表性的药物是牛膝。《本草分经》认为牛膝“能引诸药下行”。③引药达病所。如桑枝引诸药走四肢；羌活引诸药达上半身及头项；独活引诸药达下半身等。朱丹溪首次对头痛引经药的使用进行了阐述：“头痛须用川芎，如不愈，各加引经药。太阳，川芎；阳明，白芷；少阳，柴胡；太阴，苍术；少阴，细辛；厥阴，吴茱萸。”清·汪昂又进一步补充：“头痛引经药：太阳，羌活；阳明，白芷；少阳，柴胡；太阴，苍术；少阴，细辛；厥阴，吴茱萸。”④引导气血。如补中益气汤中用柴胡、升麻引清气上行而治疗清气下陷、脏器脱垂之证。金匮肾气丸用肉桂引导上浮之虚阳下归于肾。镇肝息风汤重用牛膝引血下行以降逆潜阳，镇肝息风，以防“血之与气，并走于上”之“大厥”。⑤引火归元。具有代表性的药物是肉桂。对虚阳上越诸证和阴盛格阳之证，方药中配以肉桂可达到温肾助阳，引火归元之效。⑥引邪外出。如导赤散和清瘟败毒饮用竹叶引热下行以清心除烦。玉女煎中用牛膝引邪热下行，降上炎之火而止上溢之血。叶天士在清营分血热之品中，用金银花、连翘引营分邪热外走气分，取“入营犹可透热转气”之妙。此外，引经药还有引药先入后出的作用，如青蒿鳖甲汤中青蒿与鳖甲配伍，方中青蒿不能直入阴分，有鳖甲领之入也；鳖甲不能独出阳分，有青蒿领之出

也。两药相伍有“先入后出”之妙，共清阴分之邪热。

（三）药引

药引是指具有增强药效、引药归经、减轻药物毒副反应以及矫味作用的药物或食物。药引的主要类型：①引经药。②食物。主要有酒、盐、醋、蜂蜜、米汤、红糖、葱白、姜汤等。③其他，如童便等。

如凡服用治疗风寒湿痹、跌打损伤及妇女寒凝经闭等症的中药或中成药用黄酒或白酒送服为佳，因酒性辛热，有温经通络发散风寒之功。凡服用治疗肾虚的中药或中成药，宜以淡盐水送服，因盐味性寒，能引药入肾，有强筋壮骨、清热凉血、解毒防腐之功。凡治疗风寒表证、咳喘、脾胃虚寒、呕吐呃逆等疾患，最适用姜汤作引子，因姜有发汗解表、温中散寒、降逆止呕、温肺化痰等功效。再如参苓白术散的服法是枣汤调下。枣汤即药引子，除引药归经，更能增强补气健脾之力。

第十章 体质

第一节 体质的概念

介绍体质概念之前，需对中医学常见名词——禀赋——进行介绍。禀赋有时可表述为：先天、禀受、禀质、资质、素体、胎传、胎禀等。一般的理解，禀赋就是指先天，并取决于父母。而所谓的胎传、胎禀，就是指受孕以后至出生期间胎儿所获得的来自母体的信息，因其在出生以前已经赋予胎儿，并大多将在胎儿出生后伴随其生长发育于一生，所以归属于先天禀赋。胎传信息由母体传给胎儿，但不会再向下一代遗传。孕妇及其生存的生态环境是胎传信息的来源，所以母体的内外环境因素对于胎儿先天禀赋的形成具有重要影响。身心健康的母亲加上和谐的生态环境能够赋予子代良好的胎传信息。所以，禀赋是个体在先天遗传的基础上以及胎孕期间内外环境的影响下，所表现出的形态结构、生理功能、心理状态和代谢方面综合的、相对稳定的特征。其形成于出生之前，但受后天环境影响。《中医大辞典》把“禀赋”简化解释为“先天赋予的体质因素”。

那么，什么又是“体质”呢?

体质是指人禀受于先天，并受后天多种因素影响，所形成的形态结构、生理机能和心理状态方面综合的相对稳定的固有个体特性。广义而言，体质包括了人体形态、体格、体型、人格（气质、性格）等。

第二节 体质形成的影响因素

体质的生理学基础：①脏腑盛衰偏颇决定体质差异，脏腑形态和功能特点是影响体质的根本因素。②经络气血多少影响体质外部形态特征。③精气血津液是决定体质特征的重要物质基础。

中医的体质学说既强调个体化，又重视时空因素。体质的形成是一个积累的过程，是人体内外环境多种复杂因素共同作用的结果。主要关系到先天和后天两个方面，并与性别、年龄、锻炼、地理、心理、社会、疾病等因素有关。

首先，先天因素是体质形成的基础。子代的生命来源于父母肾中的生殖之精气，父母生殖之精气的盛衰决定着子代禀赋的厚薄强弱。一般而言，父母体质强壮，子代也强壮；父母体质孱弱，子代也孱弱。

在体质的形成过程中，先天因素起着决定性的作用。不同个体的体质特征分别具有各自不同的禀赋背景，这种由先天因素决定的体质差异是维持个体体质特征相对稳定的一个重要条件。

某些疾病具有遗传性倾向，可以由父母传给子代，比如癫痫、哮喘等。当父母患有这些疾病时，是基于一定体质，并非疾病，其可以传给子代，即子代从父母那里禀受了一种特异性的体质，具有这种特异性体质的子代往往生长到一定时期才发病。

父母的哪些因素会影响到子代的体质呢？如近亲结婚、父母的年龄、养胎的情况、妊娠期的疾病等都会决定后代的体质。

先天因素为体质的发展奠定了基础，但体质的强弱还有赖于后天环境，饮食营养以及锻炼。

后天是指人从出生到死亡之前的生命历程。人的体质并非一成不变，后天的各种因素的综合作用都会影响着体质的强弱。人们经常会说，先天不足后天养。后天因素主要包括饮食营养、劳动、锻炼、年龄、性别、地理环境、心理因素、社会因素、疾病等。

1. 饮食 饮食营养是决定体质强弱的关键因素。合理的膳食结构、科学的饮食习惯、保持适当的营养水平，对维护和增强体质有很大的影响。由于人的体质不同，所以对营养物质的吸收和代谢功能也不一样。因此，科学合理的饮食营养包含必需和适当两层含义。长期摄食不足，会导致营养缺乏而使体质虚弱；如果长期饮食偏嗜，则会引起脏腑组织的功能失调及阴阳气血的偏盛偏衰。如过食肥甘厚味，可致湿热痰浊内生；过食生冷，可致阳虚寒盛等。另外，同样，长期服用某类相同性味的药物，必然导致有的脏腑偏盛，有的脏腑偏衰，形成各种不同的体质。

2. 劳动、锻炼 俗话说“流水不腐，户枢不蠹”以及“生命在于运动”，《黄帝内经》时，人们已经认识到劳动锻炼能增强体质劳动分体力劳动和脑力劳动，体力劳动可以活动筋骨，通利关节，流通血脉，并能加强内脏活动，促进饮食的消化吸收。长期从事体力劳动的人往往体格健壮，肌肉丰满，筋骨有力，饮食多，疾病少。而那些平时养尊处优惯了的人，四体不勤，身多肥胖，气机不畅，气血运行缓慢，脏腑功能减弱，肌肉无力，腠理疏松不禁风寒烈日，正气不足，多易生病。脑力劳动主要是运用心神，消耗气血。所以脑力劳动者很容易出现心悸、失眠、饮食减少、倦怠乏力等症状。正常的劳动不仅是人类生活所必需的，而且有劳有逸对人的身心健康是非常有益的。

锻炼是人们主动改造体质的活动，历代医家总结的“养生导引之法”，诸如太极拳、五禽戏、气功等都是以运动来调养体质的有效手段。坚持合理的身体锻炼，可以使阴阳协调，气血充沛，脏腑经络的机能旺盛，使体质由弱变强。

3. 性别 早在《礼记》中就有“男女有别”之说，关于“男女有别”，其实在前面所讲的《素问·上古天真论》中就已经有详细的论述。男女二性在生长发育、生殖、壮老等方面有女七、男八的时间差异，也有生理变化上的不同。女子属阴，以血为本；男子属阳，以气为本。中医阴阳学说认为，男性更多地禀受了自然界的阳气，而女性则更多地禀受了自然界的阴气。男子以阳为主，故为阳，体质特点多呈现出声大气粗、力大强悍等的“阳刚之气”的征象，这也决定了男子粗犷、好动、好强、好争、好胜的特点。女子以阴为主，故为阴，体质特点多呈现出声音委婉、力小柔和等的“阴柔之质”的征象，这也决定了女子喜静、稳健持重、细腻温柔的特点。

宋·陈自明《妇人大全良方·产宝方序论》曰：“大率治病，先论其所主。男子调其气，女子调其血。”精血为男女俱有，但精对男子尤为重要，血对女性尤为重要。男子具有“精气溢泻”的生理特点，若情欲无制，则易出现精亏、精少的状况。女子因其“月事以时下”、胎孕、产育、哺乳的特殊生理，易出现血虚。所以明代医家万全指出“男子以精为主，女子以血为主”。冉雪峰《冉雪峰医案·种子》曰：“大抵男子之要在固精，女子之要在调经。”唐代大医孙思邈则谆谆告诫“男子贵在清心寡欲，以养其精”，不可“欲竭其精”。

4. 年龄 人体的结构、机能与代谢随着年龄的增长看发生规律性的变化，在前面所讲的《素问·上古天真论》中也有论述。历代医家对小儿和老年人的体质变化论述得比较多。

小儿的体质特点一般为“稚阴稚阳”。稚就是幼稚，说明小儿体质娇嫩、气血未充。小儿又常被称为“纯阳之体”。“纯阳”一词出于《周易》，“纯阳”并非是指孤阳，小儿之体既有阳也有阴。所谓纯，是相对于成人而言，小儿的阳气尚未成熟和壮实。因此，纯阳也可以理解为“稚阳”。小儿的纯阳是一种生理状态，有一个显著特点是“阳气自然有余”。阳气自然有余，使得小儿能生机蓬勃，迅速地生长发育，但同时也使得体内的阴液显得相对不足。钱乙在《小儿药证直诀》中提出“脏腑柔弱，易虚易实，易寒易热”和“骨气未成，形声未正，悲啼喜哭，变态不常”。人进入老年期，气血亏虚，脏腑功能减退，心态也容易失衡，体质日趋虚弱，呈现出“老态龙钟”之象，这是生命的基本规律。明代张景岳说“神气坚强，老而益壮，皆本乎精也”，所以保精是老年人体质强弱的关键所在。

人的一生会撞上两个重要时期，也就是青春期和更年期。青春期是人生第一个重要时期，是从性不成熟和不能生育转变为性成熟和具有生殖能力的过渡时期。青春期体质的调整对日后身心发展具有重要的意义，体质弱的小儿能在青春期注意调养，一两年内可称为健壮的青年；反之，青春期内没有得到很好的调养，那么进入到成年期后，往往表现出体弱多病，相对而言难以调理。

更年期是人生第二个重要时期，是中年走向老年的一个渐进性衰老过程。此时，体内的阴阳气血常常出现失调，因此，更年期内对阴阳气血的调理尤为重要，也是进入老年期后延年益寿的要诀。

5. 地理环境 俗话说“一方水土养一方人”，人们生活在不同的地理环境条件下，受着不同水土性质、气候类型以及由水土和气候而形成的生活习惯等的影响而具有不同的体质。

我国的地理条件，南方多湿热，北方多寒燥，东部沿海为海洋性气候，西部内地为大陆性气候。因此，西北方人形体多壮实，腠理偏于致密；东南方人体型多瘦弱，腠理偏疏松。北方人群的阳虚体质高于南方，南方人群的阴虚体质则高于北方。痰湿体质的人群比例青海、西藏地区以及东南沿海地区明显高于长江中下游平地区。

此外，南方气温高，温热季节长，人们消耗的能量多，而且肉食及乳酪相对比北方少，所以南方人体型瘦薄浮弱，腠理疏松，卫气易浮，多呈现出内热或阴虚火旺的体质。而北方气温低，寒冷季节长，日照时间短，人们消耗能量少，食肉及乳酪比南方多。因此，北方人形体敦厚，腠理致密，血脉运行迟滞凝涩，卫气闭藏，形体肥胖多湿，多呈现出阳气不足的体质。

6. 心理因素　心理是感觉、知觉、记忆、思维、性格、能力等的总称。中医学中的情志，泛指情绪、情感、情志活动的变化，每每伴随着脏腑形体的变化，从而给体质特性的形成带来一定程度的影响。气质是个体心理特性的总和。体质是气质的基础，一定的体质常使个体表现出某种气滞类型，而个性气质特性又影响体质的形成，所谓“气质不同，形色各异”。

7. 社会因素　社会因素对体质具有重要的影响，社会因素包括很多方面：①经济生活。清·毛祥麟《对山医话·卷一》曰：“藜藿之躯，不数服药，药故易于见功；膏粱之体，未病先药，既病而药准取效。”清·吴达《医学求是》曰：“膏粱之体，表虚里实，藜藿之体，表实里虚。其表虚者，乃自幼谨慎风霜，皮毛柔嫩，偶受风寒，即易致疾；其里实者，非谓本体壮实也，平居饮食供奉，油腻腥膻，积于肠胃。甚或药饵常投，参、茸并进，又有以为中虚者，时服胶、地等滋腻之品，积久生痰，中宫痞满，此其所以为实也。藜藿之体，惯蒙霜露，皮毛厚密，故偶感风寒，卒不易病，而病则必重，所谓表实也，其里虚者，亦非谓本体虚弱，乃平居饮食粗粝，肠胃枯涩，观于食力之夫，食倍于人，卒又易妥，其明征也。”过于富裕会导致养尊处优，即所谓膏粱自奉；过于贫穷则饥寒交迫，即所谓藜藿苟充。所以，过于富裕和过于贫穷都不利于健康。条件优越之人，体力劳动较少，因而体质虚弱，腠理疏松，易患各种外感性疾病。同时，由于饮食多种类繁多，摄取的高热量高脂肪的油腻食物也多，又容易聚湿生痰，易患高血压、高血脂、糖尿病等疾病。条件艰苦之人，体力劳动较多，因此体质强壮，腠理紧密，不宜患外感性疾病，由于饮食粗糙，饥饱不时，故易患脾胃病。②意识形态。意识形态由不同的社会制度和宗教信仰所决定，意识形态的转变使得人们开始疯狂地追求物欲，同时又漠视或抛弃社会的伦理道德，这是导致人们身心素质同时堕落的最大杀手。③社会地位。社会地位往往决定人们的生活方式，社会地位的变迁一样会改变或造就一个人的体质。④职业。不同的职业，意味着不同的工作环境、劳动强度、经济收入、地位高低等，这也是造就不同体质类型的因素之一。⑤战争。战争会使人们的身心受到煎熬和打击，流离失所、饥寒交迫、惊慌恐惧、生死离别等都会无情地破坏着人们的健康，使体质水平急速下降。此外，战争还将带来环境的破坏和疾病的流行，战后人们还须承受战争所带来的许多恶劣后果，一定时期内不能回复元气，因而造成人群体质的下降。

8. 疾病　疾病可通过损伤正气而改变体质。疾病产生以后，由于正邪之间的斗争，人体内的气血阴阳或多或少地会受到损伤或消耗，一般情况下，人体将在病愈后逐渐地自我恢复，不会影响体质。然而，某些疾病所造成的人体损伤不易很快恢复，或因病后调养不当，或久病持续地损伤，从而使气血阴阳的损伤变为稳定的体质因素。尤其是在某些大病、重病、久病之后，以及慢性消耗性疾病和营养障碍性疾病时期。

第三节 体质的分类

体质的构成见图 10–1。体质是有标志的，评价或判断一个人的体质状况时，应进行全面综合的考量（图 10–2）。

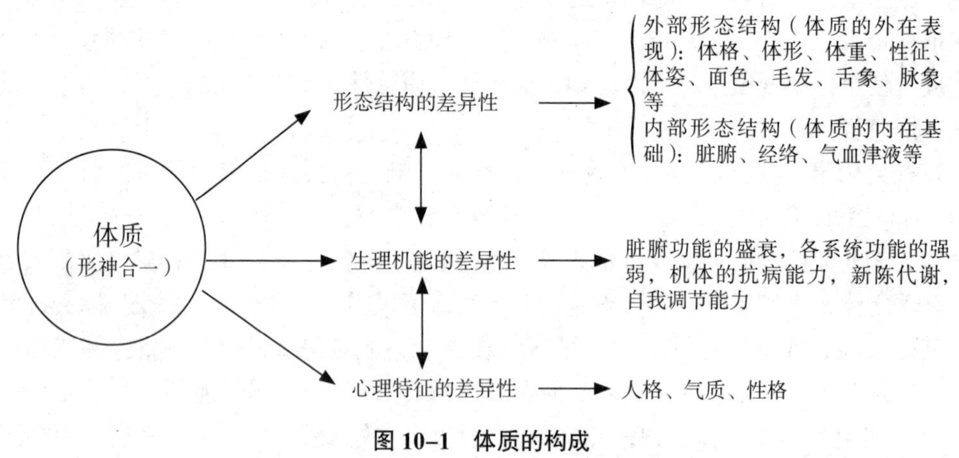

图 10–1 体质的构成

体质的标志	理想的体质
1. 身体的发育水平，包括体格、体型、营养状况和身体成分等方面 2. 身体的功能水平，包括机体的新陈代谢和各器官、系统的功能等 3. 身体的素质及运动能力水平，包括速度、力量、耐力、灵敏性、协调性，还有走、跑、跳、投、攀越等身体的基本活动能力 4. 心理发育水平，包括智力、情感、行为、感知觉、个性、性格、意志等方面 5. 适应能力，包括对自然环境、社会环境、各种生活紧张事件的适应能力，对疾病和其他损害健康的因素的抵抗和调控能力等	1. 身体健康，机体内部的结构和功能完整而协调，主要脏器无疾病 2. 身体形态发育良好，体格健壮，体型匀称 3. 呼吸系统、心血管系统和运动系统具有良好的生理机能 4. 有较强的运动能力和劳动工作能力 5. 心理发育健全，情绪乐观，意志坚强，有较强的抗干扰、抗刺激的能力 6. 对自然和社会环境有较强的适应能力

图 10–2 体质的评价

《黄帝内经》首先提出了较为全面的体质分型，在一定程度上揭示出体质的基本特征，是中医体质学说的起源。中医体质的分类方法众多，主要是根据阴阳五行、脏腑、精气血津液等基本理论，来确定人群中不同个体的体质差异性。

为了方便理解与掌握，只介绍两种对现代人常见体质类型的分类方法。

1. 分类方法一 根据脏腑气血阴阳的功能状态以及邪气的有无，分为正常体质与异常体质两大类。异常体质又可按邪正盛衰分为虚性体质、实性体质和复合性体质三类（表 10–1）。还有一种体质类型，中医称为特禀型，也就是平常所讲的过敏体质。

表 10-1 体质分类

体质类型			一般表现
正常体质			身体强壮且无寒热之偏的体质。形体肥瘦匀称，健壮，头发盛长而黑，面色红润，肤色红黄隐隐，明润含蓄，目光有神，精采内含，鼻色明润，嗅觉通利，口和，唇红润，胃纳佳，四肢轻劲有力，能耐受寒热，二便正常，脉象从容和缓，节律均匀，舌质淡红、润泽，苔薄白。此类型体质阴阳无明显偏颇
异常体质	虚性体质	气虚体质	此型胖和瘦人均有，但瘦人为多。毛发不华，面色偏黄或白光白，肤色黄，目光少神，鼻部色淡黄，口淡，唇色少华，肢体疲乏无力，不耐寒热，纳呆，大便正常或便秘，小便正常或偏多，脉象虚缓，舌淡红，边有齿印。一般性格内向，情绪不够稳定，比较胆小，做事不爱冒险
		血虚体质	主要可见面色萎黄或苍白，唇舌色淡，毛发枯燥，容易脱发，肌肤不泽，精神不振，疲乏少力，动则短气，健忘，记忆力下降，面色、唇色、指甲、经血等缺乏血色，常便秘，妇女月经量少、愆期，甚至闭经，脉象细弱等象。易患精神心理性疾患，如失眠、抑郁症、焦虑症、强迫症等
		阴虚体质	指阴液亏虚，失于滋润、阴虚阳亢的体质。体形瘦长，面色多偏红或颧红，肤色苍赤，巩膜红丝较多或见暗浊，两眼干涩，视物昏花，眵多，鼻中微干，或有鼻血，口燥咽干，多喜饮冷，唇红微干，手足心热，大便偏干或秘结，小便短赤，脉细弦或数，舌红少苔或无苔。大部分人性格比较外向好动的，性情是比较急躁的
		阳虚体质	指素体阳气亏虚，阴寒内盛的体质状态。多见形体肥胖，面色少华、皖白，毛发易脱落，肤色柔白，两眼眼胞色晦暗，鼻头冷或色微青，口唇色淡红，形寒肢冷，倦怠，背部或胃脘部怕冷，多喜偏热食物，大便溏薄，小便清长，舌质淡胖，边有齿印，苔白。性格多沉静、内向
	实性体质	阴寒体质	指素体阴气偏盛之质。多见形体壮实，肌肉紧缩，皮肤紫黑，四体常冷，多静少动，喜热恶寒，舌质淡，脉紧实之象
		阳热体质	指素体阳气偏盛之质。多见体格较强健，面色潮红或红黑，有油光，目睛充血多目眵，口唇暗红或紫红，舌质红或暗红、质坚，舌苔薄黄或黄腻，脉紧实有力之象
		痰湿体质	多见体形肥胖丰腴，面色淡黄而暗，肤色白滑，皮肤出油，汗多，眼睛浮肿，容易困倦，鼻部色微黑，口中黏腻不爽，四肢沉重，嗜酒茶，恣食肥甘，大便正常或不实，小便不多或微浑浊，脉濡或滑，苔腻之象
		瘀血体质	多见毛发易脱落，面色黧黑或面颊部见红丝赤缕，肤色偏暗滞，或见红斑、斑痕，或有肌肤甲错，眼眶暗黑，或白珠见青紫，红筋浮起，鼻部暗滞，口干，但喝水不多或不想喝水，口唇淡暗或紫，脉弦或沉、细涩或结代，舌质青紫或暗，或舌边青，有点状或片状瘀点，舌下静脉曲张之象。常常出现身体疼痛，容易烦躁，记忆力也不太好，容易健忘，性情急躁
		气郁体质	多见于女性，常出现性格内向，少言寡语，素多抑郁，遇事善于思虑，多愁善感，叹息嗳气，胸胁胀满，脘腹胀闷，或多怒易急躁，口干苦等之象
	复合性体质		是指同时具备上述两种以上异常体质的类型。如气虚与痰湿体质、气虚与瘀血体质、阳虚与阴寒体质、气郁与痰湿体质、气郁与阴虚体质等的并见

2. 分类方法二 又称脏腑机能分类法。常见的几种类型如下：①脾虚质：多表现为饮食不多，或对饮食的品种有选择性，大便易溏，脘腹易胀，体常清瘦，肌肉少力，易疲倦，不耐劳。易患肠胃病。②肝旺质：多表现为皮肤颜色苍赤，形瘦而肌肉坚实，易激动，性情暴躁，饮食时多时少，大便时调或不调。易发肝阳上亢、肝火上炎以及眩晕、中风等。③肾虚质：多见不耐久劳，腰膝酸软无力，呼吸气急或动则气喘；小儿发育不良，成人早衰；尿短而频或遗尿，性欲淡漠。易患不育、不孕或滑胎、月经不调、遗精、阳痿、腰痛、水肿、虚劳等。④肺虚质：多见不耐风寒风热，对气候变化敏感，腠理疏松，容易出汗，声音低微，语多则乏。易患外感病、咳喘等。⑤心神脆弱质：多见情绪波动，意志薄弱，不耐精神刺激，多疑善虑，多愁善感。易患心悸、失眠、癫狂、痴呆等。

第四节 体质与疾病

体质不是一成不变的，随着年龄、环境、心理等因素的变化，人的体质在一生中也是会不断发生改变的。完全拥有正常体质的人是较少，而绝大多数人的体质是存在着偏差的。体质的偏差在疾病的发生、发展、预后转归中具有重要的意义。中医认为，疾病的发生发展以及预后转归取决于正邪之间的斗争。就发病而言，正气强能打败邪气，人体就不会发病；反之，正气虚弱，邪气战胜了正气，人体就会生病。而正气的盛衰就是体质强弱的反应。《素问·刺法论》说："正气存内，邪不可干。"《灵枢·本脏》也有相关表述"五脏皆坚者，无病；五脏皆脆者，不离于病"。

体质在发病中占有主导地位，在相同病因的作用下，有的人会生病，有的人则不会，这是体质差异的结果。总的来说，体质虚弱对邪气的易感性就强，而体质强壮，则对邪气的耐受性强。元代医家王履从体质的角度出发，在《医经溯洄集》一书中提出了一个很著名的观点："伤于四气，有当时发病者，有过时发病者，有过时久自消而不成病者，何哉？盖由……正气虚实不等故也。"

体质因素与某些病症的易感倾向有着直接或间接的联系。这种对某些病邪的易感性及发病的倾向性实际上是个体体质存在着生理范围内阴阳气血及脏气的偏向，而这些因素就决定了机体对不同病邪的反应性、亲和性和耐受性的不同，这也是前面所讲的同气相求，由此也产生了发病上的倾向性。比如，阳虚体质的人易感受寒邪发为寒病，阴虚体质的人易感受热邪发为热病，痰湿体质的人易感受湿邪而发为泄泻、水肿等。

不同体质的人对病症的易感性不同。清·吴德汉《医理辑要·锦囊觉后编》曰："要知易风为病者，表气素虚；易寒为病者，阳气素弱；易热为病者，阴气素衰；易伤食者，脾胃必亏；易劳伤者，中气必损。"

比如，小儿脏腑娇嫩，体质未壮，易患咳喘、腹泻、食积等。老人精虚体弱，易患痰饮、咳喘、眩晕、消渴等。阳虚体质的人容易罹患肥胖、脱发、睡眠障碍、骨质疏松症、慢性结肠炎、风湿性关节炎、类风湿关节炎、水肿、月经不调、子宫肌瘤、性冷淡、阳痿早泄、反复发作的痤疮、面部色斑等。痰湿体质的人容易罹患肥胖、高血压、高脂血症、痛风、中风、心肌梗死、脂肪肝、痤疮、月经不调（以闭经为主）、慢性咽喉炎、抑郁症等。阴虚体质的人容易罹患肺结核、失眠、肿瘤、高血脂、高血压、糖尿病、便秘、皮肤色斑、月经不调等。

再如，国外有学者将人的性情分为 α、β、γ 三种类型。其中 γ 型的特点是：情绪波动，太不知足或不想知足、急躁易怒。调查发现，γ 型人中有 77.3% 患有癌症、高血压病、心脑血管病、良性肿瘤等。这在主张个性张扬、生存竞争激烈的当今社会无疑是具有代表性的。

人体从感受邪气到发病再到形成具体的病证，都离不开体质因素的作用。不同的致病因素作用于相同类型的体质，可以出现相同的证候。比如，热邪作用于阳盛之体，可出现热证；而寒邪作用于阳盛之体，亦可转化形成热证，这种情况中医叫从化。《医宗金鉴》曰："人感受邪气虽一，因其形脏不同，或从寒化，或从热化，或从虚化，或从实化，故多端不齐也。"所谓从化，是指病邪侵入机体，能随人的体质差异、邪气侵犯部位，以及时间变化和治疗不当等各种条件变化而发生性质的改变，形成与原来病邪性质相反而与机体素质一致的病理变化。就体质而言，阳盛阴虚的体质容易热化好和燥化，而阴盛阳虚的体质容易寒化和湿化。

相同的邪气作用于不同类型的体质，也可以出现不同的证候。比如，同是感受风寒后患感冒，一些人表现为恶寒重、发热轻、头痛、骨节酸痛、鼻塞流清涕、舌苔薄白，脉浮紧；而另一些人则表现为发热重、恶寒轻、咽喉肿痛、尿黄、舌红苔薄黄白、脉浮数等。同一感冒表现为不同的证型，一个是风寒感冒，一个是风热感冒，其主要原因就是感邪个体的体质差异。

体质的差异与治疗有着密切的关系，比如对小儿和老年人的用药与一般人有所区别，小儿脏腑娇嫩，用药讲求中病即止；老人以体虚为主，用药不宜攻伐太过。中医讲"肥人多痰，瘦人多火"，所以在治疗上提出"肥人不任清凉，瘦人不任温补"。清代著名医家傅山在《女科仙方》中论述肥胖不孕的治疗，认为肥胖是由于气虚痰湿内聚所造成的，治疗时不是专用泻火化痰之法，而是重在调理体质，用加味补中益气汤补气健脾，使肥胖不孕得愈。

体质的差异还决定了个体对药物耐受性和反应性的不同，所以治病用药时，必须审度患者的体质，因人而治。一般说来，强壮者用药宜略重，娇弱者用药宜略轻。如治感冒，一般治法是解表祛邪，但对虚人感冒则应扶正解表，标本兼顾。气虚者益气解表，用人参败毒散或参苏饮；阴虚者宜滋阴解表，用加减葳蕤汤；阳虚者宜温阳解表，用麻黄附子细辛汤，或再造丸。

在疾病的发展过程中，体质也是影响病情轻重和疾病预后的重要因素。平素体质强，则抗病能力强，正气盛，病易康复；但若平素体质存在着阴阳气血的偏颇，如阳虚或阴虚，则抗病能力弱，病多危重或难以康复。